날씬한 그녀들의
오피스
스트레칭

날씬한 그녀들의 오피스 스트레칭

조성준 · 최윤희 지음

하루 15분
초간단
체어
피트니스

청림Life

"노력하지 않는 자!
아름다운 몸매를 탐하지 말라!"

아름다운 몸매를 원해서 나를 찾아왔던 수많은 사람들에게 트레이너로서 입이 닳도록 해왔던 진심어린 이야기다. "노력하지 않는 자! 아름다운 몸매를 탐하지 말라!"

피트니스의 문턱을 넘어 트레이너를 찾는 대부분의 사람들에게는 '절박함'이라는 공통점이 있다. 날씬해지고 싶은 열망, 예뻐지고 싶은 욕심, 언젠가는 몸짱이 될 수 있을 거란 기대. 그러나 이 모든 것에는 '노력'이 함께하지 않으면 절대 이룰 수 없다. 그렇다면 피나는 노력을 해야 하는 절박한 상황이 오기 전에 미연에 방지할 수는 없을까?

아름다운 몸매에 대한 욕구가 가장 큰 20~30대 젊은 여성들에게 식이조절은 필수, 운동은 옵션이지만 옵션은커녕 필수도 실천하지 못하는 경우가 대부분이다. 더욱이 장시간 좌식생활을 해야 하는 직장 여성들에게 부족한 활동량은 아름답기도 바쁜 그녀들의 몸매를 더욱 피폐하게 만든다. 이런 안타까운 마음에서 출발하여 수많은 직장 여성들이 겪고 있는 고질병을 없앨 대책은 없을까 하는 작은 바람이 이 책을 쓰게 만들었다.

하루 종일 의자에 앉아 컴퓨터와 사투를 벌여야 하는 죄 없는 몸은 피로를 호소하고, 허리는 자꾸만 굽어가고, 어깨는 꾸부정해지며, 하체는 붓기 시작한다. 직장에서 조금만 활동량을 늘려준다면 충분히 예방할 수 있는 것들임에도 불구하고 대부분 사람들이 이를 간과하고 방치한다. 그러는 사이 결국 또 다시 '절박함'에 부딪치게 된다.

직장 여성들이 운동을 할 수 없는 가장 근본적인 이유는 첫째도 시간, 둘째도 시간이다. 반대로 시간의 문제를 해결한다면 몸매에 대해 고민할 수 있는 직장 여성은 아무도 없다. 이 책은 아름다운 몸매를 열망하는 모든 여성들을 위해 '직장'에서 '하루 15분'으로 할 수 있는 운동법을 제시하고자 한다. 책을 마무리하면서 시간과 공간, 그리고 올바른 운동방법, 이 삼박자가 갖춰진다면 직장 여성들에게 더할 나위 없이 훌륭한 운동 바이블이 될지도 모르겠다는 자신감마저 생겼다. 많은 사람들이 이 책을 통해 공감하고, 실천하며, 아름다워지길 바란다.

하루 15분, 직장에서, 의자에 앉아서, 밴드와 함께! 이 책에서 제시하는 여러 운동방법들에 푹 빠져 딱 한 달만 충실하게 실천해보자! 몸이 먼저 반응할 것이다. 탄력을 받았다면 한 달 더 인심 쓰는 마음으로 해보자! 내 몸이 행복해할 것이다. 이제는 욕심이 생겼다면 눈 딱 감고 한 달 더 꾸준하게 해보자! 마지막 3개월의 데드라인에 다다랐을 땐, 이미 내 몸은 '아름다움'이라는 단어에 부끄럽지 않을 것이다.

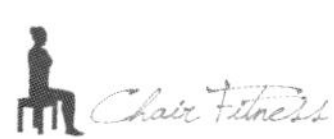

1-2-3-4-5
체어 피트니스란?

체어 피트니스를 생활화하라!

운동할 틈도 없이 바쁜 직장 여성들이 가장 많은 시간을 보내는 곳이 바로 '의자 위'
다. 그렇다면 그 의자 위에서 짬짬이 할 수 있는 운동은 없을까? 실제 아직 한국 사
회에서는 보편화되지 않아 다소 생소하겠지만 피트니스 선진국인 미국에서는 이미
의자에 앉아서 하는 운동을 '체어 피트니스(Chair Fitness)'라는 용어로 정리해 활성
화시키고 있다.

　　앉아서도 운동할 수 있다는 것만으로도 바쁜 직장 여성들에게 체어 피트니스는
충분히 구미가 당기는 달콤한 유혹일 수 있다. 어디 가서 하는 것이 아니니 이동 시
간이 걸리지 않고 옷을 갈아입거나 샤워가 필요하지 않는 간단한 운동이며 도구도
밴드만 활용하는 것이니 마음만 있다면 부담 없이 시작할 수 있다

밴드 활용으로 효과 백 배 만들기!

이 책에는 맨손으로 할 수 있는 스트레칭 외에도 밴드를 활용한 응용동작들이 많다. 화려한 식스팩이나 수컷의 느낌을 강하게 풍기게 하는 우락부락한 팔 근육을 원한다면 사실 밴드 트레이닝으로는 역부족이다. 하지만 라인을 다듬어 예쁜 곡선을 살리고 싶은 여성에게는 밴드 활용만큼 좋은 운동법이 없다. 운동 가동범위나 근력의 수위에 맞춰 무리하지 않게 근육을 자극하므로 다른 운동기구를 사용하는 것보다 부위별 효과는 더 디테일하게 얻을 수 있다. 밴드는 휴대가 간편하기 때문에 스스로가 셀프 트레이너가 되어 사무실, 집, 어디에서나 활용해보자.

기지개 스트레칭으로 하루를 시작하라!

출근 직후 1분 기지개 스트레칭을 권하는 이유는 '웜업(warm-up)'을 위해서다. 모든 운동은 시작하면서 몸을 풀어주는 것이 일반적이므로 몸을 충분히 풀어주는 게 좋다.

1-2-3-4-5 체어 피트니스 활용 TIP

이 책은 출근 후 1분, 점심 전 2분, 점심 후 3분, 쉬는 시간 4분, 퇴근 전 5분으로 구성되어 있다. 즉 1-2-3-4-5 하루 15분 운동이다. 직장 체어 피트니스는 더 이상 '시간이 없어서 운동을 못한다'라는 핑계를 못하도록 직장 내 초간단 운동 실천 가이드라인을 제시한다. 단순히 '몸짱'이 되기 위한 1차원적인 목적만을 지향하는 것보다는 만성피로, 어깨결림, 허리통증, 하체부종, 복부비만 등 오피스증후군에서 오는 고질병도 조금씩 개선해나갈 수 있도록 하였다. 하루 15분의 시간을 1-2-3-4-5분의 작은 단위로 쪼개어 부위별 최적화된 운동방법을 제시하므로 이 책의 동작을 하나하나 익혀서 꾸준히 반복하자.

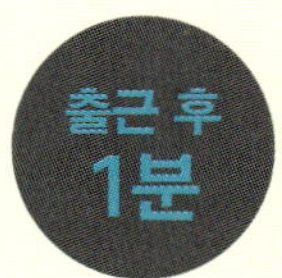

출근하여 업무 준비를 하는 동안 가볍게 몸을 깨우자!

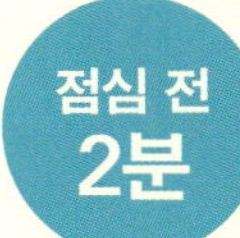

점심시간 전 가벼운 복부운동을 통해 복근을 수축시키면 배가 긴장을 하기 때문에 폭식하는 것을 방지할 수 있다. 단, 평소 자주 쓰지 않는 복근을 자극시키면 근육통을 유발할 수 있기 때문에 2분 정도로 가볍게 하는 것이 좋다.

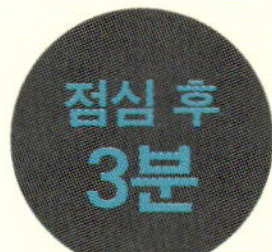

점심시간 이후, 식곤증과 포만감으로 인해 몸의 긴장이 풀리고 자세가 흐트러지기 쉽다. 허리를 곧게 하고 자세를 바로잡기 위해서는 허리뿐만 아니라 등과 가슴을 동시에 긴장시키는 게 좋다.

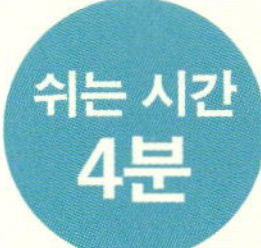

점심시간 이후, 퇴근 전까지는 업무 스트레스가 가장 많은 시간이다. 장시간 컴퓨터 사용으로 인해 어깨와 목의 스트레스가 절정에 달하므로 결리고 꾸부정해지는 어깨를 풀어주는 스트레칭을 하는 게 효과적이다.

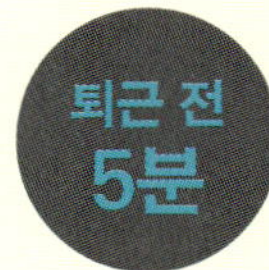

하루의 업무를 마무리하기까지 장시간 가장 피로감을 느끼는 부위가 바로 하체이다. 의자에 앉아 있어 혈액이 아래쪽으로 쏠리면서 발생하는 부종을 풀어주는 것과 동시에 다리 라인을 잡아주는 운동을 하면 좋다.

참고사항

Chapter 2, 3에서 제시하는 동작 중 서서 해야 하는 스트레칭들은 되도록 구두를 벗고 맨발 상태에서 한다.

밴드 구입 요령

운동 초보자라면 가장 강도가 약한 탄성을 지닌 밴드를 사용하여 운동을 시작하는 것이 좋고, 차츰차츰 강도를 올려가며 탄성이 높은 밴드를 사용하는 것이 좋다. 단, 같은 초보자라 하더라도 선천적으로 지닌 힘의 강도가 다르기 때문에 모든 사람이 가장 약한 강도의 밴드를 사용할 필요는 없다.

현재 시중에 판매되고 있는 밴드는 탄성의 정도에 따라 1~3 또는 1~8단계 정도로 구분되어 있다. 처음 밴드 트레이닝을 접하는 경우 밴드의 강도를 생각하기에 앞서 밴드와 함께 하는 운동에 적응할 시간이 필요하기 때문에 처음에는 가장 탄성이 낮은 밴드를 사용하는 것이 좋다

Contents

WEDNES day
106

출근 후 🕐1분
기지개 스트레칭

점심 전 🕐2분
복부 근력 키워주기
11자 복근 만들기
아랫배 탄력주기
복부 늘려주기

점심 후 🕐3분
굽어 있는 허리 펴주기
가슴 모아주기
허리 통증 없애기
날씬한 허리라인 만들기

쉬는 시간 🕐4분
어깨 근력 키워주기
어깨결림 풀어주기
튼튼한 어깨 만들기
뭉친 어깨 풀어주기

퇴근 전 🕐5분
하체 근력 키워주기
허벅지 근력 키워주기
튼튼한 하체 만들기
뭉친 허벅지 근육 풀어주기
굳은 발목 풀어주기
허벅지라인 만들기

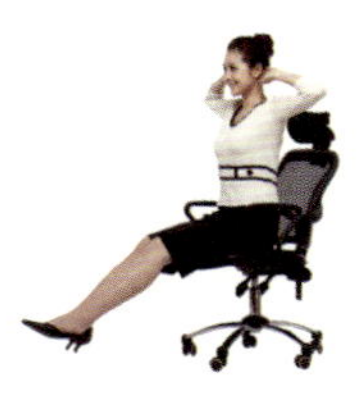

THURS day
128

출근 후 🕐1분
기지개 스트레칭

점심 전 🕐2분
복부 옆라인 잡아주기
날씬한 복부 만들기
섹시한 복근 만들기
11자 복근 만들기

점심 후 🕐3분
허리 통증 없애기
탄탄한 등허리 만들기
뭉친 허리 근육 풀어주기
허리 밸런스 잡아주기

쉬는 시간 🕐4분
매끈한 어깨라인 만들기
부드러운 어깨라인 만들기
예쁜 어깨 만들기
탄력 있는 어깨 만들기

퇴근 전 🕐5분
허벅지 근력 키워주기
예쁜 다리라인 만들기
매끈한 허벅지 만들기
탄탄한 허벅지 만들기
허벅지 탄력 키우기
골반 밸런스 잡아주기

FRI day
150

출근 후 🕐1분
기지개 스트레칭

점심 전 🕐2분
복부 근력 키워주기
복근 지구력 키워주기
처진 뱃살 잡아주기
복부 늘려주기

점심 후 🕐3분
울퉁불퉁 등살 없애기
바른 자세 만들기
굽어 있는 허리 펴주기
날씬한 허리라인 만들기

쉬는 시간 🕐4분
어깨 힘 기르기
탄력 있는 팔뚝 만들기
날씬한 팔뚝 만들기
보기 싫은 팔뚝살 없애기

퇴근 전 🕐5분
하체 근력 키워주기
탄력 있는 허벅지 만들기
허벅지 근력 키워주기
탄력 있는 엉덩이 만들기
허벅지라인 만들기
군살 없는 허벅지 만들기

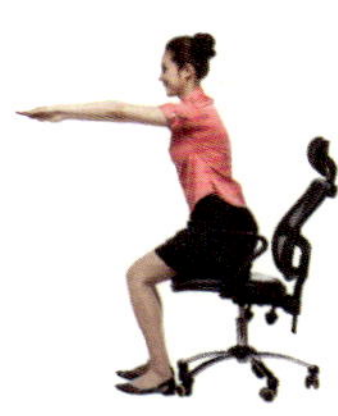

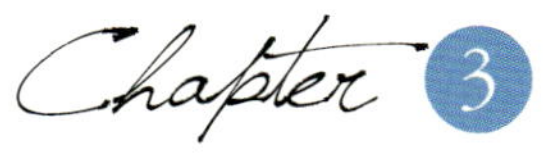 **Chapter 3** 월요병 퇴치!
알찬 주말 보내기 플랜

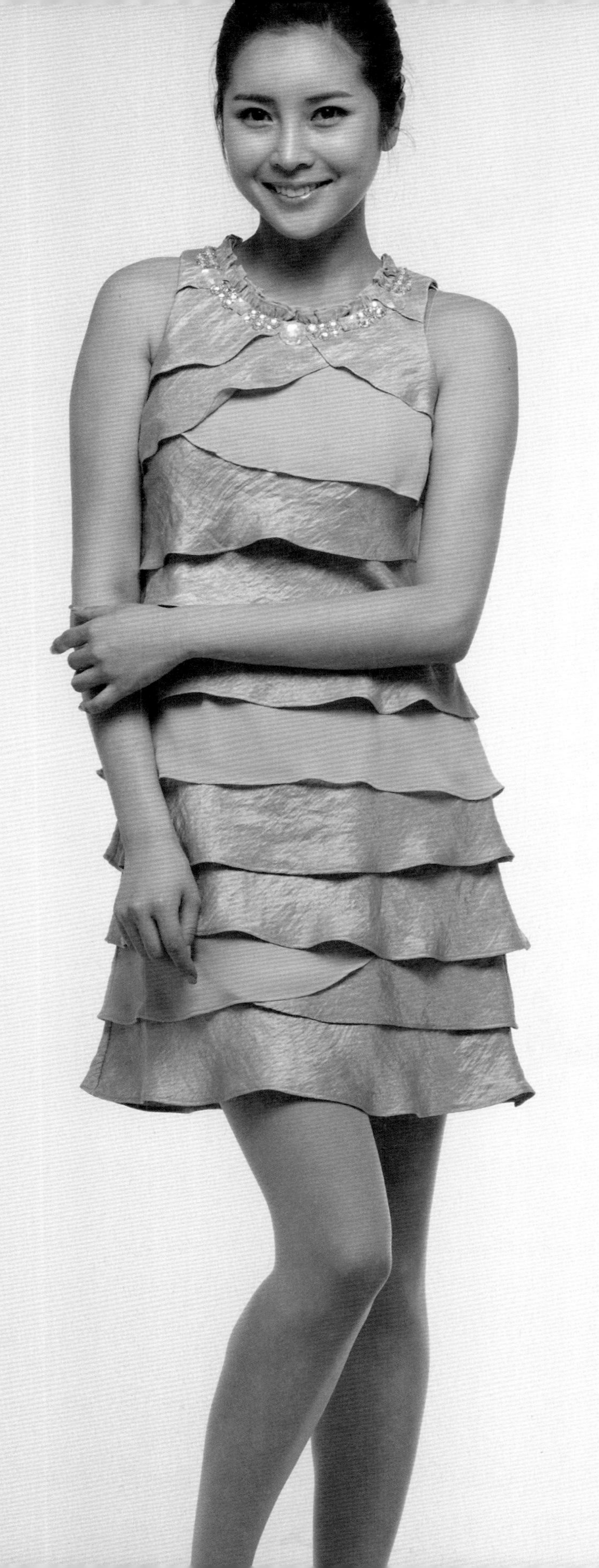

Chapter

1

내 몸은
건강할까?

슈퍼우먼 신드롬이 건강을 위협한다

21세기 대한민국에서 여성이 살아남는 딱 두 가지 방법, '예쁘거나 혹은 똑똑하거나'. 그냥 우스갯소리로 지나치기엔 이 두 마리 토끼를 모두 손에 쥐고자 하는 여성들이 실로 많다. 똑똑하기도 힘든데, 예쁘기까지 해야 하는 21세기 대한민국 여성의 현실이 참으로 힘들게만 느껴진다. 또한 이를 부추기는 사회 분위기가 원망스럽기까지 하다.

여성의 사회적 지위가 향상되고 역할 범위가 넓어지면서 목소리도 커져가고 있다. 그럴수록 몸과 마음의 병도 비례적으로 늘어나니, 이를 두고 슈퍼우먼 증후군 또는 슈퍼우먼 신드롬(Superwoman Syndrome)이라고 부른다. 슈퍼우먼 신드롬에 시달리는 여성은 직장에서의 업무수행 능력뿐만 아니라, 출중한 외모와 아름다운 몸매 등 외적인 부분까지 완벽하길 바라는 성향이 있다. 또한 슈퍼우먼 신드롬에 얽매이는 직장 여성들에게는 '건강'이 가장 큰 문제로 나타난다.

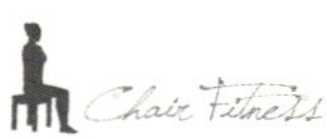

그렇다면 직장 여성의 건강을 위협하는 슈퍼우먼 신드롬에서 자유로워질 방법은 없을까? 궁극적으로는 스트레스 요소를 없애야 하지만 하루 8시간 이상을 직장에 붙어 있는 오피스 여성에게 스트레스 해소란 그저 공허한 말에 지나지 않는다. 스트레스 해소방법도 각양각색이다. 거창하게 해외여행을 다녀와야 직성이 풀리는 사람, 버킷리스트에 담아두었던 맛집을 돌며 미각을 충족시키는 사람, 그저 자는 게 남는 거라며 시체처럼 잠만 자는 사람, 특별한 일이 없어도 친구들과 카페에 모여 수다 떨면서 털어버리는 사람, 좋아하는 드라마에 흠뻑 취해 감성을 즐기는 사람, 특별한 취미활동을 즐기는 사람, 운동에 열중하는 사람 등…….

그러나 이 모든 것에 공통된 장애물이 있으니, 바로 금쪽 같은 '시간'이다. 시간 내기는 모름지기 마음먹기에 달렸다고 하지만, 그 마음먹는 일이 세상에서 가장 어려운 것이 또한 슈퍼우먼의 비애이기도 하다. 시간 제약이 많은 수많은 슈퍼우먼들이 업무 중 의자에 앉아서 가벼운 운동을 하는 것만으로도 온몸에 짊어진 스트레스를 조금이나마 덜어주는 것이 바로 이 책의 기특한 목표다.

지금 내 몸 상태는 양호할까

한 조사기관에서 남녀 직장인 429명을 대상으로 '체감하는 현재 자신의 건강상태'를 조사한 결과, 문제가 없다고 대답한 사람은 16.3%에 불과한 것으로 나타났다. 무려 83.7%에 해당하는 응답자가 '좋지 않다' '그저 그렇다'의 반응을 보인 것이다. 그 이유로는 '만성피로를 느낀다'는 직장인이 62.4%로 가장 많았고, 소화불량이나 속쓰림 등의 '소화기 이상(38.2%)'이나 '목·허리 통증(32.9%)'을 겪는다는 응답자도 높게 나타났다. 이 외에도 우울증(25.1%) 증상이나 두통(22.6%), 비만(14.2%), 불면증(10.6%)으로 인해 건강이 좋지 않다고 느낀다는 응답자도 많았다.

건강에 이상을 느끼는 원인으로는 무려 57.7%가 '스트레스를 해소하지 못해'라고 말했다. 두 번째 '체력 부족'을 꼽은 응답자도 43.7%이고 잦은 야근 등으로 인한 '규칙적인 생활을 하지 못하기 때문'이라는 응답자는 30.1%로 집계되었다.

평소 건강관리를 어떻게 하느냐는 질문에는 남녀가 다른 대답을 한 것으로 나타났다. 직장 남성의 경우 61.9%가 '규칙적인 운동'으로 건강을 관리한다고 응답했고, 직장 여성의 경우는 '건강 보조식품에 의존한다'가 51.2%로 가장 높았다. 이러한 결과를 통해 여성이 남성에 비해 건강관리에 소극적으로 대처하고 있음을 알 수 있다. 시간에 쫓기는 직장인이 규칙적인 운동을 하는 것은 쉬운 일이 아니다. 그러나 운동을 소홀히 하면 몸의 밸런스를 잃고 비만해지기 쉽다. 특히 여성의 경우 운동 없이 건강 보조식품에만 의존하면 신체리듬 안정에 한계가 있어 장기적으로 봤을 때 최선의 해결책은 될 수 없다.

이 책에서는 직장 여성의 가장 큰 신체 고민을 아래의 5가지로 나누어 설명하고, 자가진단 셀프테스트를 통해 문제점을 깨닫게 하며 직장에서 간단히 할 수 있는 운동방법도 제시한다.

- **첫째** 만성피로 – 전신피로형, 상체피로형, 하체피로형
- **둘째** 복부비만 – 근육형 복부비만, 지방형 복부비만
- **셋째** 굽은 허리 – 근육 부족, 구조 문제, 병적 문제
- **넷째** 어깨·목 통증 – 어깨 통증, 목 통증
- **다섯째** 하체부종 – 심각한 유형, 경미한 유형

첫째, 끝도 없이 밀려오는 만성피로

아침에 일어나서 잠들기 직전까지 "아~ 피곤해!"라는 말을 습관적으로 몇 번이나 할까? 무심코 입버릇처럼 내뱉는 듯 보여도 '피곤하다'라고 말하는 사람들의 대부분은 실제로 피곤함을 느끼고 있다.

　푹 쉬고 푹 자도 힘들기만 한 월요일을 맞이하는 것을 '월요병'이라고 말한다. 월요병은 업무 집중도를 떨어트리고 지속적인 피로감을 불러온다. 월요일에 다 하지 못한 업무를 끝내기 위해 화요일은 더 많은 업무에 시달려야 하고 이러한 현상은 금요일까지 반복되는 악순환을 불러온다. 이러한 사이클이 주기적으로 반복되기 때문에 사람들은 자연스레 주말에 몰아 자는 폭풍 수면을 즐기게 된다.

　그러나 월요병 퇴치에 가장 치명적인 방법이 바로 몰아 자는 습관이라는 사실! 물론 피로감을 푸는 데 충분한 수면은 보약만

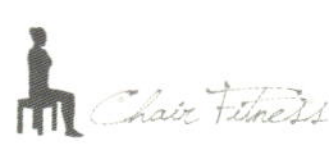

큼이나 효과적이다. 그렇다면 피로감 회복에 충분한 수면 시간
은 얼마일까? 일반적으로 하루 평균 7~8시간이라고 한다. 주말
에는 평소보다 2~3시간 정도 더 자는 것이 좋다. 그러나 총 수
면 시간보다 중요한 것이 있으니, 바로 일정한 시간에 자고 일정
한 시간에 일어나는 습관이다. 규칙적인 생활을 하던 평일과는 다
르게 너무 늦게 자고 늦게 일어나면 결과적으로 월요일 아침 다시 규칙적인
생활로 돌아가는 데 더 많은 피로를 느끼게 마련이다. 적어도 일요일만큼은 월요일
의 취침 시간과 기상 시간에 맞춰라.

또 건강한 수면도 중요하다. 건강한 수면이란 자는 동안 얼마나 숙면을 취하느
냐가 포인트다. 우리의 뇌는 자는 동안 체력을 비축하고 면역기능을 조절하는 등 중
요한 기능을 수행한다. 숙면을 취하지 못할 경우 활동 기능에 장애를 불러와 체력이
저하되고 판단력이 둔화되는 문제점이 나타난다. 그렇기 때문에 숙면에 도움이 되는
생활습관을 갖는 것이 중요하다. 5시간을 잤든, 8시간을 잤든 일정한 시간에 일어나
자. 그뿐만 아니라 커피, 콜라 등 카페인이 다량 함유된 음료는 삼가고, 활동량을 늘
려 수면 욕구를 높여야 한다. 근본적으로는 신체리듬을 회복하는 일이 가장 우선시
되어야 한다. 주말 동안 엉망이 되어버린 신체리듬을 다시 원상복귀시키기 위해서
는 앞서 얘기한 건강한 수면도 중요하지만, 월요일 아침 1시간 정도의 가벼운 운동
을 통해 땀을 흘리는 것이 좋다.

만성피로증후군

피로감에도 경중이 있다. 잠시 무리하여 생기는 '일시적인 피로감'과 피로감이 지속되는 '만성피로'가 있는 것이다. 지금 겪고 있는 피로감이 '일시적인 피로감'인지 '만성피로'인지를 알 수 있는 척도는 무엇일까?

만성피로증후군은 1994년 미국의 질병통제예방센터(Centers for Disease Control and Prevention)에서 정한 기준이 가장 일반적으로 사용되고 있다.

- 피로감이 6개월 이상 지속될 경우
- 진료기관에서 검사를 해도 특별한 원인을 알 수 없는 경우
- 충분한 휴식을 취해도 피로감이 회복되지 않는 경우
- 피로감 때문에 업무능력이 떨어지는 경우

위의 4가지 경우에 모두 해당된다면 만성피로를 의심해봐야 하지만 좀 더 확실한 자가진단을 위해 아래의 8가지 증상을 다시 한 번 체크해보자.

- 기억력이 감퇴되거나 집중력이 떨어진다.
- 인후통, 즉 목이 아픈 증상을 동반한다.
- 목이나 겨드랑이 임파선 부위가 자주 붓고 통증을 느낀다.
- 근육통을 호소한다.
- 다발성 관절통이 있다.
- 두통이 잦다.

만성피로는 심신을 무기력하게 만들기에 업무 효율성을 떨어트린다. 기운이 없고 집중을 못하며, 심한 경우 일상 업무가 불가능할 정도로 무기력감을 느끼게 된다. 그렇다면 만성피로를 극복하는 해법은 무엇일까?

홍수처럼 무수한 정보를 쏟아내는 친절한 인터넷에는 만성피로를 극복하는 방법이 무궁무진하다. 그러나 대부분 스트레스 해소, 충분한 수면, 규칙적인 생활습관 같은 교과서식 해답뿐이다. 이 책에서는 당장 실천에 옮길 수 있는 만성피로 해결책으로 '꾸준한 운동'을 제안한다. 하루 30분 미만일지라도 꾸준히 하면 운동의 효용성은 실로 엄청나다. 그 이유는 스트레스 해소, 충분한 수면, 규칙적인 생활습관 등을 유도하는 최고의 방법이기 때문이다. 운동을 하면 쌓였던 스트레스가 날라가고, 활동량이 늘어 몸이 고단해지면 이른 취침을 할 수 있게 된다. 이러한 사이클이 정상적으로 돌아가게 되면 자연스럽게 규칙적인 생활을 할 수 있다.

예전에는 만성피로증후군이면 운동이 오히려 증상을 악화시킨다고 했지만, 최근에는 유산소운동이 도움이 된다는 다양한 연구 결과들이 발표되고 있다. 일반적으로 만성피로 환자들을 위한 운동 처방은 주 5일, 최소 12주간, 한 번 할 때 5~15분 정도 지속할 것을 권장한다. 개인의 상태에 따라 최대 30분이 될 때까지 매주 1~2분씩 점차 늘려나가는 것을 목표로 한다. 그러나 이마저도 시간 내기가 여의치 않을 때는 이 책에서 소개하는 직장에서 실천할 수 있는 '하루 15분 체어 피트니스'로 피로를 날려보자. 3개월이면 심신의 컨디션은 물론 자세가 좋아지는 등 서서히 몸의 변화를 느끼게 될 것이다.

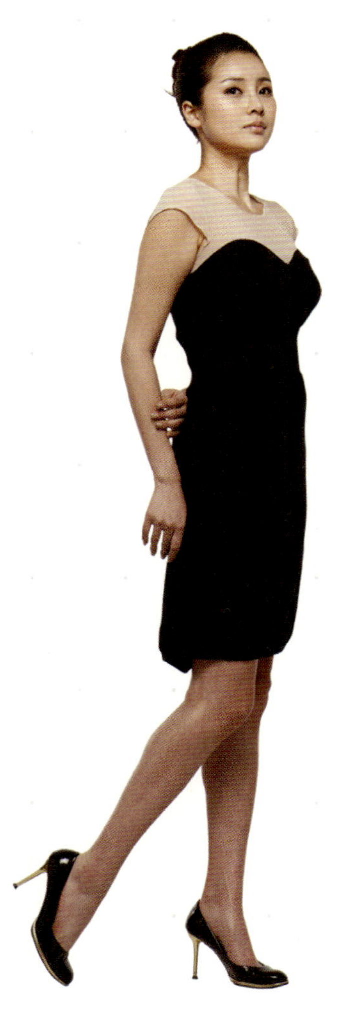

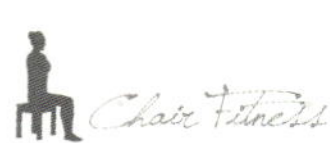

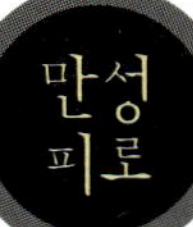

Self Test 1 　전신피로형

- ☐ 아침에 일어났을 때 몸이 무겁고 뻐근하다.
- ☐ 수면 시 숙면을 취하지 못하고 예민하게 깬다.
- ☐ 허기를 잘 느끼며 막상 먹으면 속이 더부룩하고 소화가 안 되며 방귀가 잦다.
- ☐ 변비 경향이 있고 변을 오래 보며 개운하지 않은 잔변감이 있다.
- ☐ 혈액순환이 안 되는 것이 느껴지며 전신이 붓고 쑤신다.

해결책

이 유형은 운동이나 식이조절보다는, 생활리듬을 바로잡는 것이 급선무이다. 근본적으로 규칙적인 생활에 익숙해져야 한다. 특히 일정 시간에 자고 일어나기는 쉽게 실천할 수 있을 것 같지만 의지대로 되지 않아 큰맘 먹고 운동하는 일보다 힘들다. 아래의 항목을 하나하나 실천해보자.

- 기본적인 수면 시간을 지키고 잠들기 5시간 전, 음식 섭취는 피하자.
- 자극적인 음식을 피하고, 식탁을 건강하게 하자.
- 술을 멀리 하고 활동량을 최대화하자.

방치 시 생길 수 있는 질병　암, 대사증후군(당뇨, 고혈압, 고지혈증, 비만 등)

전신피로형을 위한 추천 차　둥글레차, 마차, 오미자차

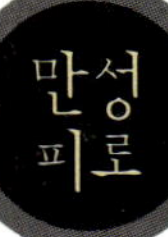

Self Test 2 상체피로형

- ☐ 저녁이 되면 어깨, 팔, 등, 목이 쑤신다.
- ☐ 눈이 쉽게 충혈되고 건조해진다.
- ☐ 머리를 움직이면 목과 어깨에 통증이 온다.
- ☐ 조금만 신경 쓰면 두통과 어지럼이 밀려온다.
- ☐ 등에 거북이 등껍질을 얹어놓은 것처럼 어깨가 묵직하고 뻐근하다.

해결책

전신피로로 발전하기 직전의 단계이다. 장시간의 좌식생활과 컴퓨터 사용으로 어깨, 목, 허리, 머리 등 상체에 피로가 축적된 형태로 근육이 경직되어 쑤시고 아프다. 혈액순환이 급격히 잘 안 됨은 물론 근육과 관절의 퇴화로 체형이 변하게 되면서 바디라인이 망가지는 경우가 다반사이다.

- 스트레칭을 생활화하고 업무 중에도 가벼운 목운동과 팔운동을 습관화하자.
- 눈이 피로하지 않도록 자주 휴식을 취한다.
- 바른 컴퓨터 사용 수칙을 숙지하고 준수한다.

방치 시 생길 수 있는 질병 안구충혈, 안구건조증, 편두통, 어지럼증, 척추질환

상체피로형을 위한 추천 차 구기자차, 국화차, 라벤더차

Self Test **3** 하체피로형

✓ CHECK

- ☐ 자극적인 것이나 술을 먹으면 다리가 터질 듯이 붓는다.
- ☐ 생리 전후에 다리가 붓는다.
- ☐ 밤에 자다가 다리에 쥐가 자주 난다.
- ☐ 다리에 벌레가 기어 다니는 듯한 느낌이 든다.
- ☐ 다리에 셀룰라이트가 잡힌다.

해결책

하루 종일 앉아서 생활하는 사무직 종사자, 장시간 서서 근무하는 사람들에게서 많이 찾아볼 수 있다. 중력이 아래로 당기고 그중 제일 아래에 위치한 하체에 피로감이 누적되는 것은 어찌 보면 너무나 당연한 결과이다. 운동을 통해 혈관을 넓혀주어 노폐물이 하체에 축적되지 않도록 한다.

- 업무 중 다리는 높게 올려둔다.
- 수면 시, 다리 밑에 베개 등을 넣어 다리가 심장보다 높은 곳에 위치하게 해보자.
- 하이힐, 타이트한 옷은 지양하고 다리를 꼬고 앉는 습관을 버리자.

방치 시 생길 수 있는 질병 하지부종, 하체비만, 말초신경병증, 발목무릎관절병증

하체피로형을 위한 추천 차 오가피차, 캐모마일차

아침 기지개는
최고의 피로해소제!

아침에 잠에서 깨자마자 크게 숨을 한 번 내쉬면서 기지개를 켜는 것이 보약만큼이나 몸에 좋다는 것은 많은 사람이 알고 있는 사실이다. 그러나 아침 기지개가 어디에, 왜 좋은지 아는 사람은 많지 않다. 아침에 자고 일어나면 반사적으로 기지개를 켜게 되는 이유는 몸이 활동을 개시하려고 시동을 걸기 때문으로, 기지개가 보약만큼이나 좋은 이유는 바로 전신운동에 속하기 때문이다.

기지개를 쭉 펴면서 양팔과 두 다리에 힘이 들어가게 되면 근육이 수축되면서 혈액순환을 돕는다. 또 크게 한 번 호흡하면서 순간적으로 많은 공기를 폐로 보내 산소를 확보할 수 있게 된다. 몸이 깨어나는 것과 동시에 정신이 맑아지는 이유도 이런 까닭이다.

눈을 뜨자마자 정신과 몸이 깨기도 전에 벌떡 일어나 앉거나 일어서게 되면 종종 현기증이 발생하는 것은 기지개의 중요성에 더욱 힘을 실어준다. 아침에 일어나면 침대에 누워서 적어도 30초에서 1분 정도는 시원하게 기지개를 해주자. 그렇다고 또 너무 자극적으로 하면 일시적으로 근육이 뭉쳐 담이 오는 증세를 유발하거나 또 다른 상해에 노출될 수 있으니 아픔을 느끼지 않는 범위 내에서 가볍게 해주는 것이 중요하다.

아침 기지개로 상쾌하고 활기찬 하루를 시작해보자.

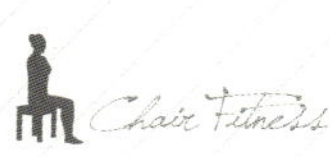

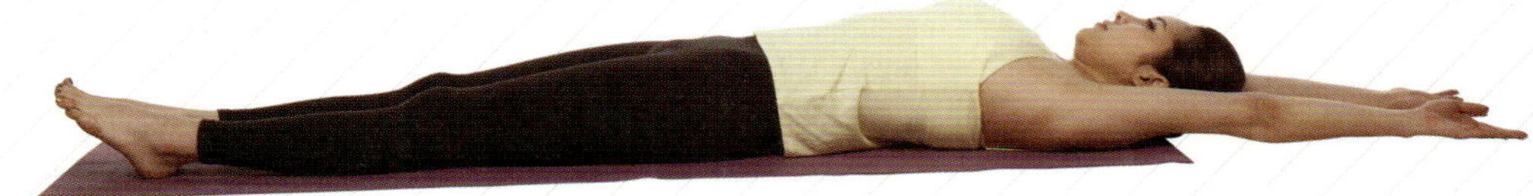

1 전신 늘려주기

양손을 머리 위로 올려 팔을 늘려주고 발목은 안쪽으로 당겨주면서 전신을 쭉 편다.

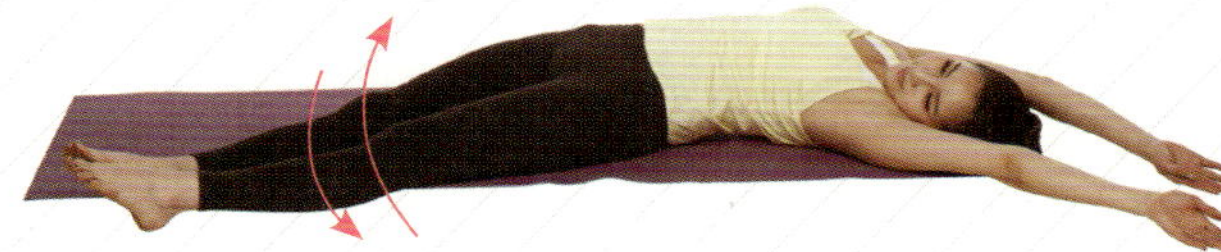

2 양옆으로 늘려주기

그 상태에서 몸을 좌우로 움직여준다.

3 무릎 앞으로 당겨주기

양 무릎을 양손으로 잡아서 감싸고
몸 쪽으로 당겨준다.

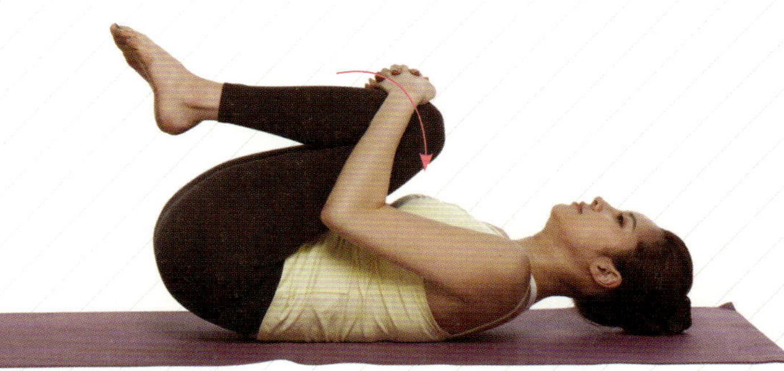

4 양쪽으로 무릎 흔들어주기

양 무릎을 세워 좌우로 움직여준다.

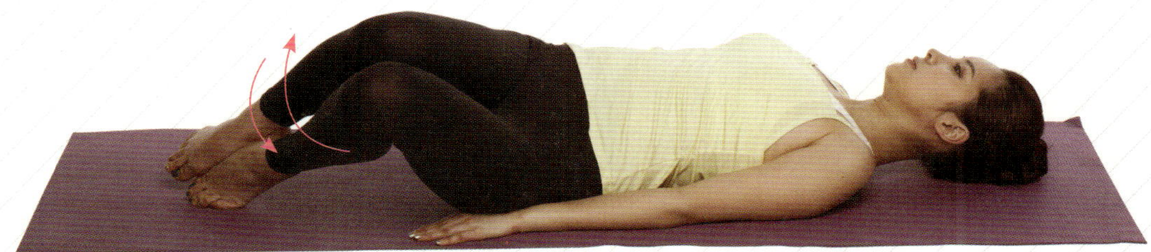

둘째, 배에 타이어를
두른 듯한 복부비만

대한민국의 미(美)를 대표하는 여성을 뽑는 '미스코리아' 선발대회는 1년을 손꼽아 기다리며 보던 재미있는 프로그램이었다. 그중 가장 숨죽이는 순간은 바로 수영복 심사로 미스코리아 '몸매짱'의 기준이 되는 것은 가슴둘레-허리둘레-엉덩이둘레가 환상의 비율인 34-24-34를 유지하는 것이다. 말만 들어도 나와는 무관한 비현실적인 치수가 아닐 수 없다. 이 비율이 비현실적인 이유는 후천적인 노력으로 만들어질 수 없고 슬프게도 선천적으로 타고나야 하기 때문이다. 하지만 피땀 흘려가며 후천적으로 운동을 통해 노력하면 만들 수 있는 부위가 하나 있으니 바로 허리이다. 그렇다면 우리가 갖고 싶어 하는 24인치 허리를 위해 할 수 있는 후천적인 노력은 무엇일까?

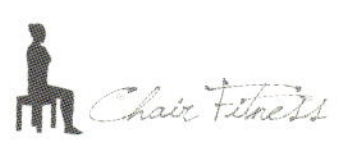

우선 24인치 허리를 갖겠다는 목표를 세웠다면 수단방법을 가리지 말고 빼보도록 하자. 가장 중요한 것은 식이조절과 운동이다. 염분, 당분을 뺀 담백한 음식 위주로 섭취하고 폭식과 과식은 절대적으로 삼가야 하며 규칙적으로 조금씩 자주 먹는 습관을 길러야 한다. 이미 복부에 축적된 지방을 태워버리기 위해서는 안타깝게도 유산소운동만이 방법이다. 시간을 내어 러닝머신 위를 뜀박질할 시간이 없다면 끊임없이 움직여야 한다. 되도록 계단을 이용하고 대중교통으로 출퇴근하며 한 정거장쯤은 가볍게 걷자. 허리가 24인치면 굳이 가슴이나 엉덩이가 크지 않아도 자연스럽게 S라인 몸매를 가질 수 있다.

건강상의 장점도 간과해서는 안 된다. 특히 내장 사이에 깊숙이 껴서 생기는 지방은 각종 성인병을 불러오고 잘 빠지지도 않는다. 아름다운 S라인과 건강한 신체를 유지하기 위한 24인치의 일석이조 매력에 공감했다면 이제는 바로 실천에 옮길 때이다.

처진 뱃살로 인한
변비와 요통의 습격

뱃살은 만병의 근원이다. 배가 불룩하게 나왔거나 아래로 축 처진 사람치고 복근이 탄탄한 사람은 없다. 내장에 지방이 붙어 부피가 커지면서 불룩하게 나오고 피하지방까지 들러붙으면 그야말로 최악의 뱃살이 된다. 최악의 뱃살이 좌식생활을 하는 직장 여성들에게 더욱 최악인 이유는 바로 변비와 요통을 유발한다는 데 있다.

우리 주변을 둘러보면 변비와 사투를 벌이는 사람을 찾아보는 게 그다지 어렵지 않다. 뱃살과 변비를 연관 짓는 이유는 뱃살이 변비를 유발하는 원인을 제공하기 때문이다. 복부비만은 자극적인 음식 섭취와 섭취 시간대, 섭취량, 활동량 부족과 불규칙적인 수면, 운동 부족으로 생긴다. 복부비만으로 내장과 복부에 지방이 붙으면 혈액순환이 잘 안 되고 대사작용이 활발하지 못하게 된다. 결국 변비가 생기는 것이다.

힘들겠지만 식습관의 변화와 꾸준히 움직여주는 것만이 변비와 안녕을 할 수 있는 방법이라는 사실을 잊지 말자.

변비 해소를 위한 직장 내 생활수칙

1 엘리베이터보다는 계단을 사용하여 움직임을 최대화하자.

2 배는 항상 따뜻하게 유지하자.

3 배꼽 주변을 자극시켜주자.

4 최대한 규칙적인 식습관을 유지하자.

5 틈나는 대로 물은 자주자주 마시자.

6 인스턴트 음식은 되도록 멀리하자.

7 무분별한 변비약 사용은 삼가자.

8 점심시간 이후 가벼운 산책을 즐기자.

9 군것질이 필요할 땐 섬유질이 풍부한 야채, 과일 위주로 즐기자.

10 스트레스를 최소화하기 위해 긍정적인 마인드를 키우자.

변비와 더불어 복부비만이 불러오는 또 다른 폐해가 요통이다. 요통은 특히나 앉아서 일하는 사무직 종사자들에게 많이 나타난다. 뱃살이 나온다는 것은 복근이 퇴화됨에 따라 복근의 궁극적인 역할인 장기 보호와 척추 보호를 받지 못한다는 것

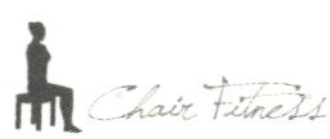

을 의미한다. 디스크나 척추가 휘는 측만증세와 같은 허리 통증은 오랜 좌식생활 등으로 활동량이 감소함에 따른 주변 근육의 퇴화에서 오는 경우가 대부분이다. 복근과 척추기립근이 퇴화하면 제대로 압박을 해주지 못하기 때문에 지탱해야 할 내장과 상체 전반의 무게가 증가함에 따라 척추 변형이 오고 변형된 디스크가 신경을 압박하여 요통을 유발하는 것이다.

요통 예방을 위한 직장 내 생활수칙

1 장시간 한 자세로 오래 앉아 있지 말고 자세를 바꾸어주자.

2 최대한 커피, 술을 줄인다.(커피는 뼛속의 칼슘 성분을 배출시킨다.)

3 흡연은 삼가자.

4 다리를 꼬고 앉는 습관을 고치자.

5 허리, 등, 복부 주변의 근력을 키울 수 있는 가벼운 운동을 실천하자.

6 점심시간 이후 가벼운 산책을 통해 유산소운동을 최대화하자.

7 무거운 물건 또는 가방을 한쪽으로만 드는 것은 삼가자.

8 앉을 때 턱은 목 쪽으로 당겨주고 등은 의자 뒤쪽으로 편히 기대는 습관을 기르자.

9 컴퓨터 모니터는 눈높이에서 10도 정도 아래로 유지시켜 목이 앞으로 굽지 않도록 하자.

10 컴퓨터 앞에서 장시간 일할 경우 뒷목을 풀어주는 스트레칭을 자주 해준다.

Self Test **1** 근육형 복부비만

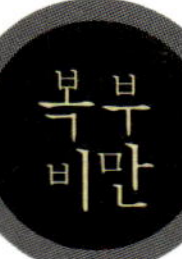

CHECK

- ☐ 배가 나와 허리가 무겁고 아프다.
- ☐ 복부뿐만 아니라, 전신에 두루두루 빼야 할 살이 많다.
- ☐ 단단해서 근육일 줄 알았는데 막상 복부에 힘은 없다.
- ☐ 소화가 잘 되는 편이라 많이 먹는다.
- ☐ 밥을 먹으면 배 전체가 볼록해진다.

해결책

복부비만 중에서 중증으로 분류되는 유형이다. 이런 사람에게는 음식조절과 운동이 절대적이다. 특히 복부 근력운동과 유산소운동을 4 : 6의 비율로 한다. 과도한 식욕은 내장지방에게는 일용할 양식이니 배부르게 먹고 배 두드리지 말고, 배가 부르기 전 숟가락을 내려놓는 습관을 가져야 한다.

- ● 과도한 음주와 음식물 섭취는 금물, 특히 자극적인 음식을 멀리하자.
- ● 규칙적인 계획을 세워 꾸준하게 복부 근력을 향상시키자.

방치 시 생길 수 있는 질병 당뇨, 고혈압, 고지혈증, 심혈관계질환, 치질, 성기능장애

근육형 복부비만 유형을 위한 추천 차 율무차, 녹차

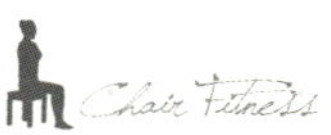

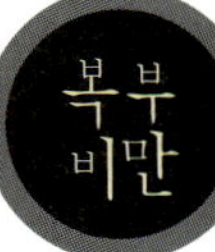

CHECK

- ☐ 바지나 치마를 입으면 복부의 살들이 옆으로 흐른다.
- ☐ 배에 셀룰라이트가 육안으로 보인다.
- ☐ 배와 손발이 차다.
- ☐ 허리에 옷을 맞춰 입으면 다른 곳은 다 크다.
- ☐ 소화가 안 되는 편이다.

해결책

외관상으로는 복부비만이라고 생각할 수 없을 만큼 말라 보인다. 전체적으로 뚱뚱한 유형이 아니기 때문에 방심하기 딱 좋다. 이런 유형은 체계적인 운동 프로그램이 필요하다. 팔, 다리, 몸통 운동으로 전체 밸런스를 잡아주고 바디라인을 만들어가야 하기 때문에 무작정 무게만 줄이려는 사람보다 더 계획적인 운동을 해야 한다.

- 가벼운 조깅이나 산책으로 유산소운동을 생활화하자.
- 규칙적인 플랜을 가지고 꾸준하게 복부 근력을 향상시키자.

방치 시 생길 수 있는 질병 만성위염, 변비, 만성피로, 당뇨

지방형 복부비만 유형을 위한 추천 차 귤껍질차, 생강차

바른 숨쉬기로
복근을 탄탄하게!

몸이 좋은 사람을 일컬어 '몸짱'이라는 단어를 쓰기 시작한 지 얼마 안 돼 '몸짱'의 기준이 점점 세분화
되고 있다. 늘씬한 다리를 가지고 있어도 몸짱, 허벅지에 꿀을 발라놓은 듯해도 몸짱, 드레스 입은 뒤
태가 예뻐 보여도 몸짱, 청바지 입은 힙라인이 남 못지않아도 몸짱……. 그중에서도 대표격의 기준이
바로 초콜릿보다 진하다는 '식스팩(6 pack)'이다. 나와 무관한 얘기라고 등한시했다면 이제부터는
처진 뱃살을 퇴치하기 위한 첫걸음을 시작해보자. 처지고 볼록했던 뱃살을 옷으로 감추기에만 바빴
다면 이제부터는 뱃살을 빼기 위해 바빠지자. 바쁜 직장 생활로 운동과 식이조절이 여의치 않은 직장
여성을 위해 이효리처럼 섹시하고 탄탄한 '11자 복근'을 만들기 위한 초간단 시크릿 팁을 제시한다.
바로 직장에서 의자에 앉아 있는 상태에서도 바른 숨쉬기만으로 탄탄한 복근을 만드는 것이다. 옆 페
이지의 사진을 참고해 탄력 있는 복근을 만들어보자. 처음 일주일은 배에 쥐가 나고 알이 배기는 뻐
근한 느낌이 있지만, 조금 지나고 적응이 되면 점점 탄탄해지는 탄력을 느낄 수 있다. 이때쯤이면 이
효리의 11자 복근이 부럽겠냐며 설상가상으로 출근길에 배꼽티가 입고 싶어질지도 모르겠다.

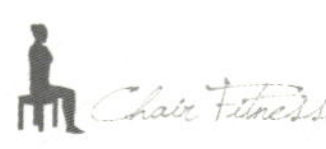

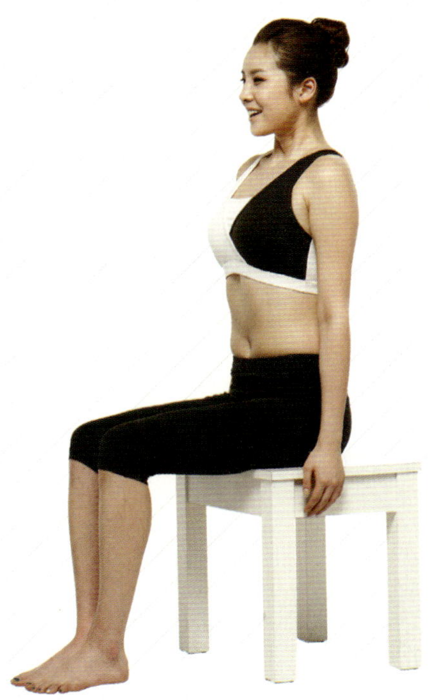

1 앉은 상태에서 배가 빵빵하게 불러 오도록 숨을 들이마신다.

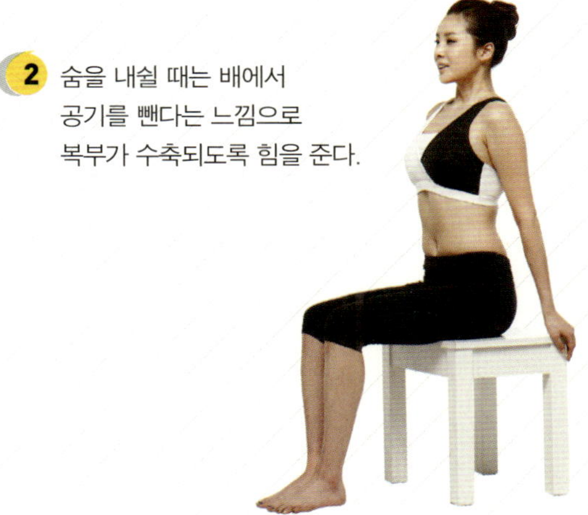

2 숨을 내쉴 때는 배에서
공기를 뺀다는 느낌으로
복부가 수축되도록 힘을 준다.

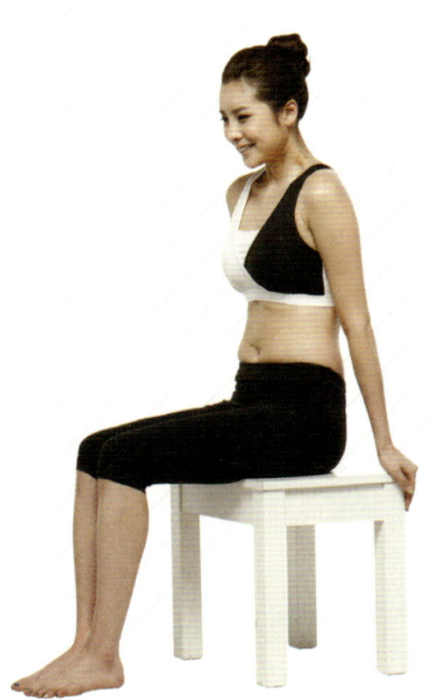

3 호흡을 뱉고 버틸 수 있는
시간만큼 버틴다.

Point

이 동작을 반복적으로 하되 적응이 되면 숨을 마실 때나 내쉴 때
나 복부에 힘을 줄 수 있게 된다.
점차적으로 적응이 되면 수축시키고 버티는 시간을 조금씩 늘려
1분까지도 할 수 있다.

셋째, 옷으로도 가려지지 않는 굽은 허리

직장 여성들에게 처진 뱃살만큼이나 고민스러운 부분이 자꾸만 굽어가는 허리다. 굽은 허리가 고민스러운 이유는 옷으로도 커버할 수 없다는 극한 단점 때문이다. 소위 말하는 죽이는 옷발에도 굽은 허리는 답이 없다. 허리둘레가 24인치냐 34인치냐를 따지는 일은 굽은 허리 앞에서는 논할 가치가 없다.

사람의 몸은 여러 개의 관절이 서로 상호 보완하면서 유지하는 구조다. 특히 허리를 받치고 있는 척추는 몸의 중심이기 때문에 허리가 바로 서야 몸이 바로 선다. 허리가 굽으면 연쇄작용으로 어깨가 굽어지고 가슴이 닫히며, 골반도 틀어진다.

빠른 이해를 위해 다음의 동작을 해보자. 우선 허리를 앞으로 모아 앞쪽으로 움츠러들게 해보라. 허리가 굽고 어깨가 앞쪽으로 쏠리면서 가

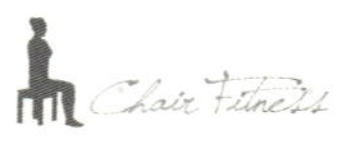

슴이 닫히게 된다. 그러면 복부에 긴장이 풀리면서 지방층이 접히고 골반도 앞으로 빠지면서 힙라인이 무너진다. 반대로 허리를 뒤로 쫙 젖혀보자. 어깨와 가슴이 활짝 열리고 엉덩이와 골반이 뒤로 빠지는 것을 느낄 수 있다. 바로 이 상태가 S라인의 기본이다. 평소 자세가 좋아야 예쁜 바디를 가질 수 있음을 여실히 보여주는 실례이다. 그렇다면 바른 자세를 유지하는 비결은 무엇일까?

가장 중요한 것은 꾸준한 운동이다. 하체운동으로 골반을 튼튼하게 해주고 골반 위의 척추기립근과 복근에 탄력을 만들어 당겨준다면 자연스럽게 허리가 바로 서게 된다. 시각적인 효과가 아닌 실제로 허리가 얇아지고 힙업이 되면서 엉덩이는 더 돋보인다. 그렇다고 운동할 시간이 없다며 낙심하거나 투덜댈 필요는 없다. 운동과 식이조절이 아닌 시간과 장소의 구애 없이 생활 속에서 노력하면 되는 방법이 있기 때문이다. 바로 바른 자세를 유지하는 것이다(44~45쪽 참고). 가장 기본적인 걷기, 서기, 눕기, 앉기, 이 4가지만 올바른 자세를 유지한다면 내 몸에서도 S라인을 볼 수 있다.

바르지 못한 자세가
디스크를 부른다

디스크는 척추 뼈 중간에 몸의 하중과 충격을 흡수하기 위해 존재한다. 그런데 디스크가 외부 충격 또는 퇴행성의 변화로 제자리에서 이탈하게 되면 신경을 압박하여 통증을 유발하는데 이러한 현상을 '허리 디스크'라고 부른다. 허리 디스크는 중년이나 노년층에서 많이 생기는 증상으로 여겨왔으나, 최근에는 젊은 환자가 늘고 있다. 실제로 국내 한 취업 포털사이트가 직장인 744명을 상대로 조사한 결과, 응답자의 71.5%가 '슈퍼직장인 증후군'을 앓고 있으며 그중 목·허리 디스크가 42.8%의 비율로 나타났다. 등은 구부리고 목을 앞으로 쭉 내밀고 일하거나, 모니터가 눈높이보다 한참 낮게 위치하면 허리 디스크에 걸리기 쉽다. 척추를 감싸고 있는 근육층이 얇을 경우도 문제다. 이런 허리 디스크의 대표적인 증상은 허리 통증이다. 심한 경우 다리가 저리고 당기거나 엉덩이나 그 아래까지 아프기도 하다. 간혹 재채기를 하거나 코를 푸는 행동에도 통증을 느낀다. 괴롭고 또 괴로운 디스크의 늪에서 벗어날 방법은 없을까?

'수술하면 괜찮겠지'라며 수술만이 최선이라고 생각하면 오산이다. 시간이 걸리더라고 꾸준한 운동을 통해 최대한 주변근을 튼튼하게 만들어 틀어진 체형을 세워주는 방법이 가장 좋다. 근육 생성에 도움이 되는 단백질 위주의 식단과 규칙적인 코어 위주(엉덩이, 허리, 골반, 복부) 운동으로 디스크 증상을 호전시킬 수 있다. 단 평생, 꾸준히 해야 한다는 사실을 절대 잊지 말자.

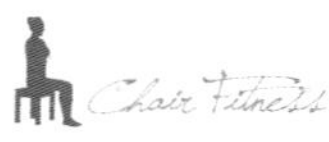

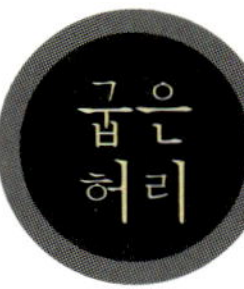

✔ CHECK

- ☐ 거울로 뒤태를 보았을 때 근육이 없어 척추 형태가 보인다.
- ☐ 엉덩이가 심하게 처져 있다.
- ☐ 자주 등에 담이 온다.
- ☐ 어깨가 딱 벌어지지 않고 항상 구부정해 있다.
- ☐ 생리통이 올 때 유독 허리가 아프다.

해결책

마르거나 뚱뚱한 것과 상관없이 피트니스 클럽에서 한번쯤은 해봤을 체성분 측정에서 '근육 부족'으로 나오는 이들이 대부분 이 유형에 해당한다. 척추를 감싸는 척추기립근과 복근, 골반 주변 근육이 점점 퇴화된 것이다. 근육 부족으로 허리가 굽은 사람은 꾸준한 근력운동만이 곧은 허리를 유지하는 최선임을 숙지해야 한다.

● 첫째도 운동, 둘째도 운동! 꾸준한 근력운동으로 허리를 바로 세워보자.

방치 시 생길 수 있는 질병 만성요통, 만성어깨 통증, 만성복통

근육 부족 유형을 위한 추천 차 두충차, 모과차

✓ CHECK

- ☐ 한쪽 무릎이 아프고 쑤신다.
- ☐ 쭈그려 앉았을 때 무릎이 한쪽으로 쏠려 있다.
- ☐ 스트레칭을 했을 때 양쪽의 유연한 정도가 다르다.
- ☐ 양쪽 다리 두께나 양발을 가지런히 하고 앉았을 때 허벅지 부분의 높낮이가 다르다.
- ☐ 바지가 한쪽만 끌리고 거울을 보면 배꼽이 웨스트라인을 벗어나 틀어져 있다.

해결책

이 유형은 병적 측만(기울어진 정도 15도) 전 단계로 볼 수 있다. 근육의 퇴화로 인해 척추와 골반이 조금씩 변형되고 무너지면서 구조적으로 틀어지는 경우다. 자세가 틀어지면서 골반이 어긋나고, 연쇄적으로 허리가 뒤틀리면서 한쪽으로 중심이 쏠리게 된다. 병적인 단계로의 진행을 막으려면 지금 바로 운동을 시작해야 한다.

- 다리를 꼬고 앉거나 하이힐을 즐겨 신는 등의 허리에 무리를 주는 생활습관은 피한다.
- 바른 자세를 유지하고 직장, 집에서 허리를 위해 가벼운 스트레칭을 생활화하자.
- 허리 근력 향상을 위한 꾸준한 웨이트 운동을 실천하자.

방치 시 생길 수 있는 질병 척추측만증, 만성요통, 만성어깨 통증, 턱관절장애

구조 문제 유형을 위한 추천 차 오가피차, 마테차

✓CHECK

- ☐ 앉아 있기 힘들 만큼 허리가 아프다.
- ☐ 걸을 때 엄지발가락이 터벅거린다.
- ☐ 한쪽 다리가 저리고 남의 살처럼 느낌이 둔하며 힘이 없다.
- ☐ 허리의 어느 한 부위가 고정적으로 찌릿찌릿 아프다.
- ☐ 아침에 의지할 곳이 없으면 상체를 세우기 힘들 정도로 아프다.

해결책

이 유형은 이미 디스크(요추추간판탈출증: 척추질환 중 가장 다빈도)를 한번쯤 앓아보았을 것이다. 위와 같은 증상이 있어 병원을 찾아 치료를 받고 전문가의 지도하에 적절한 운동을 병행했다면 악화되는 것을 막을 수 있지만, 안타깝게도 대다수 젊은 디스크 환자는 이럴 만큼 부지런하지 못하다. 게으른 성품이 디스크를 오랜 기간 방치시켜 아침에 벽을 잡고 일어나야 하는 경우가 발생하는 것이다. 올바른 치료와 식이요법, 운동을 병행하면서 허리 근육을 키워나가는 것이 유일한 해결방법이다. 평생, 쭉, 꾸준히 운동을 게을리해서는 안 된다.

- 코어 위주로 허리, 복부, 하체가 고르게 자극되도록 운동하자.
- 바른 자세를 유지하고 직장과 집에서 가벼운 스트레칭을 생활화하자.

방치 시 생길 수 있는 질병 경추요추추간판탈출증, 척추측만증, 말초신경장애

병적 문제 유형을 위한 추천 차 두충차, 오가피차

생활 속 올바른 자세로 S라인 만들기!

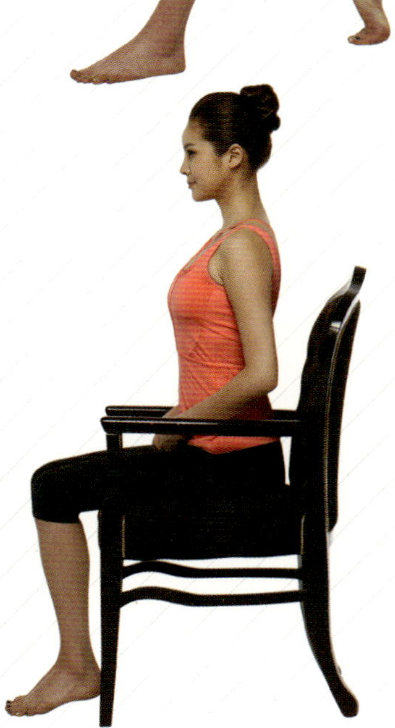

바르게 걷기

아랫배에 힘을 주어 배가 약간 들어가게 하고, 엉덩이도 살짝 들어올리 듯이 하여 옆에서 봤을 때 귓불 – 목 옆 – 팔 – 무릎 – 발목이 일직선이 되게 걷는다. 발뒤꿈치, 발바닥 중간, 발 앞바닥이 순차적으로 땅에 닿는 3박자 보행으로 양발의 간격은 5~10센티미터 정도, 보폭은 대략 자신 의 키에서 1m 정도 뺀 것이 이상적이다.

바르게 앉기

고개는 반듯하게, 어깨에서는 힘을 빼 며 허리는 아치형으로 만들어 앉는다. 바닥에 앉을 때는 허리를 세우고 양반 다리로 있는 것이 좋다.

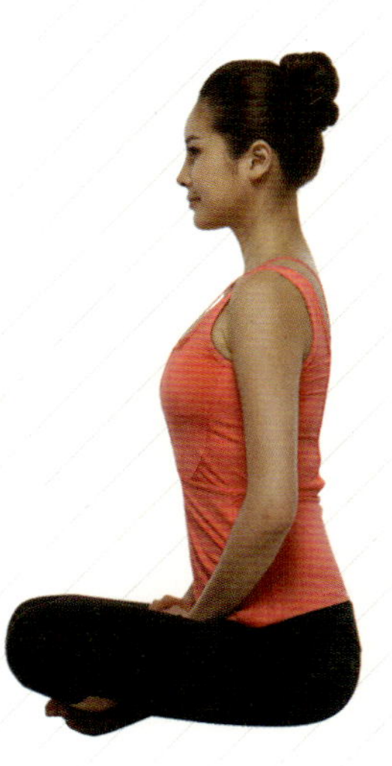

바르게 서기

한쪽 다리에만 힘을 주고 비딱하게 짝 다리로 서지 않는다. 어깨에서 힘을 빼고
양발에 중심을 나누어 편안하게 선다.

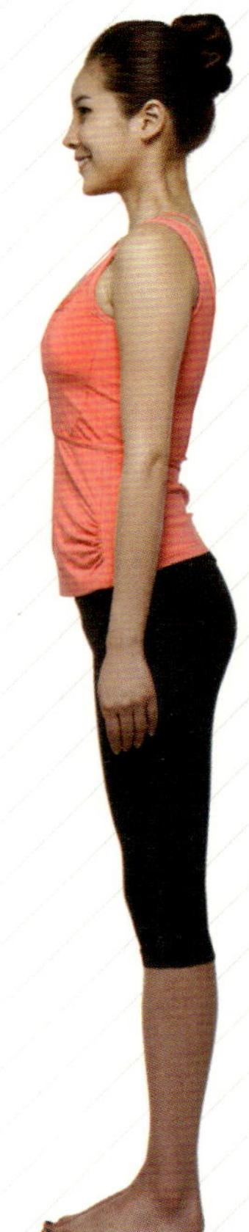

바르게 눕기

한쪽으로 누워서 자거나 엎드려 자는 자세는 좋지 않다. 바르게 하늘을 보고
눕는다. 허리가 아픈 사람은 발베개를 해주는 것도 하나의 방법이다.

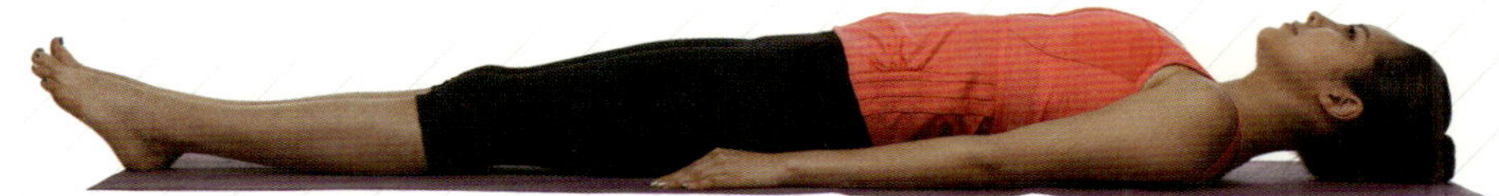

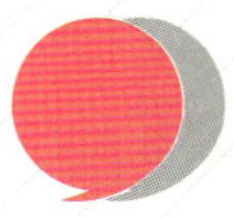

· · ·

아침 출근길, 친구와 카톡 수다로 시간을 보내거나 밤새 업데이트된
페이스북을 통해 지인의 근황을 확인하는가 하면, 놓쳤던 드라마나
쇼 프로그램을 보기도 한다. 퇴근하고 집에 돌아가는 길에는 하루
의 이슈를 총정리한 뉴스를 보는가 하면 오늘 회사에서 있었던 일
에 열을 올리며 상사 험담을 늘어놓느라 스마트폰 메시지창
이 쉼 없이 바쁘다.

　가장 흔하게 볼 수 있는 직장인의 출퇴근 모습
이다. 설상가상으로 출근과 동시에 퇴근까지 하루 종
일 컴퓨터와 씨름해야 한다. 출퇴근길, 직장에서도 우
리의 눈은 잠시도 쉴 틈이 없다. 이러한 직장인에게 공
통적으로 발생하는 고질병이 바로 컴퓨터 단말기를

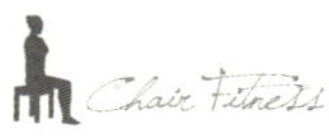

통해 방사되는 전자파에 의해 두통이나 시각장애를 일으키는 컴퓨터 단말기 증후군(VDT증후군: Visual Display Terminal Syndrome)이다. 뚜렷한 질환이 아닌지라 통증을 동반하거나 이상 징후를 보이진 않지만 VDT증후군은 시간이 지남에 따라 점점 위험수위가 높아진다. 그렇다면 이 증후군의 증상에는 어떤 것이 있을까?

가장 대표적인 증상이 어깨가 굽으면서 나타나는 어깨결림 현상이다. 증상이 심해지면 뒷목이 당기고 허리에 통증이 생기는 등 근골격계 질환을 초래할 수 있다. 특히 어깨결림 증세는 키보드의 위치에 크게 영향을 받는다. 키보드가 너무 높아도, 반대로 너무 낮아도 어깨는 물론 허리에까지 무리를 준다. 키보드는 양손을 책상 위에 얹었을 때 팔꿈치의 각도가 90도 정도를 유지하는 것이 가장 이상적이다.

두 번째로 안구질환이다. 통계에 의하면 하루에 5시간 이상 컴퓨터 작업을 하는 사람의 30%가 안구건조증 증상을 보인다고 한다. 안구건조증은 모니터를 장시간 쳐다볼 때 눈의 깜박임이 줄어들어 눈이 건조해지고 뻑뻑해지는 증상을 말한다. 눈물은 눈꺼풀의 깜빡임에 의해 눈 표면에 고루 퍼져 눈이 언제나 안정된 습기를 유지하도록 돕는데 오랫동안 컴퓨터 모니터에 눈을 집중하고 있으면 눈 깜빡임 횟수가 줄어들어 눈물의 증발이 많아질 수밖에 없다.

VDT증후군으로 발생하는 부수적인 연쇄 질환도 알아둘 필요가 있다. 오랫동안 같은 자세로 일하다 보니 소화불량에 시달리게 되고, 장시간 키보드와 마우스를 사용해 손가락 마비를 호소하는가 하면 모니터에 너무 집중한 나머지 일시적인 두통이 생길 수도 있다. 그밖에도 어깨 통증이 심화되어 목 디스크로 발전할 가능성이 높고 만성무기력증을 유발할 수도 있다. 특히 몸매 관리에 민감한 여성의 경우 잘못된 자세로 목이나 허리에 변형이 와 신체 밸런스가 무너질 수 있기 때문에 더욱 주의가 필요하다.

두통에 민감한 여성에게
어깨 통증은 쥐약

간혹 과다한 업무 때문에 집중력을 발휘해야 하거나, 이도 모자라 야근까지 감행해야 할 때 어깨에 곰 백 마리가 올라탄 것 같은 묵직한 중압감을 느껴본 적이 있을 것이다. 이는 업무 책임감에 따른 심리적인 무게감일 수도 있지만, 실제로 곰 백 마리가 올라탄 듯한 묵직함을 느낀다는 것은 어깨에 거북하고 불쾌한 증상이 있기 때문이다.

VDT증후군의 대표 질환인 어깨 통증이 위험한 이유는 연쇄적으로 연결된 목, 팔, 허리까지 통증이 전이될 수 있기 때문이다. 어깨 통증의 대표적인 증상으로 어깨뭉침과 어깨결림을 들 수 있다. 어깨뭉침은 부적합한 근무 자세나 스트레스, 과도한 피로감 등으로 목 주위의 근육과 인대가 경직되어 불편하고 거북한 현상을 말한다. 어깨결림은 어깨뭉침 현상에 따라 경직된 근육들로 인해 혈액순환에 지장을 받아 찌릿한 통증을 느끼는 것이다. 어깨에 올라탄 곰 백 마리를 떨쳐버리지 못한다면 어깨뭉침에서 발전한 어깨결림이 줄줄이 또 다른 질병을 불러올 수 있다는 사실에 주목해야 한다.

대표적인 증상이 바로 두통과 어지럼증이다. 같은 자세로 장시간 앉아서 컴퓨터와 사투를 벌이는 동안 내 어깨는 서서히 경직되어간다. 이때 어깨에 뭉친 근육으로 인해 머리 쪽으로 혈액순환이 제대로 이루어지지 못해 두통이나 어지러움을 느낄 수 있다. 어깨에 뭉친 근육의 수축이 심해지면 뇌로 전달되어야 할 산소와 혈액의 공급이 현저히 떨어져서 머리가 맑지 못하고 멍한 기운이 감돌기 때문이다. 두통은 너무 흔하게 나타나는 증상이지만 그 원인이 수백 가지에 달하니 정확하게 어깨결림으로

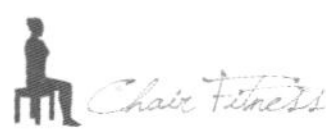

인한 두통의 증세는 알기 쉽지 않다. 확실한 것은 어깨결림 증상을 방치하면 분명 두통이 뒤따른다는 사실이다. 특히나 머리 한쪽만 욱신거리는 증상인 편두통은 남성보다는 민감한 여성에게 자주 나타나기 때문에 더욱 주의가 필요하다. 생리적인 현상으로 월경 전후에 편두통을 느낄 수도 있고 심할 경우 구토 직전의 메스꺼움을 느끼는 불편함을 동반하기 때문에 반사적으로 두통약에 손을 대는 경우도 다반사이다. 두통약에는 카페인 성분이 다량 함유되어 있기 때문에 습관적으로 복용하면 약에 대한 의존성이 높아져 과다 복용으로 부작용을 초래할 수도 있다.

　목이나 어깨 근육의 긴장으로 인한 두통은 조기 관리하지 않으면 만성두통으로 이어지므로 철저한 관리와 주의가 요구된다. 또한 잦은 두통이 역으로 목과 어깨 통증을 더욱 악화시킬 수 있다. 어깨의 불편함을 털어내기 위해 지금 바로 이 책의 '하루 15분 체어 피트니스'를 실천해보자. 당장 실천하지 못하는 게으름과 나태함, 그 순간은 달콤하나 결과는 비참할 것이다.

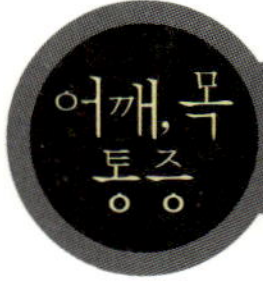

✓ CHECK

- ☐ 습관성 어깨 통증이 있다.
- ☐ 어깨가 무거움을 느끼면서 두통이 동반된다.
- ☐ 날이 흐리거나 눈, 비가 오면 몸살이 난 것처럼 어깨가 무겁다.
- ☐ 어깨가 꾸부정하다는 말을 자주 듣는다.
- ☐ 팔에 묵직함을 느껴 들어올리는 것조차 쉽지 않다.

해결책

컴퓨터 단말기 증후군(VDT증후군)에 노출되어 있는 직업군의 사람이라면 대부분 한번쯤은 경험하는 것이 어깨 통증이다. 컴퓨터 사용 시, 팔을 앞으로 뻗는 자세 자체가 어깨 위 승모근에 긴장을 주기 때문에 같은 자세로 장시간 업무를 본다는 것 자체가 어깨에 큰 부담이다. 꾸준하게 어깨 스트레칭을 해주어야 한다.

- 일정 시간마다 어깨와 팔, 목 주변 근육을 이완시켜주기 위한 스트레칭을 습관화하자.
- 바른 컴퓨터 사용 수칙을 숙지하고 준수하자.

방치 시 생길 수 있는 질병 근막동통증후군, 오십견(동결견), 만성두통

어깨 통증 유형을 위한 추천 차 뽕나무가지차, 페퍼민트차

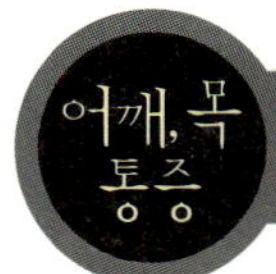

✓ CHECK

- ☐ 목을 좌우, 상하로 움직이면 우두둑 소리가 난다.
- ☐ 목이 습관적으로 뻐근하다.
- ☐ 처음엔 목이나 어깨에만 있던 통증이 등, 허리까지 번졌다.
- ☐ 목을 돌려 자신의 어깨 가장 높은 곳을 볼 수 없다.
- ☐ 숙였을 때 배가 나오지 않았음에도 발이 보이지 않는다.

해결책

흔히 얘기하는 거북목증후군의 증상으로 일자목의 불편함을 느끼는 유형이다. 목은 자연스러운 C자 커브를 그리고 있는 것이 정상이지만 컴퓨터 사용으로 인해 점점 목을 앞으로 내밀게 되면서 일자로 서게 된다. 이런 경우 지속적인 경추 스트레칭을 통해 긴장된 목 근육을 이완시켜주어야 한다.

- 스트레칭이 특효! 틈나는 대로 목을 돌려주거나 좌우로 늘려주는 스트레칭을 습관화하자.
- 수면 시 낮은 베개를 사용하여 목의 긴장을 풀어주자.

방치 시 생길 수 있는 질병 거북목증후군 , 긴장성 두통

목 통증 유형을 위한 추천 차 칡차

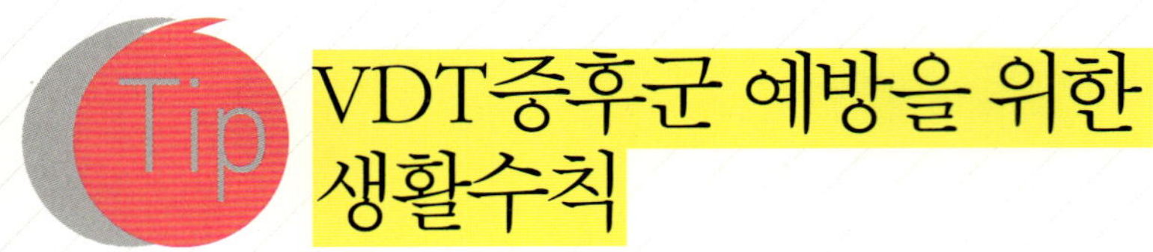

충분한 휴식과 어깨·목 스트레칭

컴퓨터를 장시간 사용할 경우 50분 작업 후 10분 정도는 휴식을 취하는 것이 좋다. 먼 곳을 바라보면서 눈 근육을 풀어주고 어깨와 목 주변 스트레칭을 해주자.

실내 환경

사무실 조명과 벽 색깔, 환기, 반사광, 전자파, 음향, 공기 등은 VDT증후군에 큰 영향을 미친다. 적당한 온도와 습도를 유지하고 내 몸을 따뜻하게 해주거나 가습기 사용 등을 고려해보는 것도 좋다.

안구 보호

눈의 건조함이나 피로감, 안구 통증이 있는 경우 인공눈물점안액 등을 이용하는 것도 도움이 된다. 컴퓨터 작업 시, 수시로 눈을 편안하게 감은 채 눈 주변을 가볍게 지압해주는 것도 좋다.

손과 팔 보호

키보드와 마우스의 사용으로 인한 손목 통증을 예방하기 위해 관절이 뻣뻣해지지 않도록 따뜻하게 유지해준다. 손목을 쥐었다 풀었다 하는 동작, 손목 돌리기 등의 스트레칭도 자주 한다.

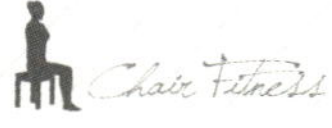

모니터

모니터의 맨 윗부분이 수평 눈높이보다 살짝 낮아야 하고, 모니터를 보는 시선은 앉은 자세에서 아래 쪽을 향하는 것이 좋으며 모니터와 눈은 40cm 이상 떨어져야 한다.

키보드

자판을 칠 때 아래 팔과 손목, 손이 일직선으로 놓여야 한다. 키보드는 양 손을 책상 위에 얹었을 때 팔꿈치의 각도가 90도 정도를 유지하는 것이 가장 이상적이다. 손목은 자판을 치는 동안 어딘가에 얹혀 있지 않아야 하며 위나, 아래, 옆으로 꺾이지 않아야 한다. 또한 손이 자유자재로 움직일 수 있어야 한다.

마우스패드

키보드와 마찬가지로 팔과 손목, 손이 일직선상에 놓이는 위치에 있어야 한다. 시중에서 판매하는 손목 받침대를 쓸 경우 클릭을 할 때는 손목에 무리가 갈 수 있기 때문에 가볍게 올려두는 용도로 사용해야 한다.

의자

조절이 가능하고 등받이가 편한 것으로 선택한다. 엉덩이를 의자에 최대한 밀착시키고 등받이에 편안한 상태로 기대 허리를 바로 세워 앉는다. 앉은 자세에서 무릎이 안쪽으로 60도 정도 구부린 형태가 되도록 의자를 조금 낮게 조정한다.

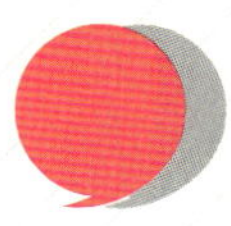

다섯째, 저주받은 코끼리 다리

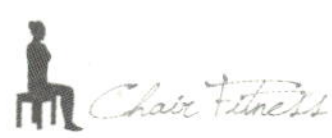

언젠가부터 패셔니스타의 핫 트렌드로 떠오른 일명 하의실종 패션은 쭉 뻗은 각선미를 가장 돋보이게 하는, 축복받은 몸매 종결자에게 최상의 패션이다. 그러나 하의실종 패션을 구사하지 못하는 사람들이 있으니, 일명 저주받은 하체를 가진 '하비족(하체비만족)'들이다. 두꺼운 하체도 원망스러운데 하체부종의 고민까지 덤으로 얻으니 그야말로 진퇴양난(進退兩難)이다.

하체부종이란 대체 무엇을 말하는 걸까? '부종'은 피곤하면 붓는 현상으로 그중에서도 '하체부종'은 신체 부위 중 다리가 붓는 것이다. 일반적으로 부종은 체내 체액이 과잉되어 나타나는 현상으로, 중력의 영향을 받기 때문에 상부보다는 하부(복부, 다리 등)쪽에 나타나기 쉽다. 여성의 경우 주기적인 생리, 임신·출산에 따른 수유 등의 이유로 에스트로겐과 같은 여성 호르몬이 왕성하게 활동하기 때문에 남성에 비해 엉덩이나 허벅지, 하체 등에 지방이 쉽게 축적되고 부종도 잘 생긴다. 특히 직장 여성들에게 하체비만과 부종이 쉽게 오는 이유는 무엇일까?

장시간 같은 자세를 유지하면 혈관을 통해 발끝으로 내려온 혈액이 다시 위로 올라와 정상적인 순환을 하는 데까지 많은 시간이 걸린다. 이때 하체 쪽에 정체되어 있는 혈액이 바로 하체부종의 원인이 되는 것이다. 이 외에도 수분대사가 원활하지 못하거나 과도한 염분 섭취, 여성 호르몬의 활동, 약물 과다로 인한 부종 등 그 원인은 다양하다. 하이힐, 몸을 조이는 타이트한 상의 또한 상체에 압박을 주어 하체의 혈액순환을 방해하기 때문에 하체부종을 초래할 수 있다.

하체부종을 방치할 경우 어떤 현상이 일어날까? 첫째, 하체에 군살이 붙게 된다. 부종을 방치하면 필요 이상의 수분이 생기면서 몸이 더 차가워진다. 그러면 인체는 차가워진 몸을 따뜻하게 만들기 위해 더 많은 지방을 몸에 축적한다. 특히 부종은 날씬한 사람보다 뚱뚱한 사람에게 더 안 좋다. 일단 다리가 습관적으로 붓기 시작하면 체중이 늘어나는 것은 물론이고 체내 순환이 느려지기 때문이다.

둘째, 하지정맥류와 같은 질환을 불러온다. 하지정맥류는 종아리에 피가 많이 고이면서 혈관이 늘어나고 다리가 붓고 아프면서 혈액순환의 장애로 쥐가 자주 나는 현상이다. 무엇보다 피부에 거미줄 모양의 가는 실핏줄이 드러나기 때문에 외관상 보기 좋지 못하다. 심한 경우는 정맥이 피부 밖으로 돌출되어 뭉쳐 보이기 때문에 피부색이 검게 변하기도 하고 피부 궤양까지 일으킬 수 있기 때문에 각별히 주의해야 한다.

지금까지는 내 얘기가 아닌 듯 무심하게 하체부종을 방관했다면, 오늘부터는 작은 실천을 통해 당당히 하의실종 패션을 구사하는 멋쟁이로 거듭나자.

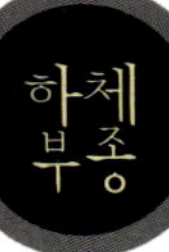

✓ CHECK

- ☐ 오전에 신은 신발을 오후에 신기 힘들다
- ☐ 양말 자국이 발목에 심하게 오래 남는다.
- ☐ 허벅지 셀룰라이트를 누르면 손자국이 잘 없어지지 않거나 원상 복구되는 시간이 길다.
- ☐ 음식을 짜게 먹고 야식을 즐기는 습관이 있다.
- ☐ 하루 체중 변화가 1kg 이상 난다.

해결책

분명 같은 신발인데 출근할 때는 괜찮았는데 퇴근할 때 신어보니 타이트한 느낌을 받는다면 이는 하체부종이 심한 경우에 해당한다. 지금 당장 하이힐은 벗어던지고 꼬고 앉던 다리를 풀어주자. 식이조절과 적절한 운동은 절대적이다. 특히 짠 음식은 하체부종의 적이라는 사실을 알아야 한다. 심한 부종의 경우 비뇨기 계통과 소화기 계통, 내분비 계통에 질병이 발생할 수 있으니 운동 전에 건강 체크는 필수.

- 꾸준한 스트레칭과 운동은 필수! 2장에서 제시하는 하체운동 요령을 필히 숙지하자.
- 짠 음식은 절대! 절대! 절대! 입에 대지 않는다.

방치 시 생길 수 있는 질병 특발성 부종

하체부종이 심각한 유형을 위한 추천 차 뽕잎차, 팥차

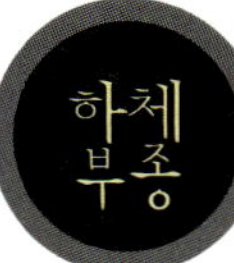

Self Test **2** 경미한 유형

✓ CHECK

- ☐ 아침에 일어났을 때 다리가 부어 있고 저녁이 되어서야 가라앉는다.
- ☐ 다리는 두꺼운데 힘이 부족하다고 느낀다.
- ☐ 생리 전후에 잘 붓는다.
- ☐ 허벅지를 누르면 셀룰라이트가 보인다.
- ☐ 소변이 시원하지 않다.

해결책

'왜 이렇게 붓는 느낌이 들지?' 라는 생각이 든다면 하체부종이 진행되고 있는 것이다. 하체부종은 생활습관에 크게 영향을 받기 때문에 경미할 때 바로 잡아주는 것이 중요하다. 특히 특정 시간에 유독 붓기가 심하다거나, 어느 순간부터 없던 셀룰라이트가 육안으로 보이기 시작했다면 가벼운 움직임과 식단조절로 진행을 막아보자.

- 규칙적인 스트레칭과 더불어 자주 움직여주는 습관을 들이자.
- 짠 음식은 멀리하고 물을 많이 먹는 습관을 들이자.
- 잠들기 전, 간단한 다리 마사지에 시간을 투자하자.

방치 시 생길 수 있는 질병 특발성 부종, 만성피로, 비만

하체부종 예방을 위한 추천 차 옥수수수염차, 호박차

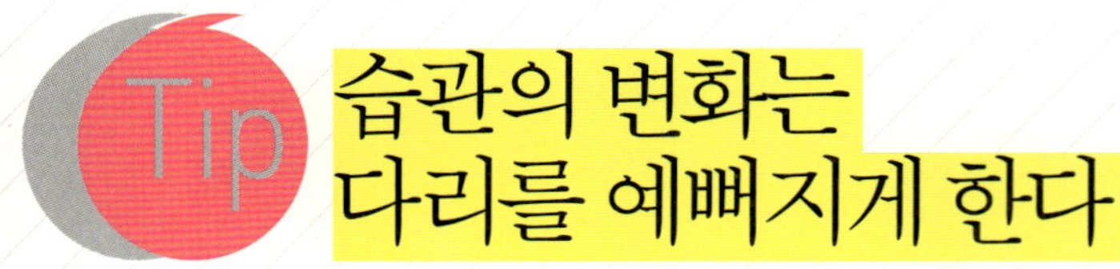

습관의 변화는 다리를 예뻐지게 한다

첫 번째, 오랜 시간 앉아 있으면 잠시라도 몸을 움직여주는 습관을 들이자.

이 책에서 다루는 요일별 플랜에 따라 하루 15분의 시간을 투자해보자. 15분의 짧은 시간이 몸의 큰 변화를 가져올 것이다.

두 번째, 다리를 꼬고 앉는 습관을 버리자.

다리를 꼬꼬 앉게 되면 허벅지의 혈류 순환이 줄어들고 종아리가 붓게 된다. 즉 다리를 꼬꼬 앉는 습관이 하체부종을 부추긴다. 장기간 지속될 경우 골반까지 비틀어지는 골반변위를 유발할 수도 있으니 그 어떤 나쁜 습관보다 치명적이라는 사실을 잊지 말자.

세 번째, 아찔한 하이힐의 유혹에서 벗어나자.

하이힐은 신발의 구조상 무게중심이 흐트러지게 된다. 이때 중심이 살짝 앞쪽으로 쏠리는 현상이 발생하기 때문에 하중을 고루 받지 못한 하체가 곤욕을 치르게 된다. 하이힐로 다리를 예뻐 보이게 하는 것보다 실제로 예쁜 다리를 만드는 것이 다리에 대한 예의라는 것을 기억하도록 하자.

네 번째, 짠 음식을 멀리하도록 하자.

짠 음식은 노폐물 배출과 신진대사의 흐름을 방해하여 부종을 촉진시킨다. 그 어떤 습관보다 쉽게 변화하기 힘든 것이 식습관이지만 순간의 짜릿한 행복이 내 몸을 망가트린다는 생각을 잊지 말자.

다섯 번째, 잠잘 때 다리를 심장보다 높게 위치하도록 해보자.

심장보다 다리 위치가 높으면 체액이 자연스럽게 심장으로 이동하게 되어 다리를 붓는 것을 막아준다. 그렇다고 자는 동안 무리하게 묶어두거나 고정시키는 행동은 하지 말자.

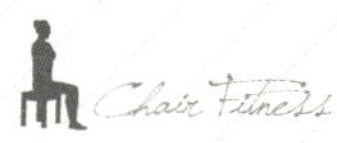

여섯 번째, 잠들기 전 다리 마사지를 주기적으로 해주자.

하루 종일 혈액순환이 안 되어서 굳고 차가워진 다리에 마사지를 해주면 다리의 순환을 촉진시켜 체온도 함께 상승하게 된다. 상승된 체온은 대사활동이 원활할 수 있도록 도와준다.

일곱 번째, 발가락 운동을 습관화하자.

하체의 인대가 약해지면 근육을 튼튼하게 잡아당겨주지 못하기 때문에 근육이 부어오르고 자주 접지르게 된다. 발가락은 특히 우리 몸에서 인대의 분포가 많은 부위 중 하나로 인대 강화를 위해서 발가락 운동은 필수다. 사무실 또는 집에서 틈나는 대로 발가락을 꼼지락 거리는 등 인대를 강화시켜주는 습관을 기르자.

여덟 번째, 물을 많이 먹는 습관을 들이자.

물을 많이 먹기를 권장하는 이유는 소변을 통해 노폐물을 배설하기 위함이다. 소변을 통한 수분 배출을 늘려나갈수록 하체 쪽의 순환이 원활해지기 때문에 다리가 붓는 것을 예방한다.

아홉 번째, 사무실에서 다리를 높게 올려두자.

오랫동안 서 있거나 앉아 있는 자세를 유지하게 되면 신체 맨 아래에 있는 하체가 혹사당하게 된다. 다른 부위보다 다리가 낮으면 압력이 아래로 쏠리게 되면서 혈액순환이 잘 되지 않는다. 사무실에서 책상 아래에 두고 다리를 올릴 수 있을 정도의 물건을 적절히 활용하여 다리를 올려놓는 습관을 들이도록 하자.

열 번째, 몸에 너무 딱 맞는 옷은 피하도록 하자.

여성들의 필수 아이템 레깅스, 체형을 예쁘게 가꾸어준다는 보정 속옷, 날씬해 보이고 싶은 과욕에 한 치수 작게 입은 청바지 등 몸에 너무 타이트한 옷은 혈관을 눌러 혈액순환을 저하시킨다. 옷으로 몸을 혹사시키는 행위보다는 그 옷에 맞는 몸이 되도록 노력하는 것이 더욱 현명할 것이다.

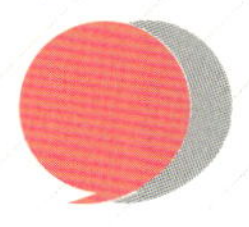

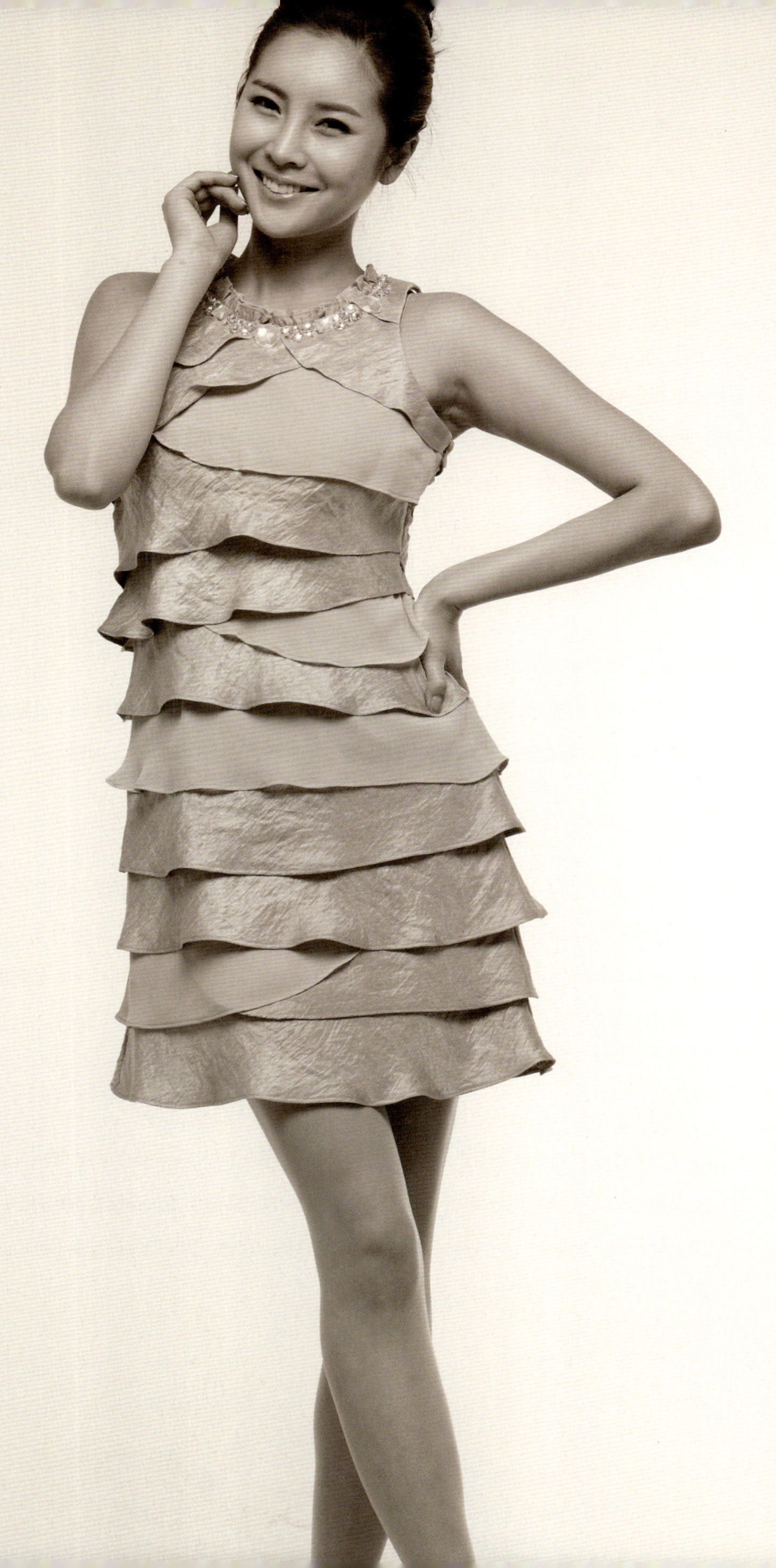

2

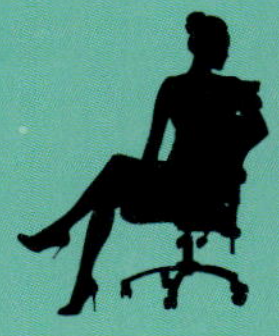

직장에서 하루 15분 운동으로
스타일 바디 만들기

MON day | 월요병 탈출!
일주일의 시작을 활기차게 열자

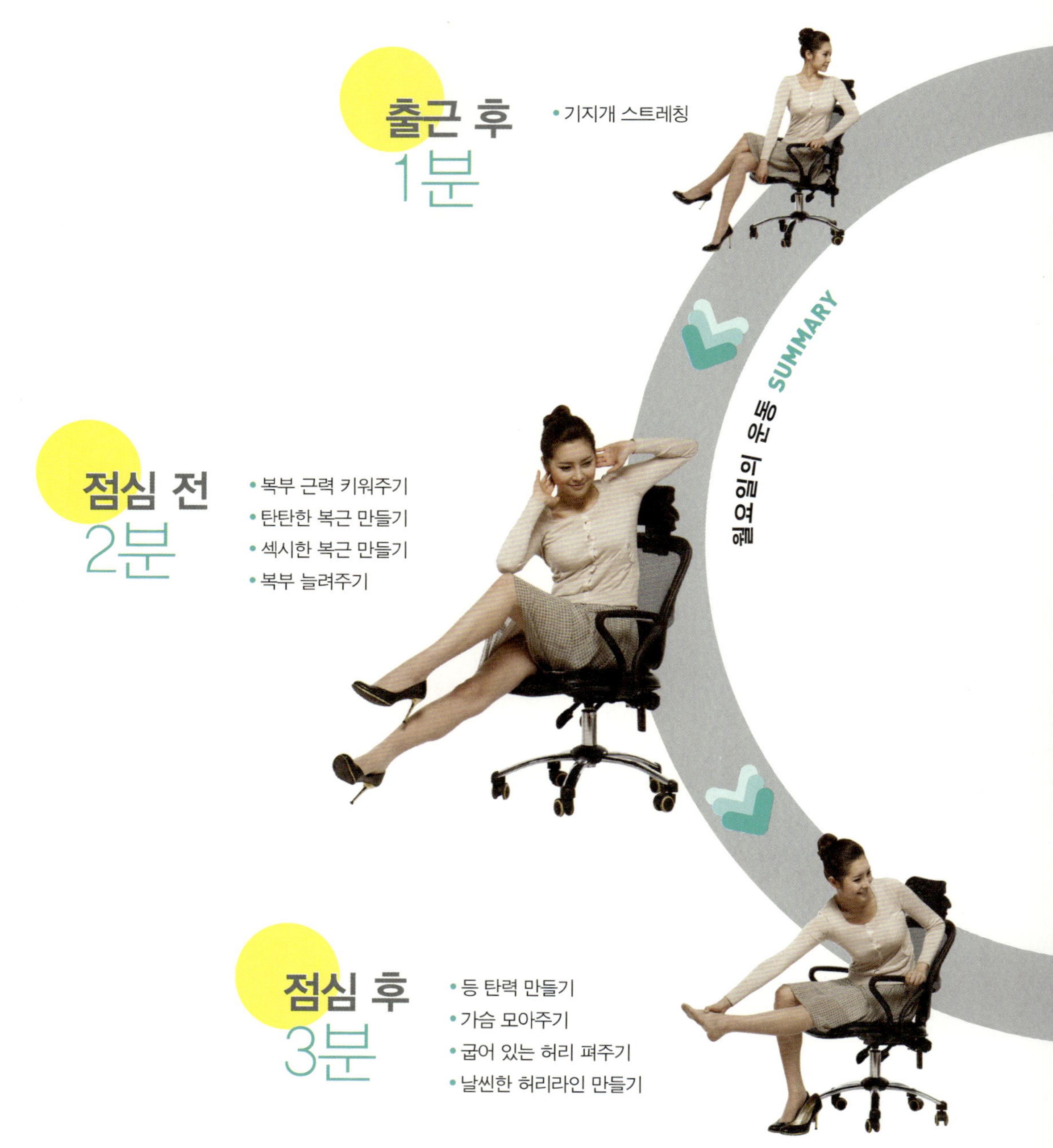

주말 동안 달콤한 휴식으로 평소보다 수면시간은 길었지만 어째 더 피곤하다. 오히려 과다한 수면으로 몸이 덜 깬 느낌과 몽롱한 정신 상태여서 하루의 시작이 무기력하기만 하다. 스트레스를 많이 받는 월요일! 15분 운동으로 컨디션을 회복하고 상쾌한 일주일을 시작하자.

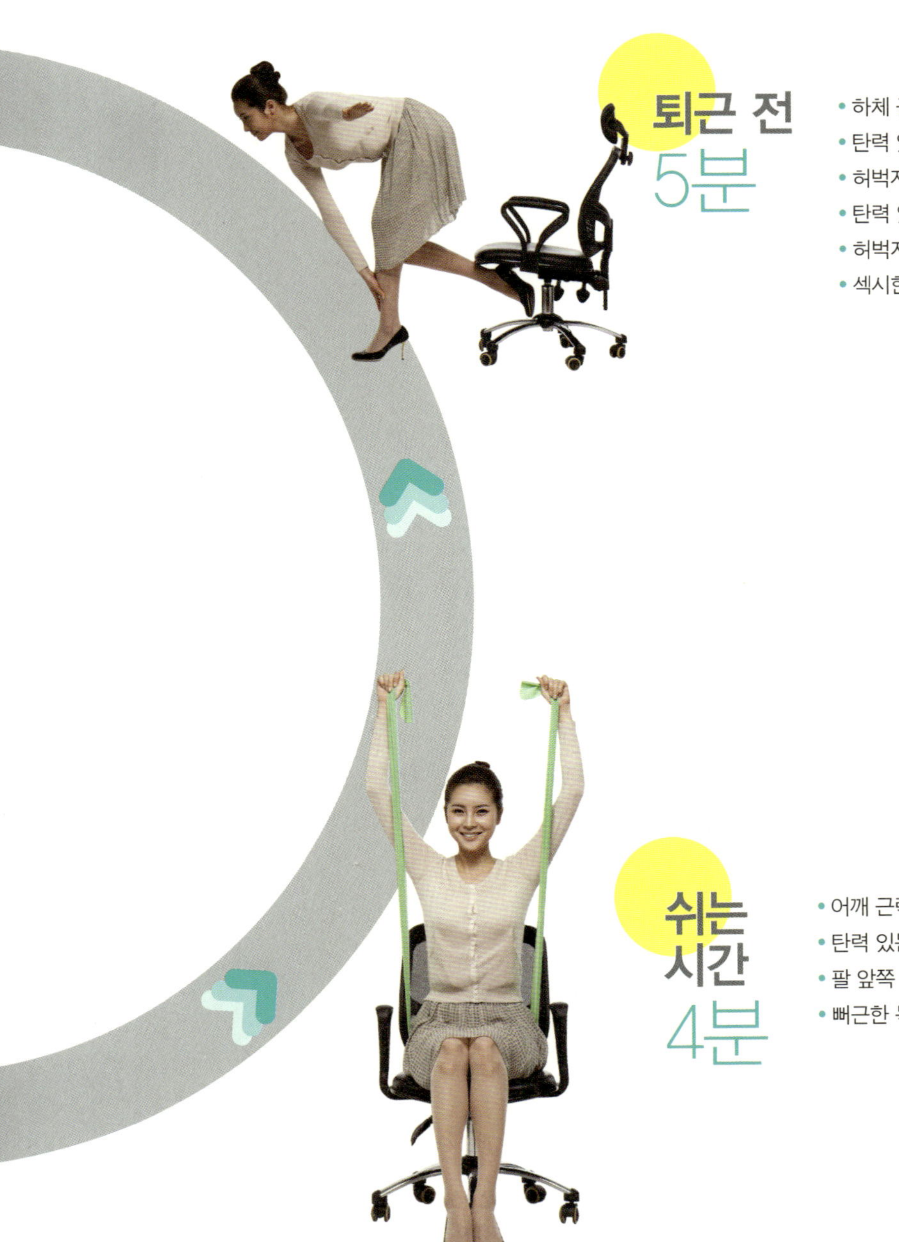

기지개 스트레칭

운동부위 전신   **난이도** 하

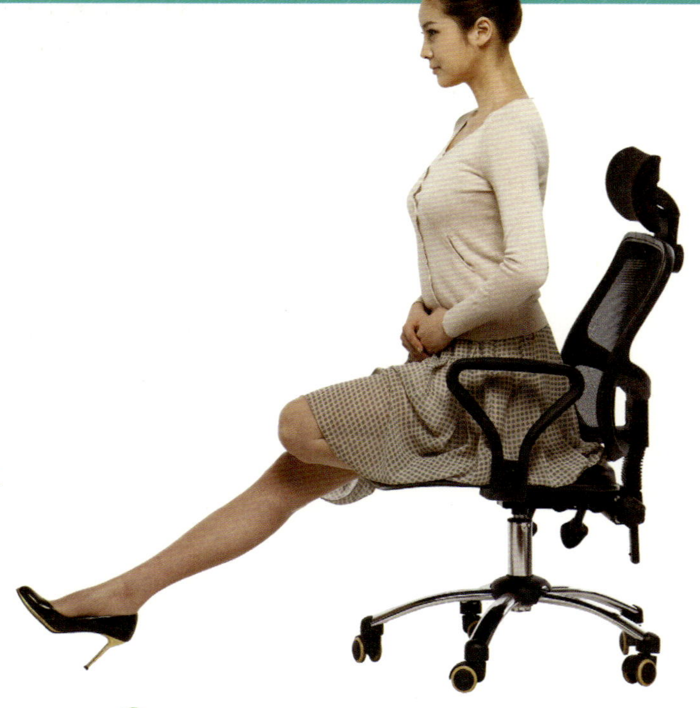

Point

온몸을 전체적으로
늘려준다는 느낌으로
쭉 편다.

1 종아리 뒤쪽과 허벅지 뒤쪽을
쭉 편 채 발뒤꿈치를 바닥에 가볍게 대고
10초간 버틴다.

2 의자에 앉은 상태에서 한쪽 다리는 쭉 펴고
다른 쪽 다리의 발등을 엉덩이 밑에 깔고
10초간 지그시 눌러준다.
다리를 바꿔 같은 동작을 반복한다.

3 한쪽 다리를 반대쪽 허벅지에 얹는다. 호흡을 내쉬며
올린 다리와 같은 쪽 손으로 무릎 부분을
10초간 지그시 눌러준다.
다리와 손을 바꿔 같은 동작을 반복한다.

운동 효과 코어 위주의 스트레칭으로 혈액순환에 도움을 주고 몸을 깨워준다.

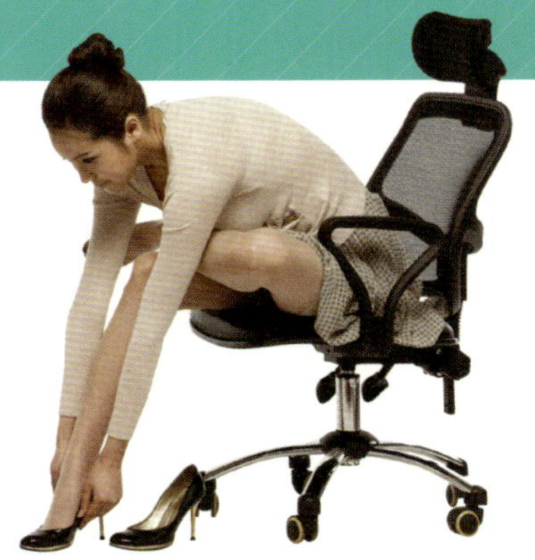

4 한쪽 다리를 복숭아 뼈가 닿도록 다른 쪽
다리의 허벅지 위에 수평으로 올려놓는다.
상체를 숙여 발등을 향해
호흡을 내쉬며 내려간 뒤 10초간 버틴다.
다리를 바꿔 같은 동작을 반복한다.

5 다리를 포개어 꼬고 앉는다. 꼰 다리쪽 손으로
의자 팔걸이를 잡고 같은 방향으로
최대한 허리를 틀어준 뒤 10초간 버틴다.
다리와 손을 바꿔 같은 동작을 반복한다.

Point

꼰 다리를 받치는 다리의 각도는
90도를 유지한다.

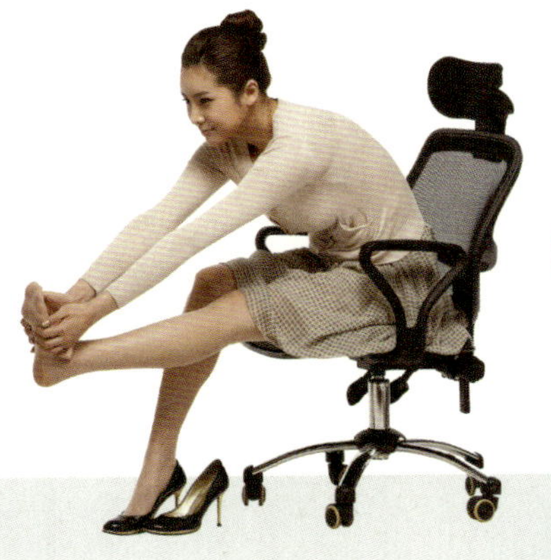

6 한쪽 발을 쭉 뻗은 다음 양손으로 잡는다.
팔에서 등 날개 부분이 최대한 늘어나도록
자세를 유지한 채 10초간 버틴다.
다리를 바꿔 같은 동작을 반복한다.

Point

팔에는 힘을 최대한 빼주어
등이 스트레칭될 수 있도록 한다.

복부 근력 키워주기

운동부위 복부 위쪽   **난이도** 상

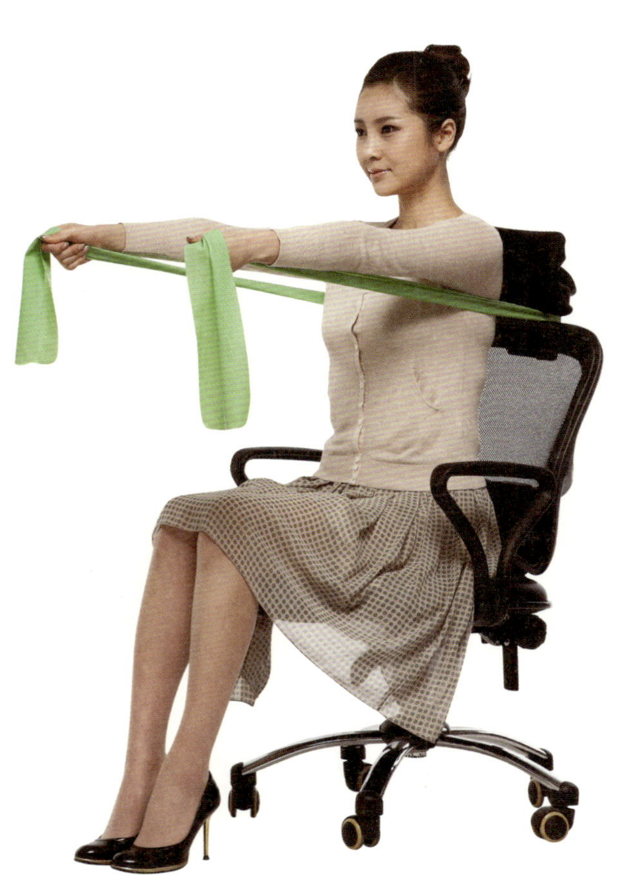

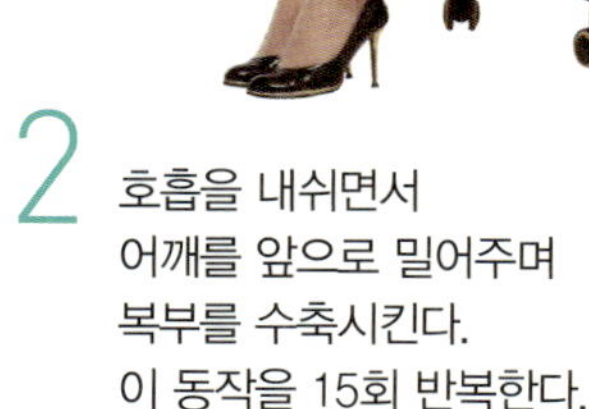

2 호흡을 내쉬면서
어깨를 앞으로 밀어주며
복부를 수축시킨다.
이 동작을 15회 반복한다.

Point

밴드의 탄성이 강하므로 운동을 해가며
밴드를 잡는 부위를 조절한다.

1 밴드를 의자 뒤로 둘러 고정시키고
양손으로 밴드를 잡고 앞으로 쭉 뻗는다.

운동 효과 복부 윗부분을 강하게 자극하여 근력 및 근지구력 강화에 도움을 준다.

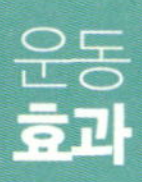
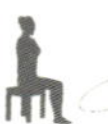

탄탄한 복근 만들기

운동부위 복부 아래쪽, 옆쪽　　**난이도** 상

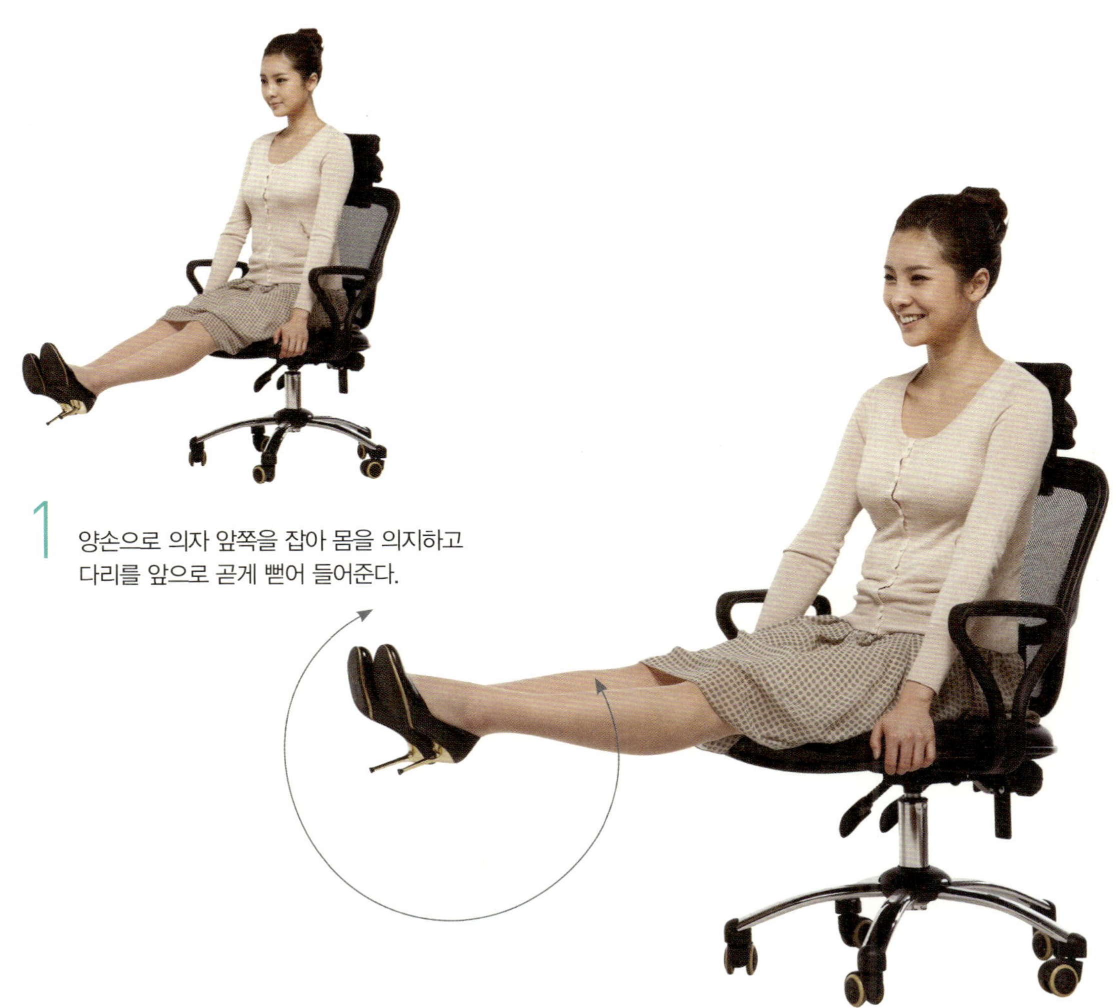

1 양손으로 의자 앞쪽을 잡아 몸을 의지하고
다리를 앞으로 곧게 뻗어 들어준다.

2 그 상태를 유지하며 복부에 집중하여
크게 다리를 돌려 원을 그린다.

Point
원 방향을 바꿔
번갈아가며 총 15회씩 한다.

**운동
효과**　근육이 타들어가는 느낌이 날 정도로 힘든 운동으로 복부 근지구력을 향상시키고 복부를 탄탄하게 해준다.

섹시한 복근 만들기

운동부위 복부 전반　　**난이도** 상

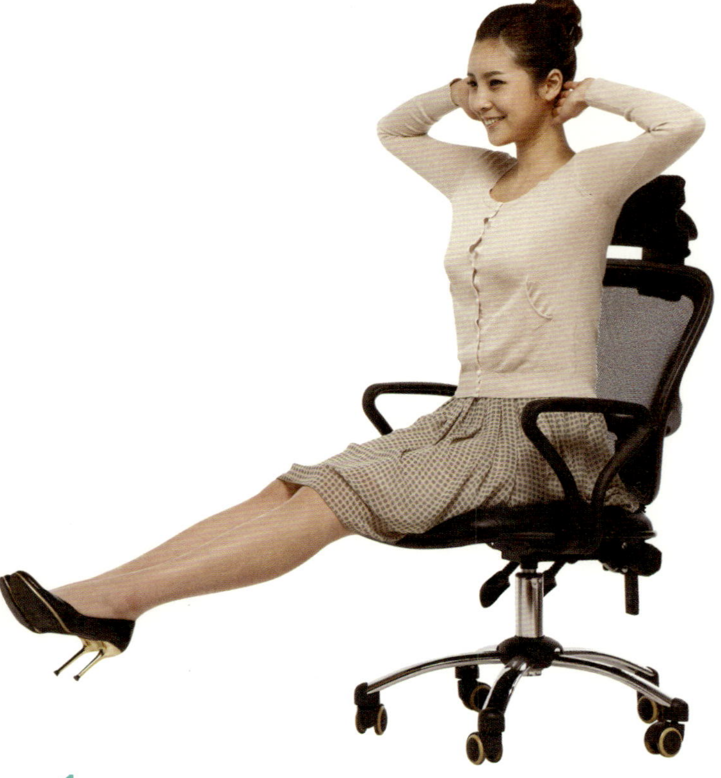

Point

다리는 너무 높게 들어올리려 할 필요는 없다.
그러나 너무 낮아서도 안 된다.

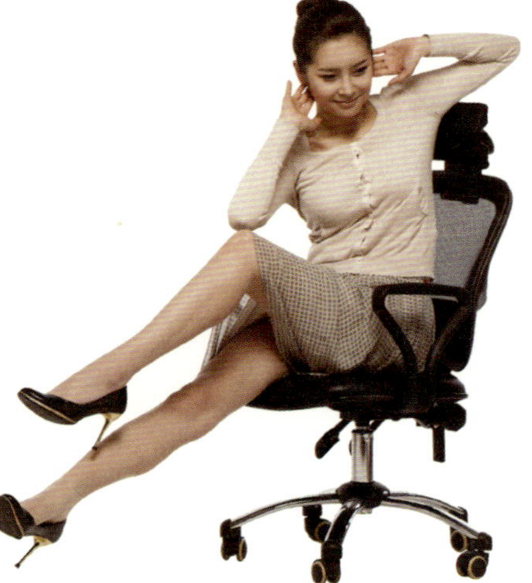

1 팔꿈치를 접어 양손을 귀에 붙이고
다리는 쭉 뻗어 들어준다.

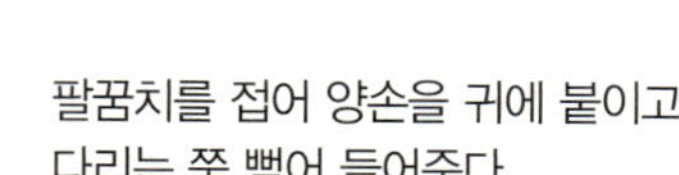

2 오른 팔꿈치와 왼 무릎이 닿을 수 있도록
복부 옆쪽을 틀어주고 왼 다리를 들어올린다.
다리와 팔을 바꿔 각각 15회씩 반복한다.

운동 효과 복부를 수축시킨 상태에서 양옆으로 몸을 비틀어주어 복부 옆쪽까지 자극시키므로
복근라인을 예쁘게 만들어준다.

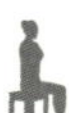

복부 늘려주기

운동부위 복부 전반　　**난이도** 중

1 엉덩이를 앞으로 살짝 빼 앉고
양손을 뒤로 돌려 의자 앉는 부분의 뒤쪽을 잡는다.

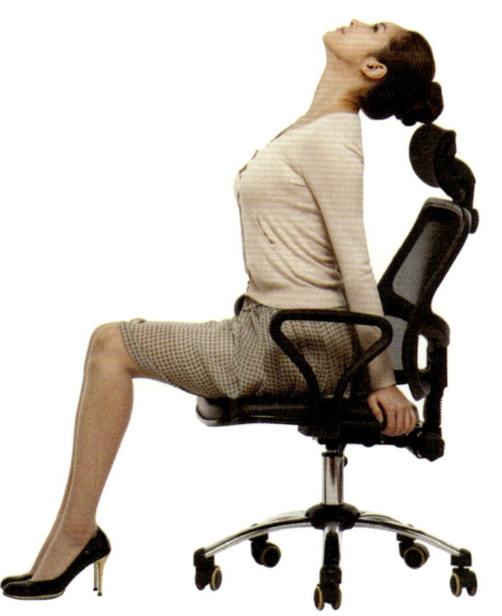

2 가슴을 앞으로 내밀며 복부를
10초간 힘껏 늘려준다.

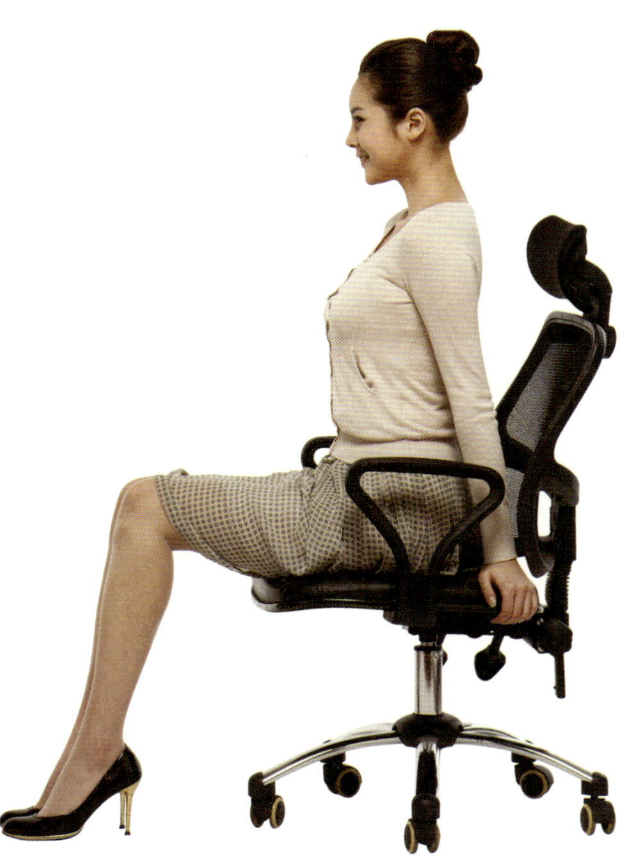

운동효과　복부 근력운동으로 뻐근해진 복부를 늘려주어 근육의 회복을 돕는다.

등 탄력 만들기

운동부위 등　**난이도** 중

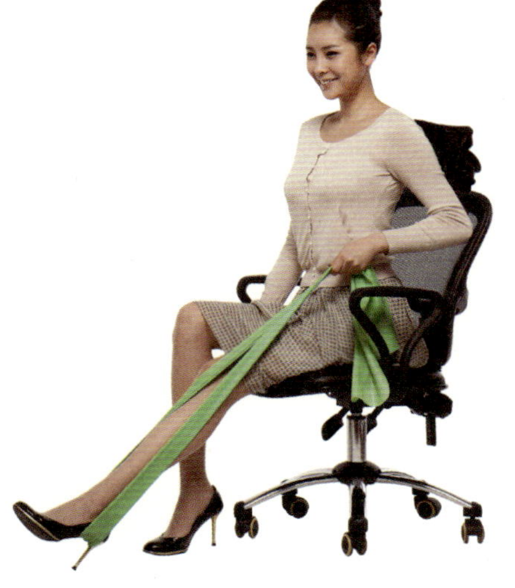

2 팔꿈치가 옆구리를 스쳐 지나가도록
등에 집중하여 힘껏 당겨준다.
다리와 팔을 바꿔
같은 동작을 15회씩 반복한다.

Point

밴드 운동에서는 마찬가지로
처음부터 너무 무리해서 짧게 잡지 않도록 한다.

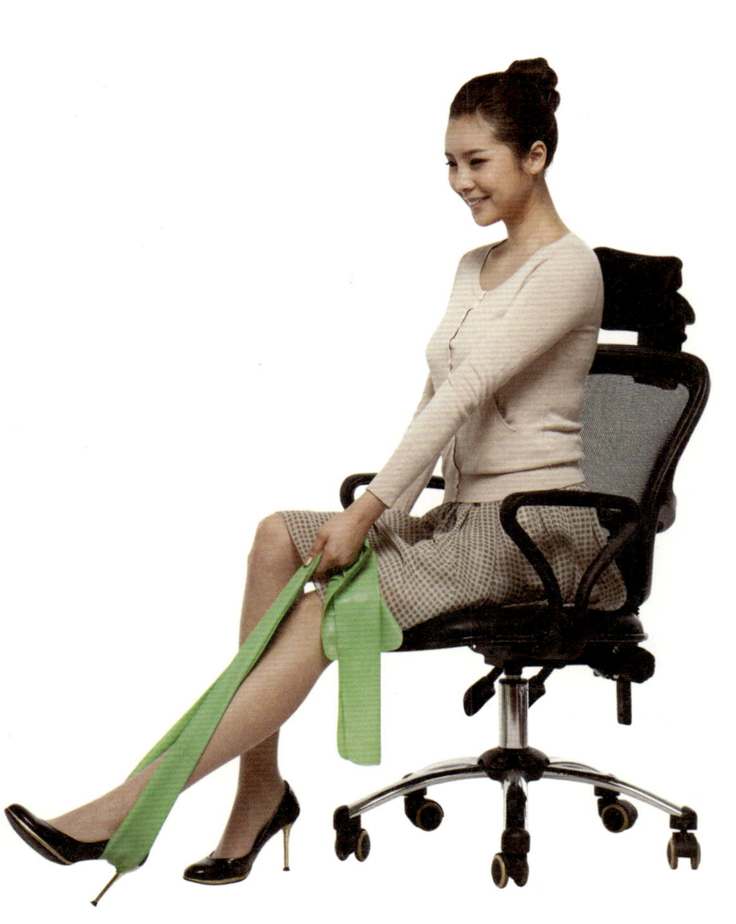

1 한쪽 다리를 쭉 뻗은 다음 밴드 중앙에
발을 걸고 밴드를 모아 한 손으로 잡는다.

운동효과 등 안쪽의 날개뼈 주변근들을 자극시켜서 가슴을 열어준다.
두 손으로 하는 것과 비교하여 집중도를 높여 좀 더 안쪽까지 자극시킬 수 있다.

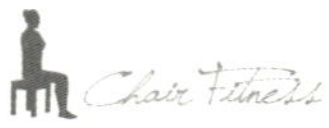

가슴 모아주기

운동부위 가슴　　**난이도** 중

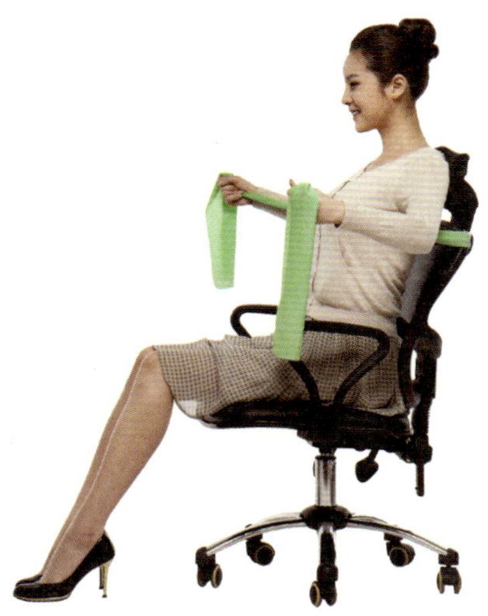

1 밴드를 의자 뒤로 둘러 고정시키고
양손으로 밴드를 잡고
양팔을 벌려 가슴을 열어준다.

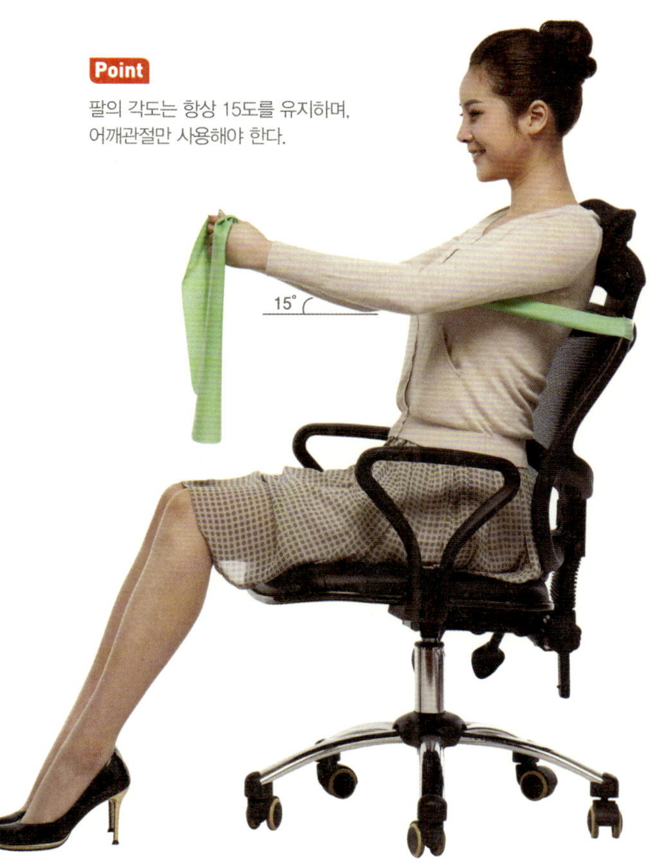

2 다시 호흡을 내쉬며 가슴에 집중하여 힘을 주고
팔을 가운데로 모아준다. 이 동작을 15회 반복한다.

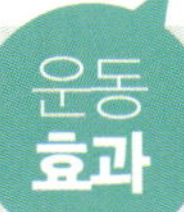

운동
효과　가슴근육을 발달시켜 탄력을 주고 자세가 예뻐지게 해준다.

점심 후
3분

굽어 있는 허리 펴주기

운동부위 등 **난이도** 중

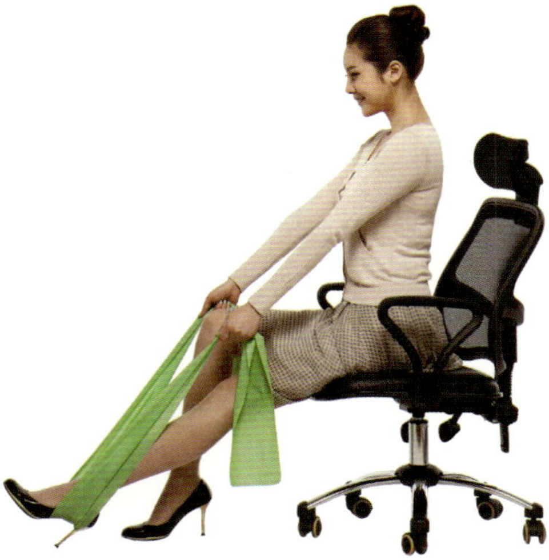

1 한쪽 다리를 쭉 뻗은 다음 밴드 중앙을
발에 걸고 양손으로 밴드를 잡는다.

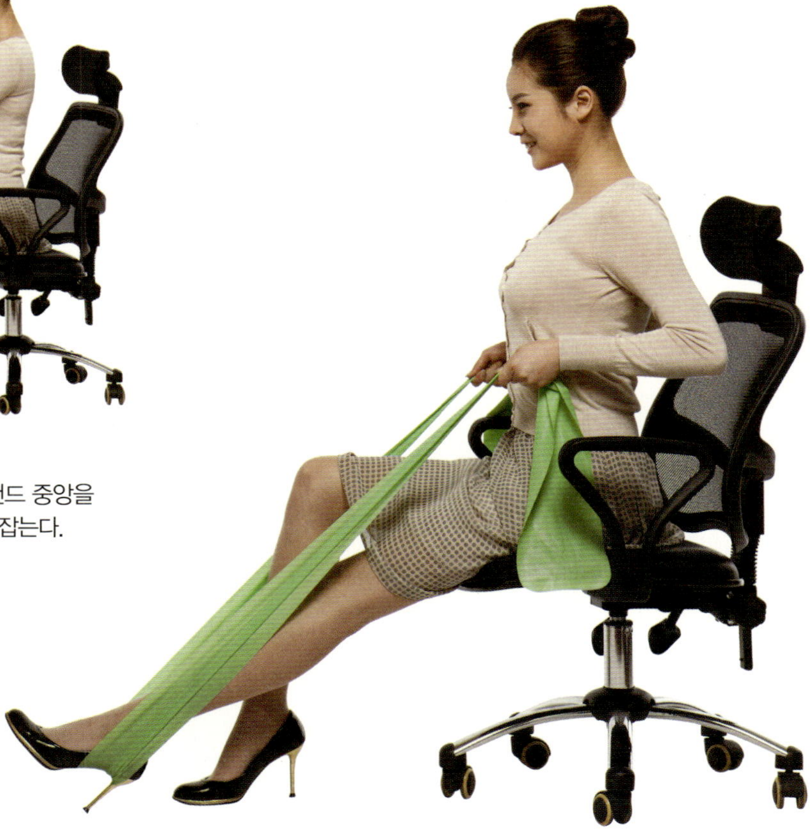

2 팔꿈치가 옆구리를 스쳐 지나가도록
등에 집중하여 힘껏 당겨준다.
다리를 바꿔 같은 동작을 15회씩 반복한다.

운동 효과

등 안쪽의 날개뼈 주변근들을 자극시켜서 가슴을 열어준다.
한 손보다 두 손일 때 조금 더 강하게 자극할 수 있다.

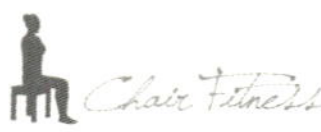

날씬한 허리라인 만들기

운동부위 등허리, 다리 뒤쪽 **난이도** 중

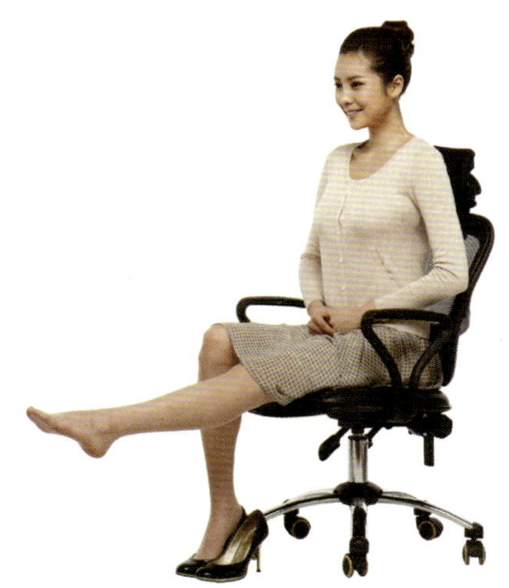

1 한쪽 다리를 들어
앞으로 곧게 뻗어준다.

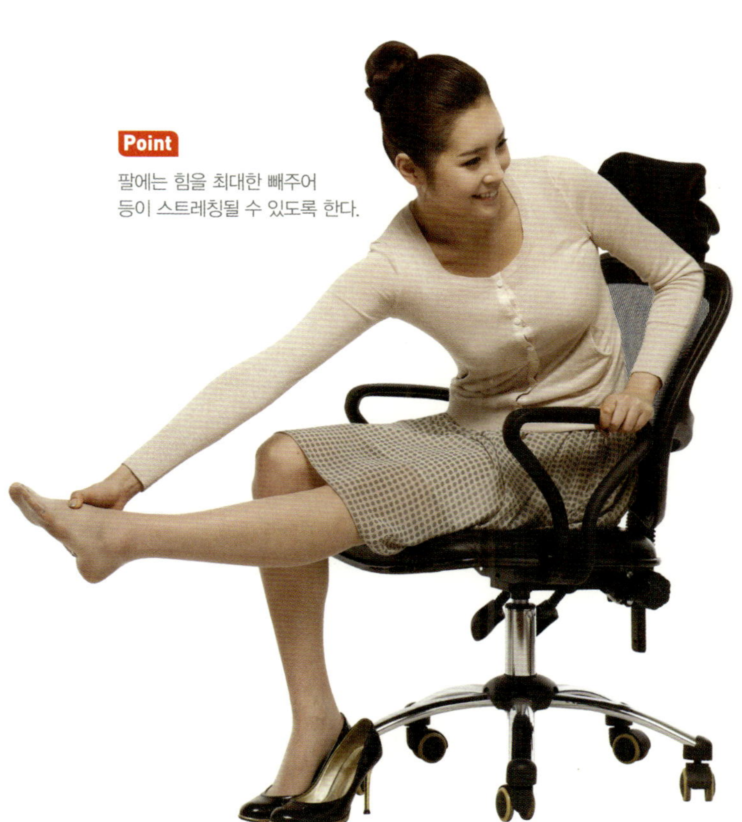

2 뻗은 발 끝을 반대쪽 손으로 잡아
팔에서 등 날개 부분이 최대한 늘어나도록
자세를 유지한 채 10초간 버틴다.
다리와 팔을 바꿔 같은 동작을 15회씩 반복한다.

운동효과 다리 뒤쪽과 등 스트레칭으로 운동 후 회복과 유연성에 도움을 준다.

어깨 근력 키워주기

운동부위 어깨 전반 **난이도** 중

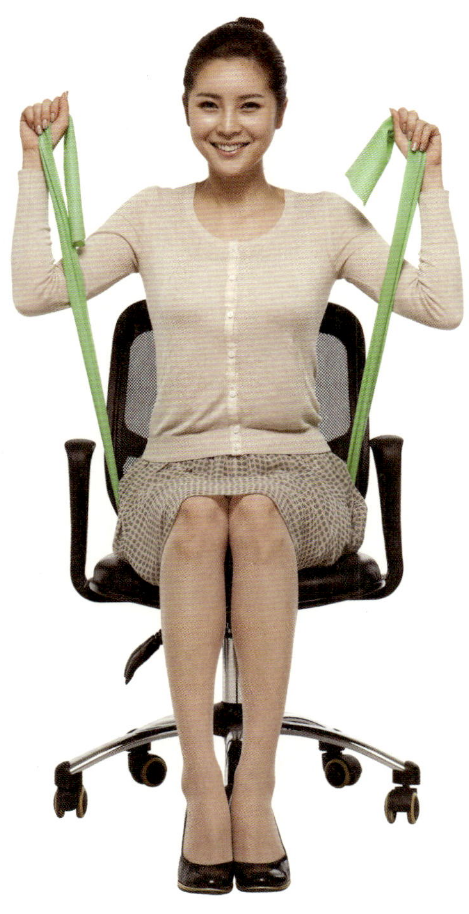

1 밴드 중앙을 엉덩이 아래에 깔고 앉고 양손으로 밴드를 잡는다.

Point

팔꿈치가 어깨보다 뒤로 나가지 않게 주의한다.

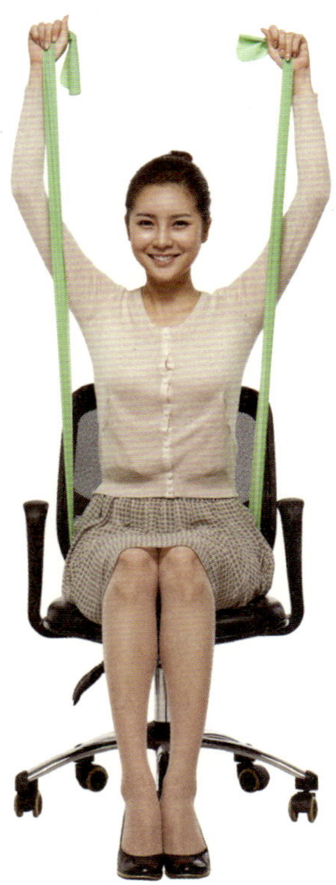

2 호흡을 내쉬며 팔을 위로 쭉 뻗어준다. 이 동작을 15회 반복한다.

운동 효과 어깨 근력 강화에 탁월한 운동으로 어깨관절을 감싸주는 근육에 자극을 주어 어깨 전반의 근력과 근지구력을 길러준다.

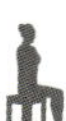

탄력 있는 팔뚝 만들기

운동부위 팔 뒤쪽　　**난이도** 중

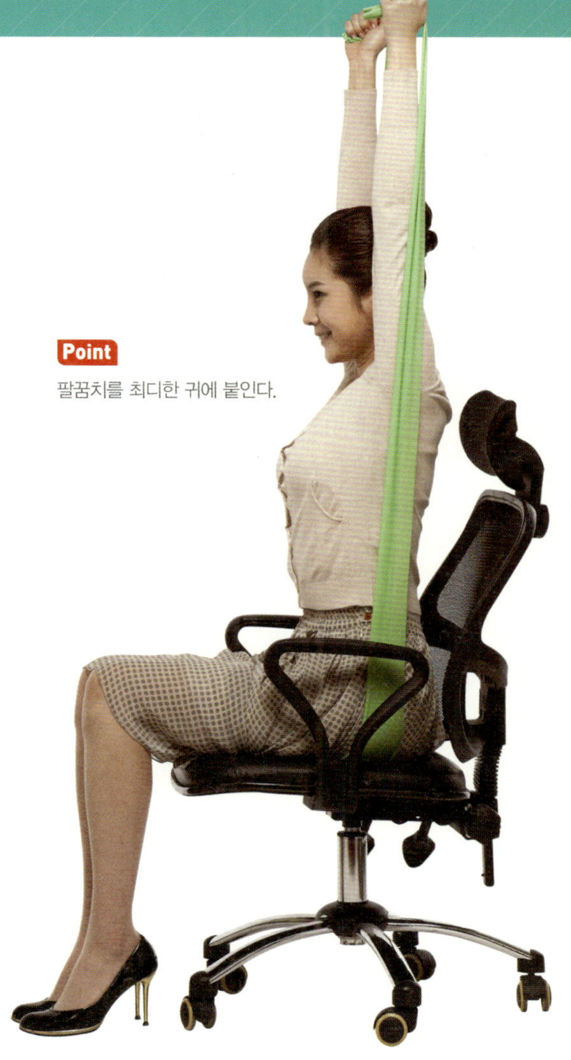

Point

팔꿈치를 최디한 귀에 붙인다.

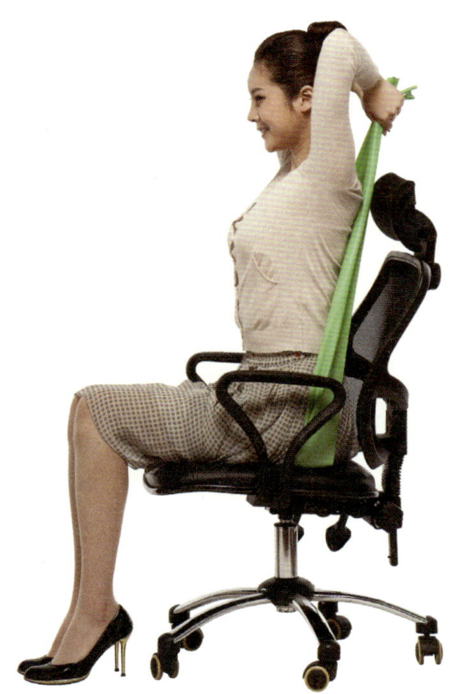

1 밴드 중앙을 엉덩이 아래에 깔고 앉고 팔을 뒤쪽으로 돌려 양손으로 밴드를 잡는다.

2 팔 뒤쪽의 힘으로 팔을 펴서 들어 올린다. 이 동작을 15회 반복한다.

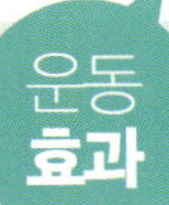

운동 **효과**　팔 뒤쪽의 탄력 없는 부위를 강화시켜 볼륨감과 탄력감을 동시에 준다.

쉬는 시간
4분

팔 앞쪽 탄력주기

운동부위 팔 앞쪽 **난이도** 중

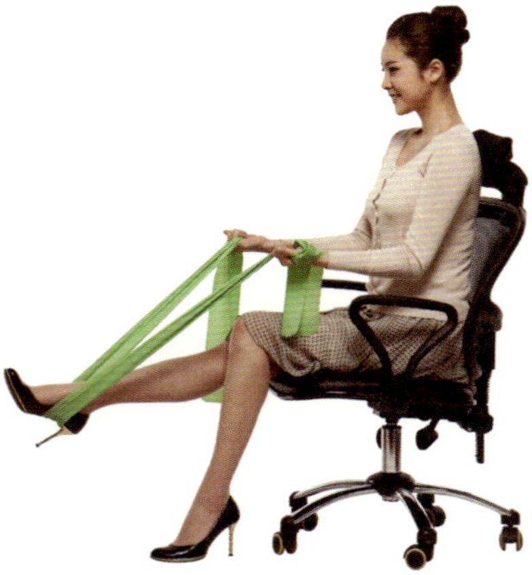

1 한쪽 발을 들어올려 쭉 뻗은 다음
밴드 중앙을 발에 건다.
팔꿈치를 적당히 구부려 옆구리에 붙이고
양손으로 밴드를 잡는다.

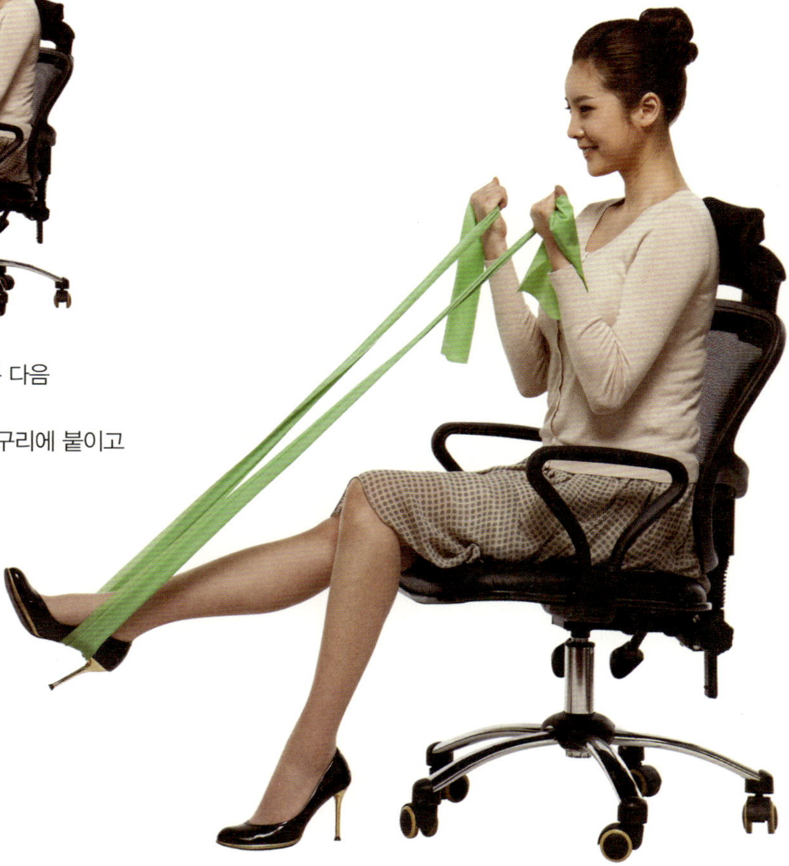

2 팔 앞쪽의 힘으로 밴드를 당겨 올린다.
다리를 바꿔 같은 동작을 15회씩 반복한다.

운동 효과 팔 앞쪽의 처지고 탄력 없는 부위를 자극하여 탄탄하고 예쁜 팔라인을 만들어준다.

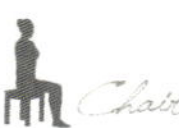

뻐근한 목 풀어주기

운동부위 목   **난이도** 하

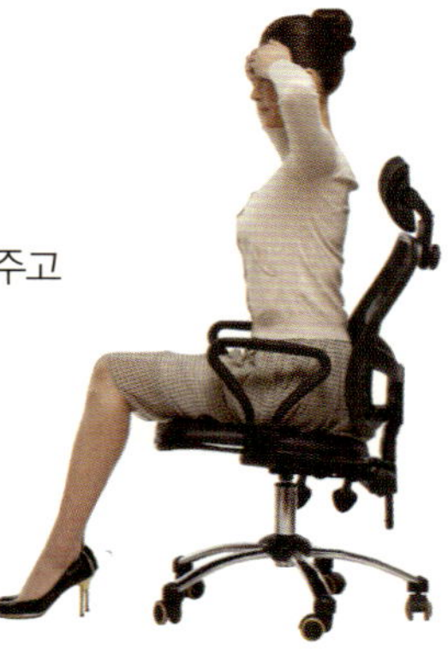

1 손을 이마 앞쪽에 대고
손으로는 이마를 뒤로 밀어주고
목은 10초간 버텨준다.

Point
10초 버티고 10초 쉬기를 반복한다.

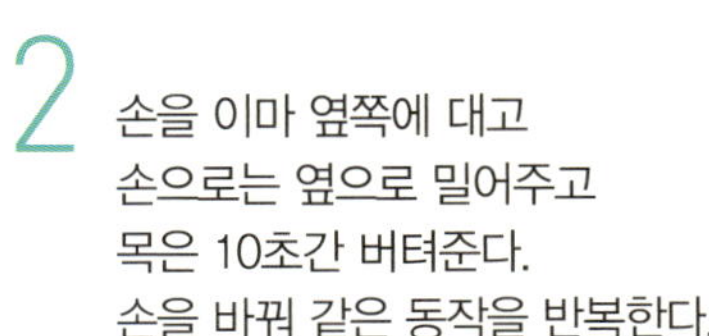

2 손을 이마 옆쪽에 대고
손으로는 옆으로 밀어주고
목은 10초간 버텨준다.
손을 바꿔 같은 동작을 반복한다.

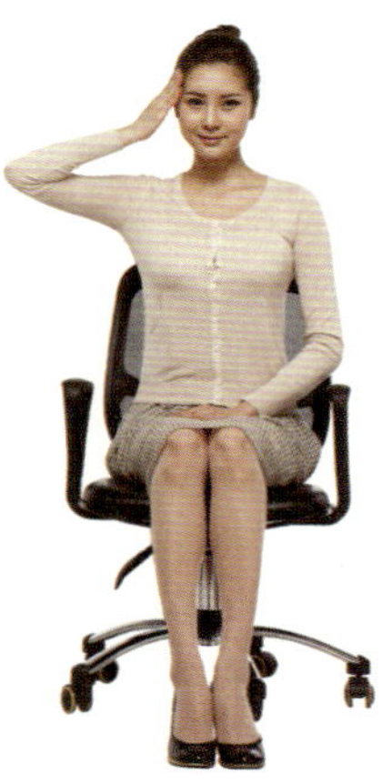

3 두 손을 머리 뒤쪽에 가볍게 대고
손으로는 앞으로 밀어주고
목은 10초간 버텨준다.

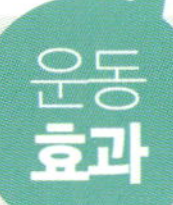

운동 효과 퇴화되어가는 목 주변 근육들을 자극시켜 목의 피로감과 통증을 덜 느끼도록 도와준다.

퇴근 전 5분

하체 근력 키워주기

운동부위 허벅지 앞쪽, 엉덩이 **난이도** 상

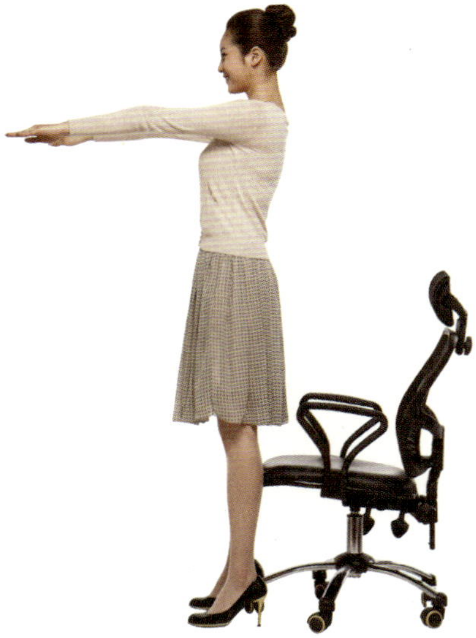

1 자연스럽게 선 상태에서
양팔을 앞으로 뻗어 중심을 잡는다.

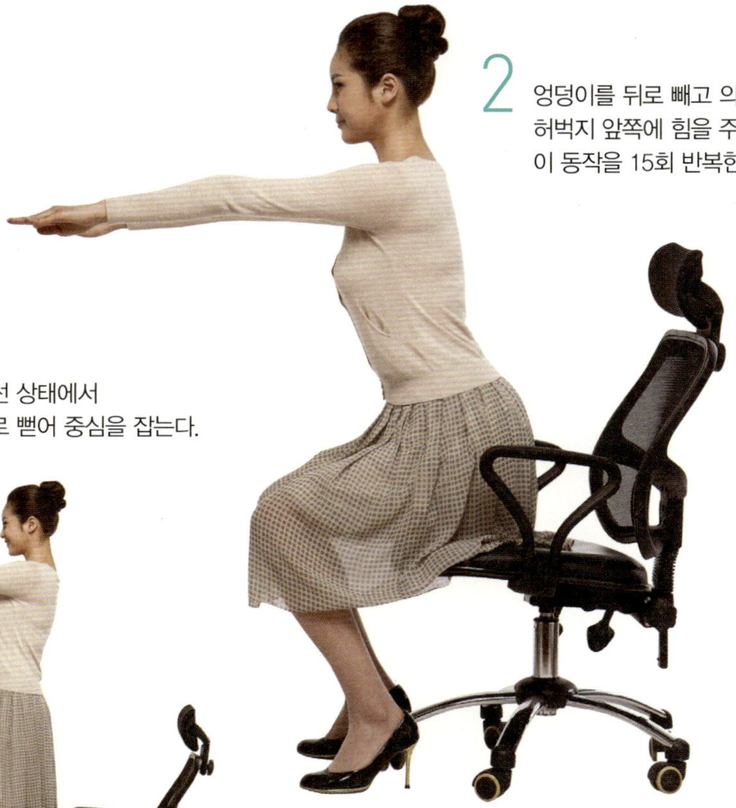

2 엉덩이를 뒤로 빼고 의자에 앉는다는 느낌으로
허벅지 앞쪽에 힘을 주며 천천히 내려간다.
이 동작을 15회 반복한다.

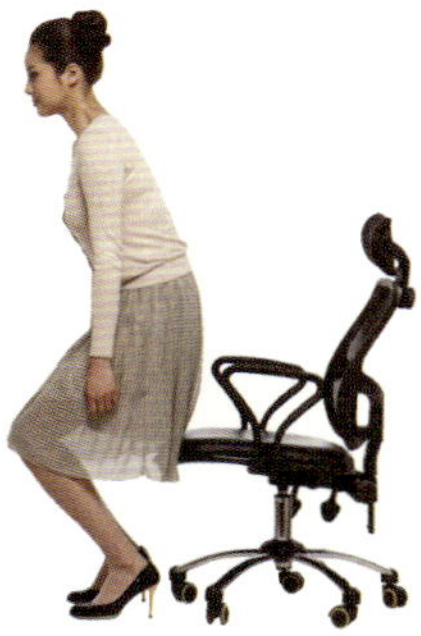

허리가 굽어지지 않도록 하며,
무릎이 과도하게 앞으로
나가지 않게 주의한다.

운동 효과 하체 앞부분 전반의 근력과 근지구력을 길러준다.

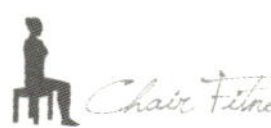

탄력 있는 허벅지 만들기

운동부위 다리 앞쪽, 뒤쪽, 허리 　**난이도** 상

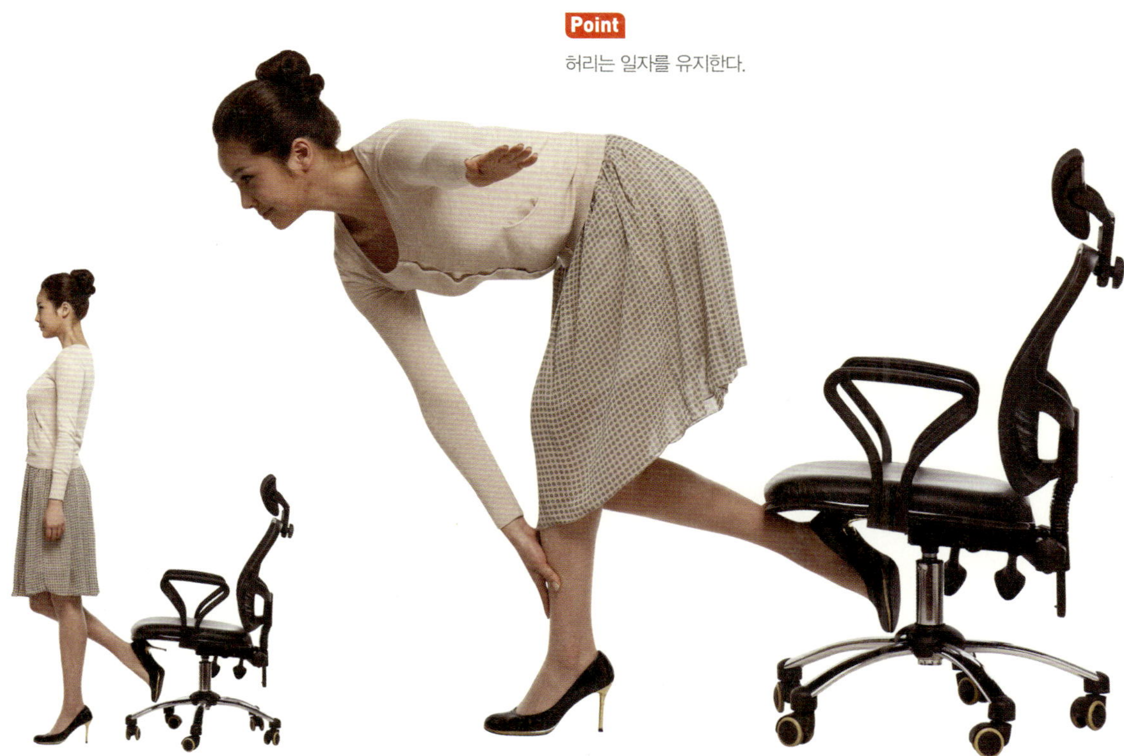

1 의자에서 일어나
한 발을 뒤로
살짝 들어올린다.

2 몸을 지탱하는 다리쪽 팔은 옆으로 크게 벌려 중심을 잡고,
반대쪽 팔은 내려 버티는 발의 발목을 잡는다.
다리와 손을 바꿔 같은 동작을 15회씩 반복한다.

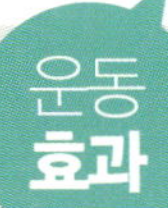

운동효과 강도 있고 집중도를 요하는 운동으로 허벅지 뒤쪽의 근지구력과 균형감각을 키워준다.

퇴근 전
5분

허벅지 근력 키워주기

운동부위 허벅지 뒤쪽 **난이도** 중

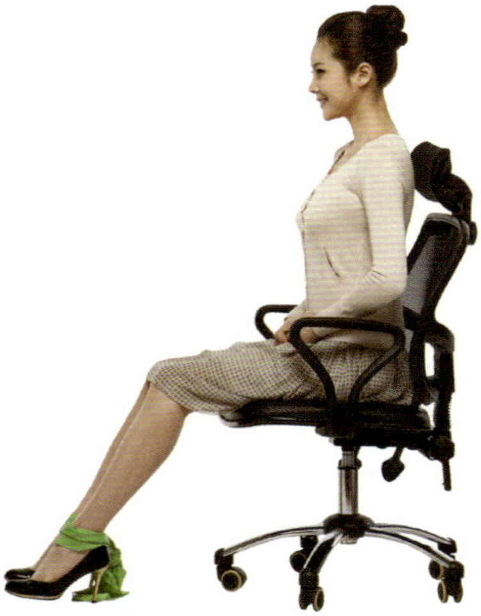

1 양쪽 발목을 밴드로 묶은 다음
앞으로 가지런히 모아준다.

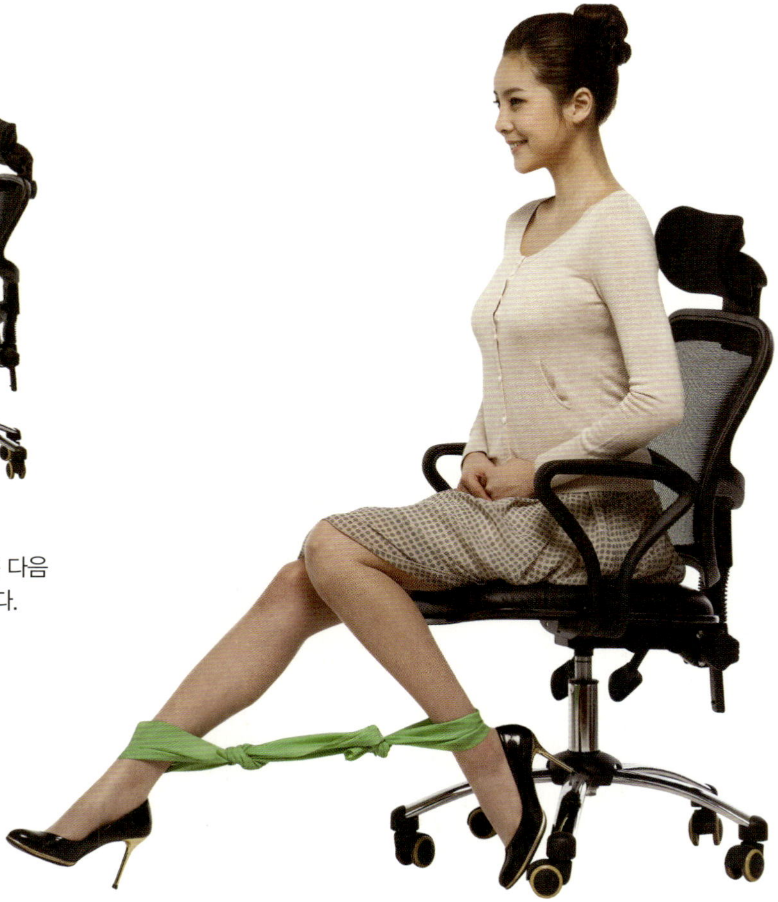

2 허벅지 뒤쪽에 힘을 주어 한쪽 발을 뒤로 당긴다.
다리를 바꿔 같은 동작을 15회씩 반복한다.

운동 효과 하체 뒷부분 전반의 근력과 근지구력을 길러준다.

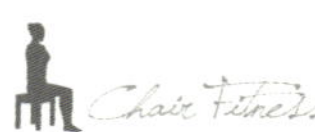

탄력 있는 엉덩이 만들기

운동부위 다리 뒤쪽, 엉덩이에서 무릎 뒤쪽　　**난이도** 상

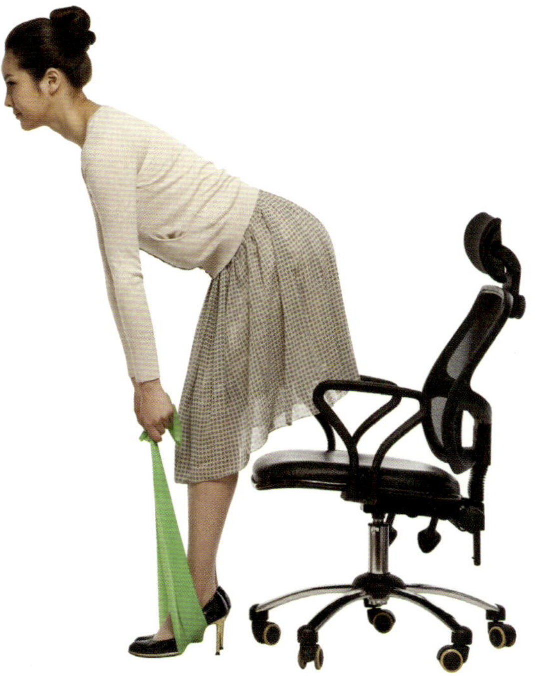

1 양발로 밴드 중앙을 밟고
양손으로 밴드를 잡는다.

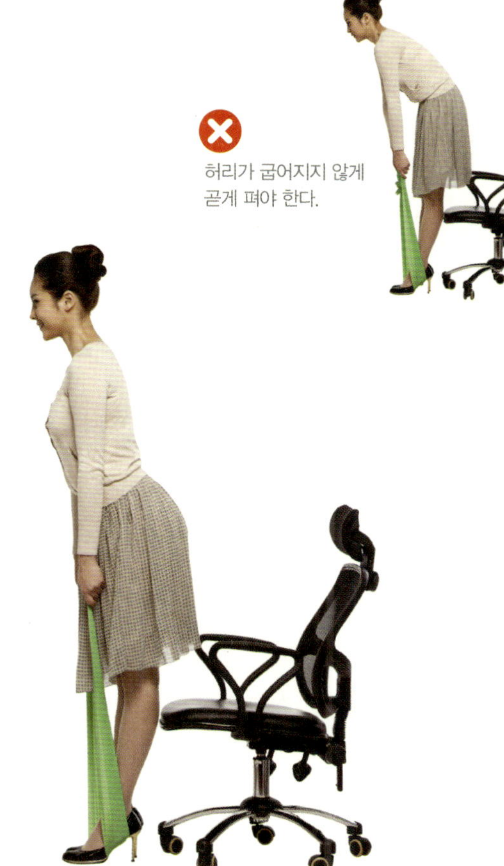

2 밴드의 탄성에 맞춰 허리를 곧게 편다.
이 동작을 15회 반복한다.

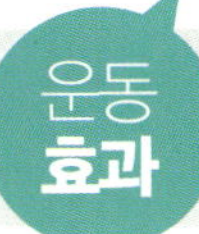

**운동
효과**　허벅지 뒤쪽에서부터 엉덩이까지 강하게 자극시켜 허벅지 뒤쪽의 근육을 강화시켜준다.

퇴근 전
5분

허벅지라인 만들기

운동부위 허벅지 앞쪽 **난이도** 하

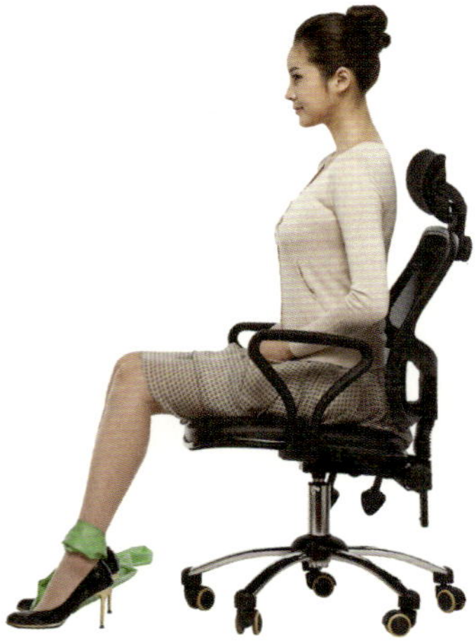

1 한쪽 발목을 밴드로 묶고 다른 발은 남은 밴드를 밟은 다음 두 발을 앞으로 가지런히 모아준다.

Point
밟고 하는 게 힘들다면
양쪽 발목을 밴드로 묶고 해도 된다.

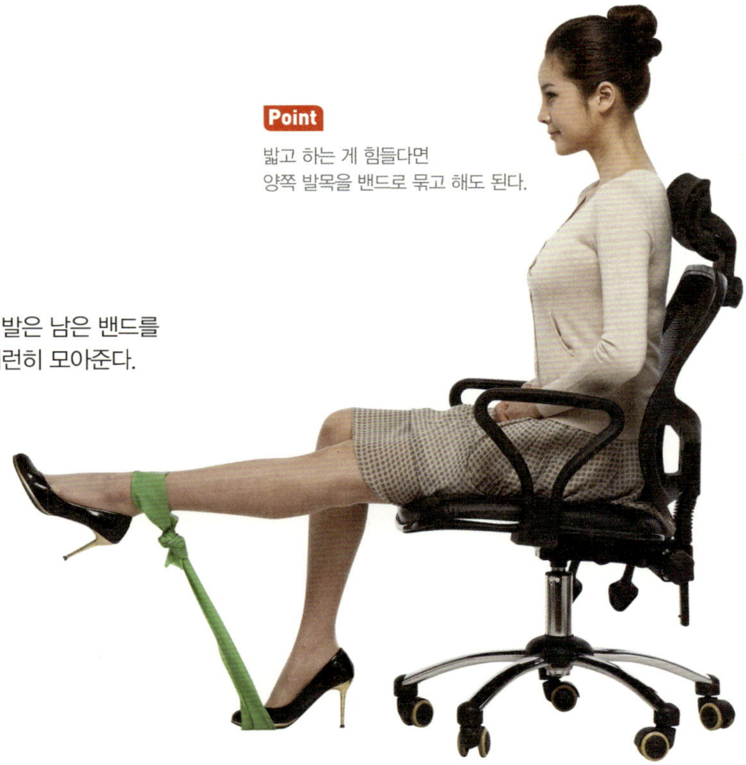

2 허벅지 앞쪽에 힘을 주어 밴드로 묶은 발을 앞으로 들어준다. 다리를 바꿔 같은 동작을 15회씩 반복한다.

운동 효과 허벅지 앞쪽 부위에 탄력을 넣어 볼륨감 있는 라인을 살려준다.

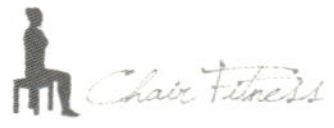

섹시한 허벅지 만들기

운동부위 허벅지 옆쪽, 골반　**난이도** 상

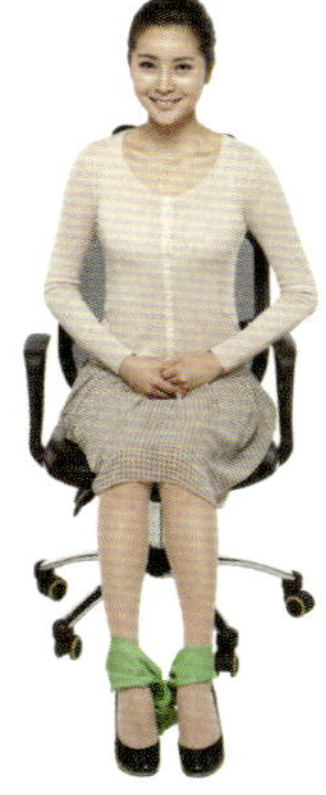

1 양쪽 발목을 밴드로 묶고 앞으로 편하게 내려놓는다.

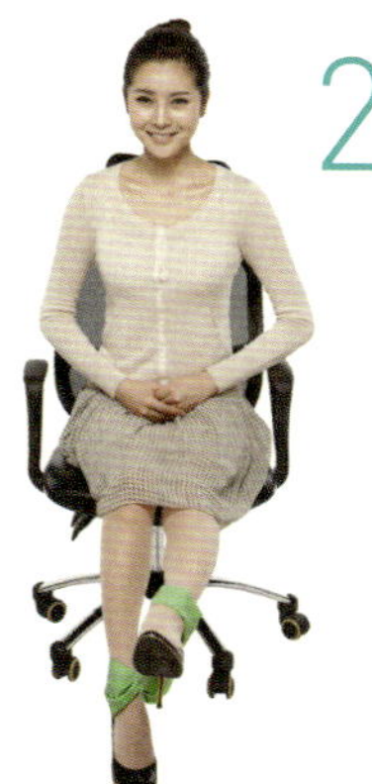

2 한쪽 다리를 앞쪽으로 곧게 펴 들어올린다.

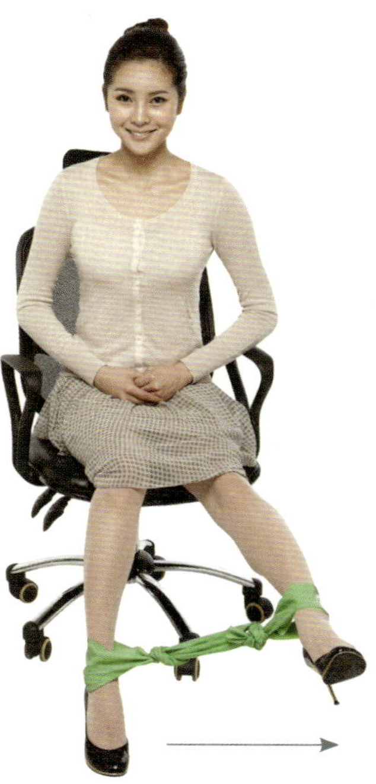

3 앞으로 들어올린 다리를 옆으로 뺀다.

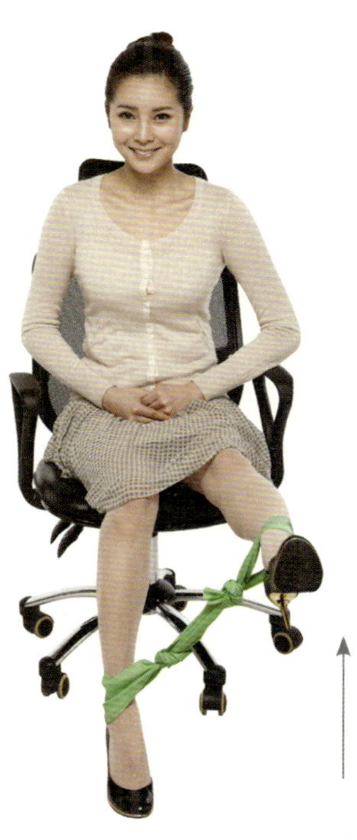

4 그 상태로 다리를 위로 올려준다. 다리를 바꿔 같은 동작을 15회씩 반복한다.

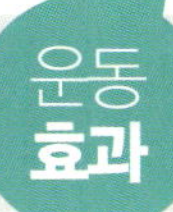

운동효과 하체 옆라인과 골반 전체의 근력운동으로 복부까지 힘이 들어가서 코어 전체를 탄탄히 잡아준다.

TUES day | 이유 없이 바쁜 화요일! 컨디션 조절에 주력하자

화요일의 운동 SUMMARY

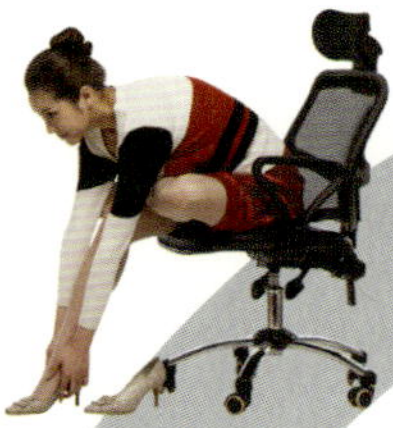

출근 전 1분

- 기지개 스트레칭

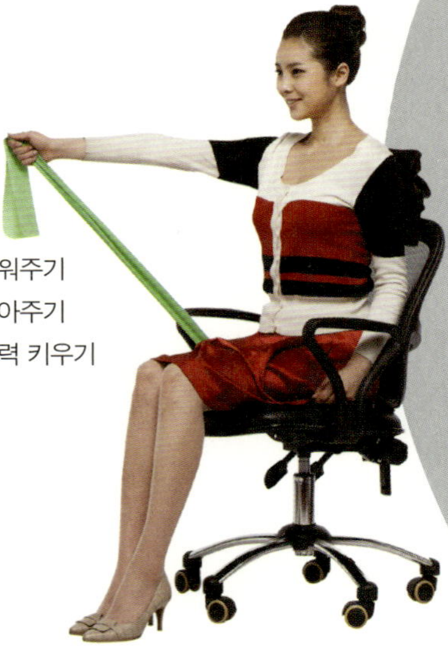

점심 전 2분

- 복근 지구력 키워주기
- 복부 옆라인 잡아주기
- 복부 아래쪽 근력 키우기
- 복부 늘려주기

점심 후 3분

- 브라라인 탄력주기
- 가슴 업 시켜주기
- 볼륨 있는 가슴 만들기
- 허리라인 만들기

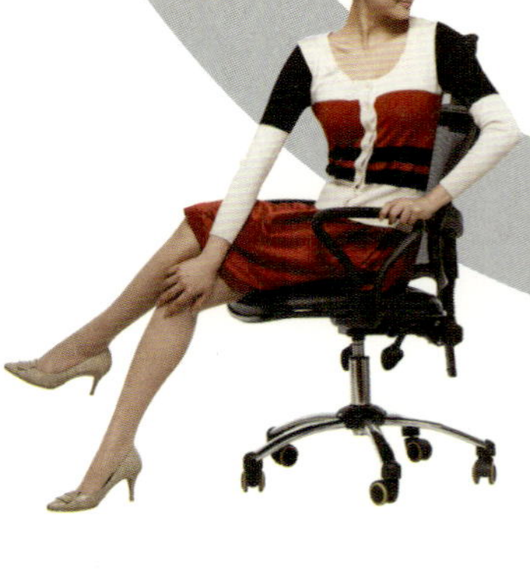

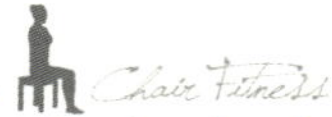

바쁜 월요일의 업무 연장이 화요일 아침 공기마저 개운하지 못하게 만드는 불쾌한 요일이다. 업무에 치이는
것도 모자라 직장 상사들은 왜 나만 들들 볶는지, 왜 오늘따라 날 찾는 전화는 끊이지 않는 건지, 사방이 적군
에게 포위된 기분이다. 이럴 때일수록 몸과 마음에 완전 무장이 절실하다. 머리부터 발끝까지 시원해지도록
부위별 최적화된 운동으로 컨디션 조절에 주력하자.

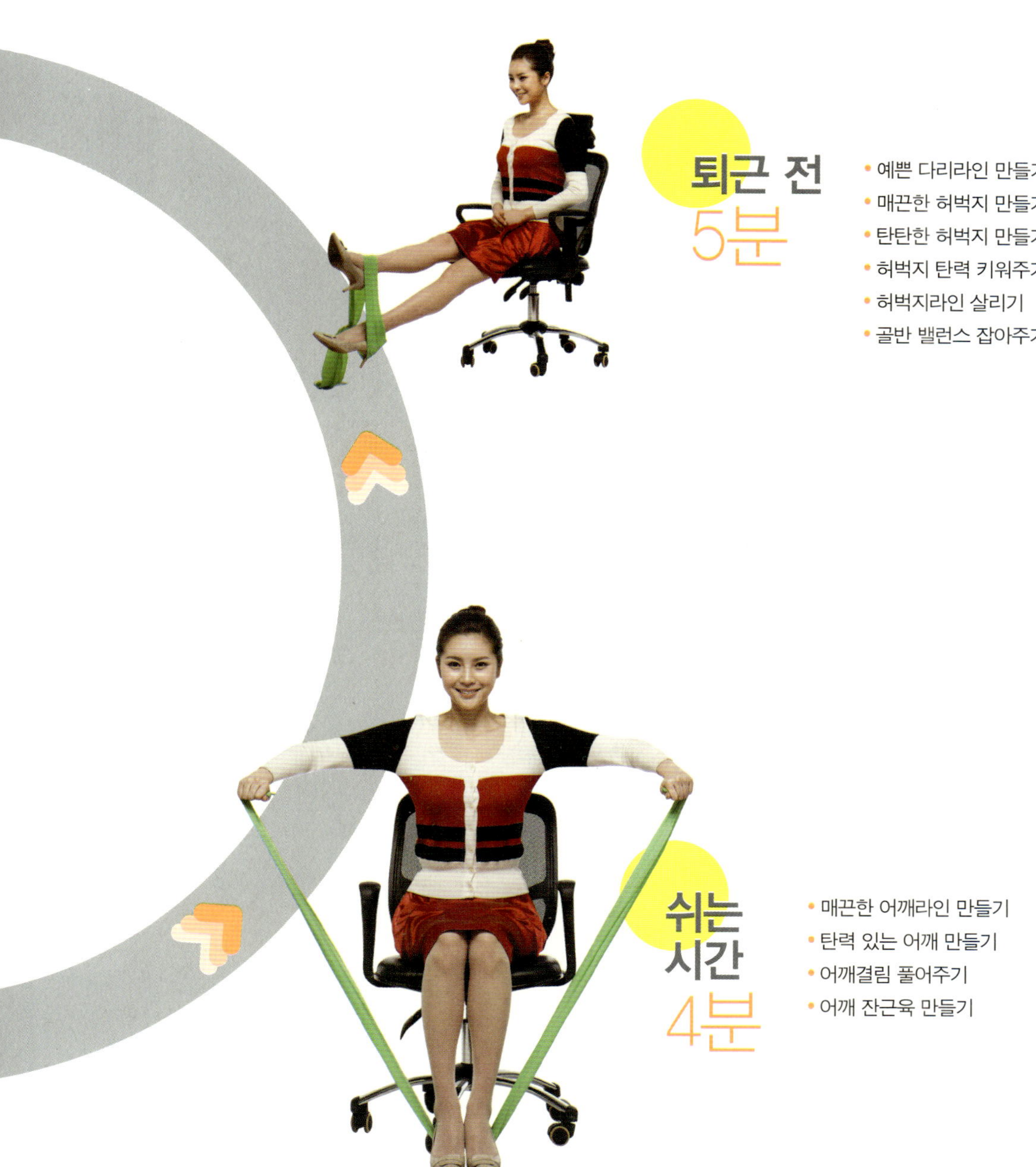

기지개 스트레칭

운동부위 전신   **난이도** 하

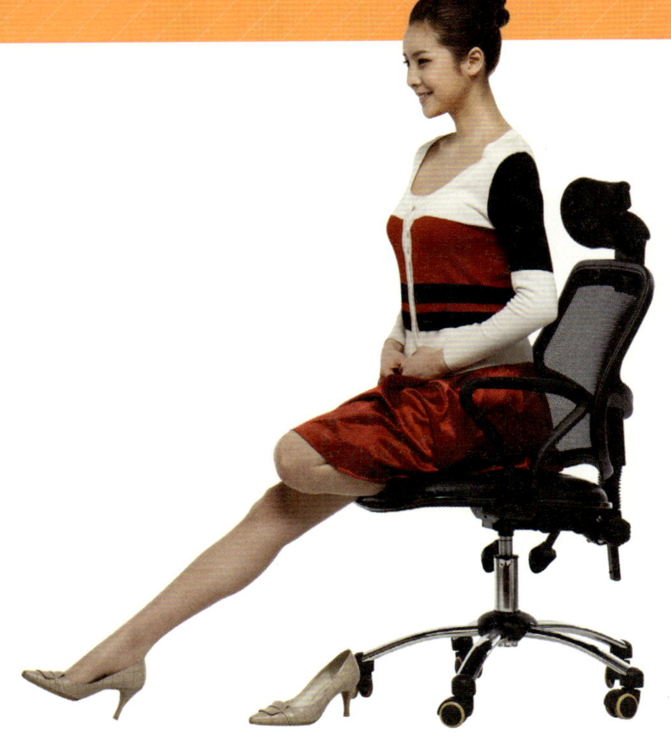

Point
온몸을 전체적으로
늘려준다는 느낌으로
쭉 편다.

1 종아리 뒤쪽과 허벅지 뒤쪽을
쭉 편 채 발뒤꿈치를 바닥에 가볍게 대고
10초간 버틴다.

2 의자에 앉은 상태에서 한쪽 다리는 쭉 펴고
다른 쪽 다리의 발등을 엉덩이 밑에 깔고
10초간 지그시 눌러준다.
다리를 바꿔 같은 동작을 반복한다.

3 한쪽 다리를 반대쪽 허벅지에 얹는다. 호흡을 내쉬며
올린 다리와 같은 쪽 손으로 무릎 부분을
10초간 지그시 눌러준다.
다리와 손을 바꿔 같은 동작을 반복한다.

운동효과 코어 위주의 스트레칭으로 혈액순환에 도움을 주고 몸을 깨워준다.

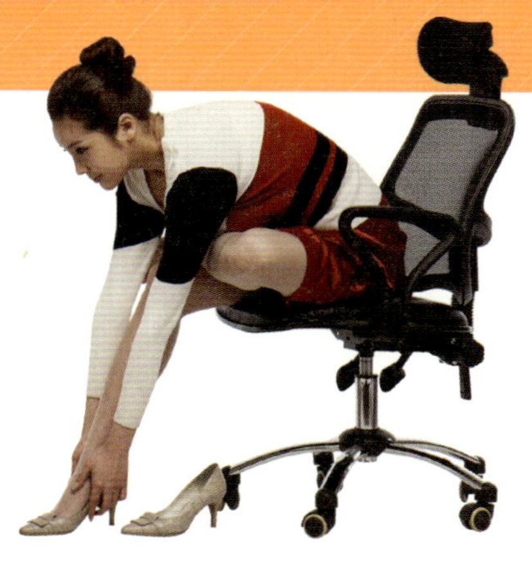

4 한쪽 다리를 복숭아 뼈가 닿도록 다른 쪽
다리의 허벅지 위에 수평으로 올려놓는다.
상체를 숙여 발등을 향해
호흡을 내쉬며 내려간 뒤 10초간 버틴다.
다리를 바꿔 같은 동작을 반복한다.

5 다리를 포개어 꼬고 앉는다. 꼰 다리쪽 손으로
의자 팔걸이를 잡고 같은 방향으로
최대한 허리를 틀어준 뒤 10초간 버틴다.
다리와 손을 바꿔 같은 동작을 반복한다.

Point

꼰 다리를 받치는 다리의 각도는
90도를 유지한다.

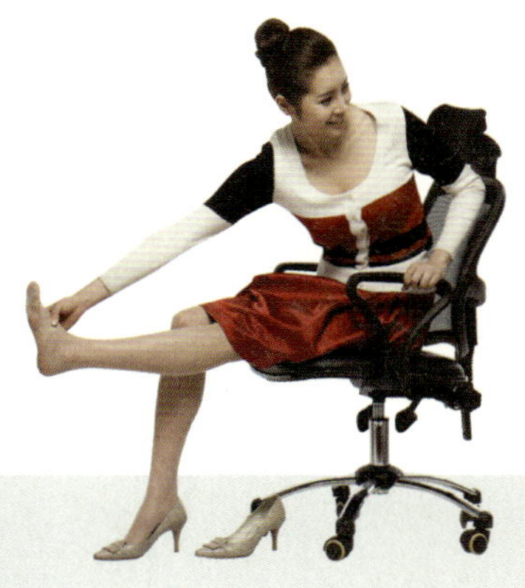

6 한쪽 발을 쭉 뻗은 다음 발과 반대쪽 손으로 잡는다.
팔에서 등 날개 부분이 최대한 늘어나도록
자세를 유지한 채 10초간 버틴다.
다리와 손을 바꿔 같은 동작을 반복한다.

Point

팔에는 힘을 최대한 빼주어
등이 스트레칭될 수 있도록 한다.

점심 전
2분

복근 지구력 키워주기

운동부위 복부 **난이도** 기초

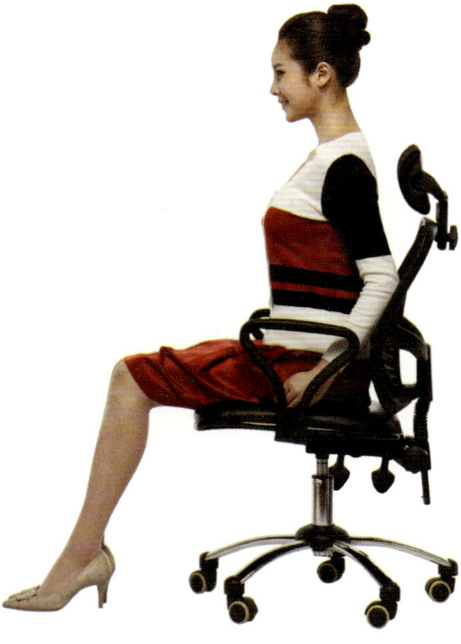

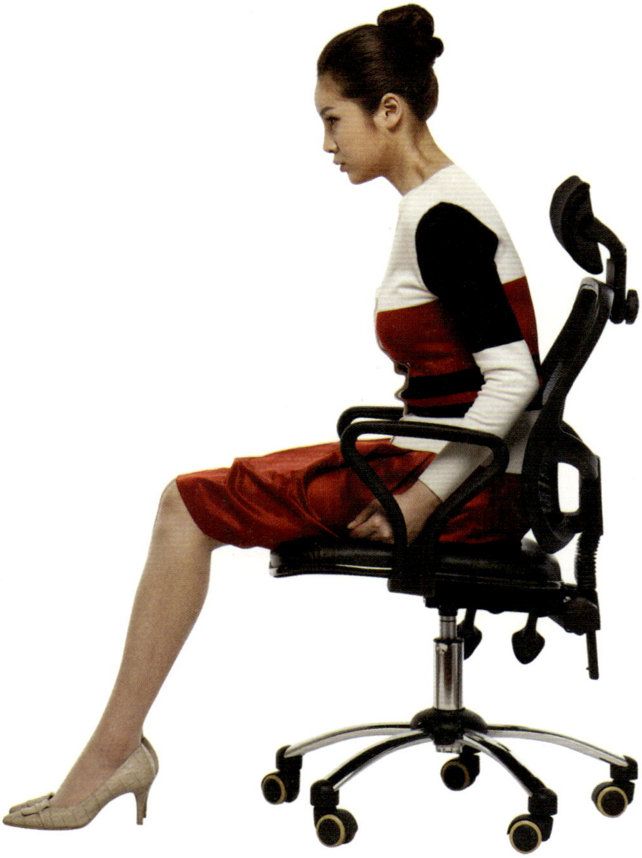

1 허리를 바로 세우고 어깨를 곧게 펴서 앉는다.

2 호흡을 들이마시며 복부를 팽창시킨 후에,
호흡을 천천히 나누어 내쉬며 복부를 수축시켜
2~3초간 버티기를 15회 반복한다.

운동 효과

평소에도 할 수 있는 복근운동으로 자극은 약하지만
얼마나 집중하느냐에 따라 근지구력 향상에 도움이 될 수 있다.

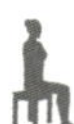

복부 옆라인 잡아주기

운동부위 복부 옆쪽　　**난이도** 중

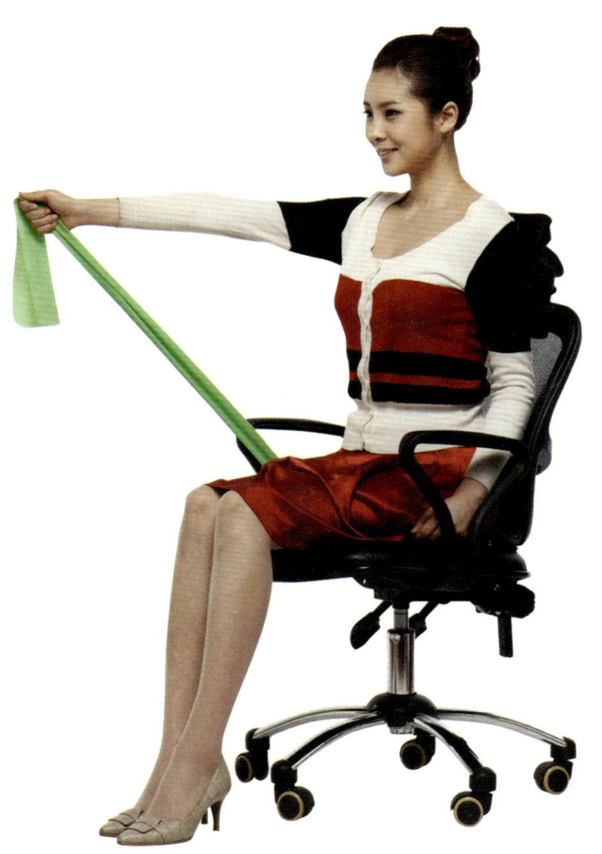

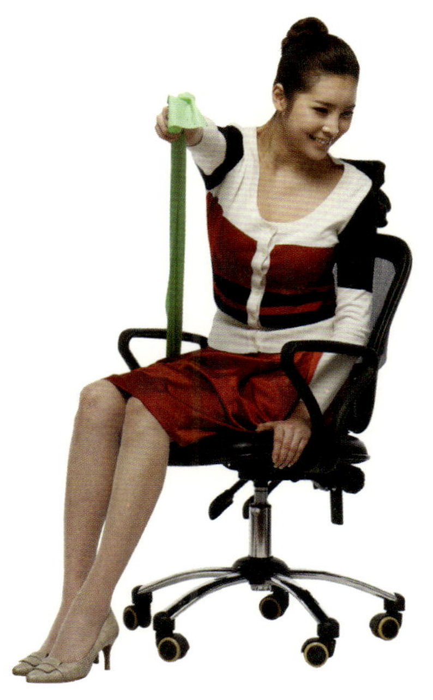

1 밴드를 엉덩이 아래에 깔고 앉고 한쪽 끝만 뺀다.
한 손으로 밴드를 잡아 앞으로 쭉 뻗어준다.

2 어깨와 팔은 고정시키고
복부의 힘만으로 허리를 옆으로 돌려준다.
팔을 바꿔 같은 동작을 15회씩 반복한다.

운동효과 복부 옆쪽 운동은 과도한 무게를 실어서 하면 근육이 두꺼워져 오히려 더 비대해 보일 수 있다.
이 운동은 가볍게 근육을 자극하여 복부 옆라인을 잡아주는 데 도움을 준다.

점심 전
2분

복부 아래쪽 근력 키우기

운동부위 복부 아래쪽　**난이도** 상

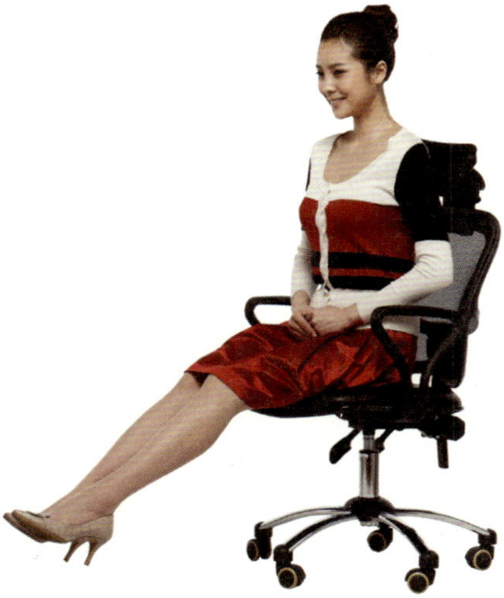

1 의자에 앉은 상태로 다리를 앞으로 곧게 뻗고 살짝 들어준다.

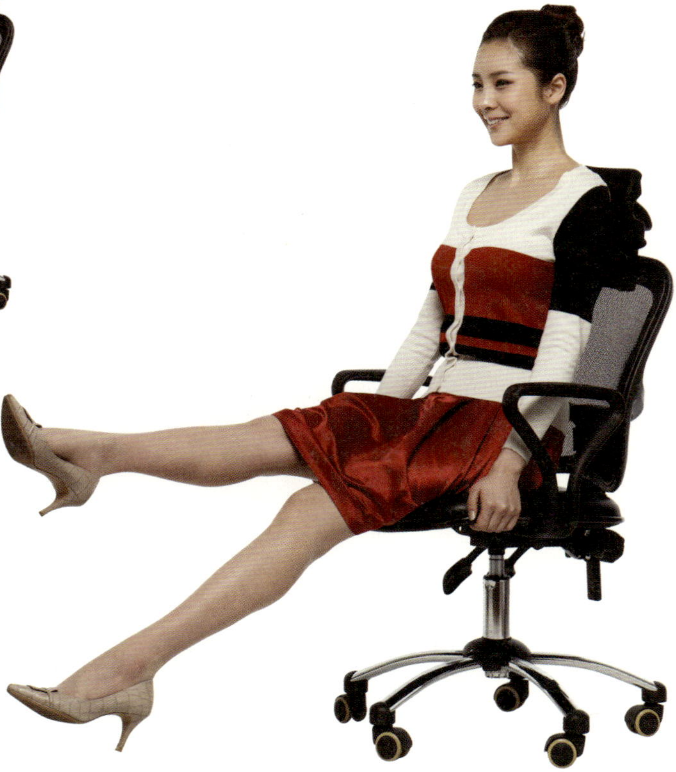

2 그 상태에서 다리를 번갈아 가며 올리고 내리기를 15회 반복한다.

운동 효과 복부를 한 쪽씩 강하게 자극하여 복부 아래쪽 근력을 강화시켜준다.

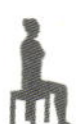

복부 늘려주기

운동부위 복부 전반 **난이도** 중

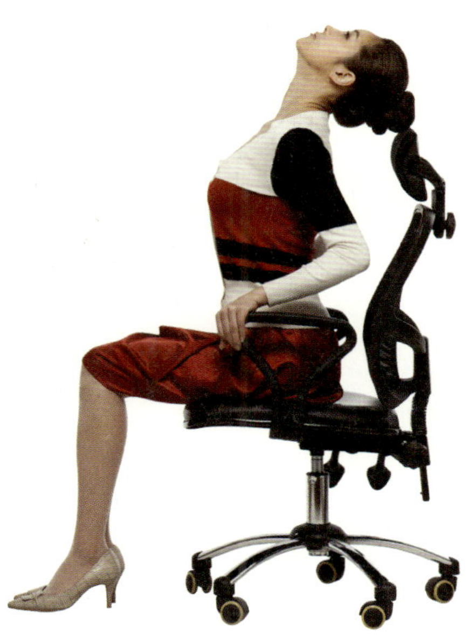

2 가슴을 앞으로 내밀며
복부를 10초간 힘껏 늘려준다.

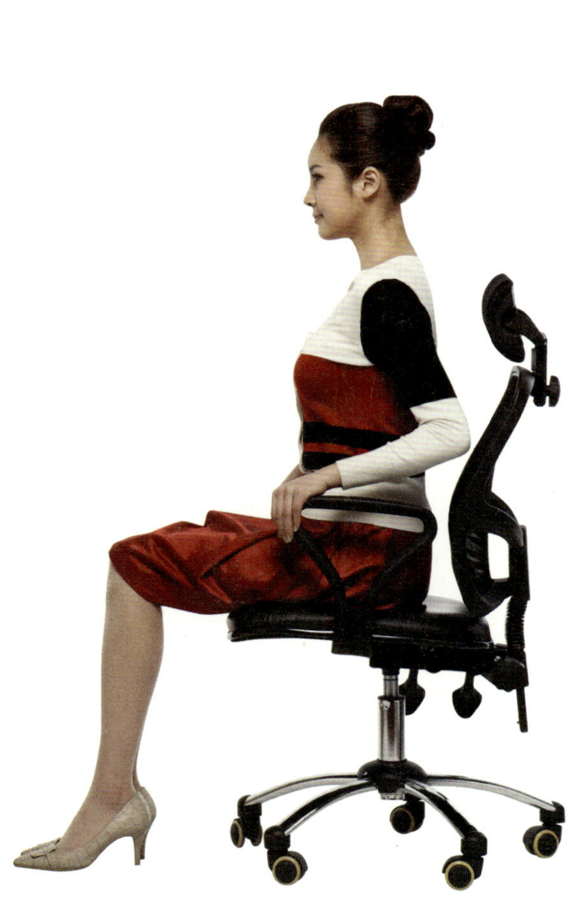

1 엉덩이를 앞으로 살짝 빼 앉고
양손은 팔걸이를 잡는다.

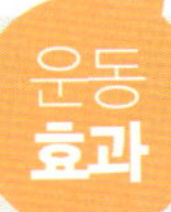

운동 효과 복부 근력운동 후에 뻐근해진 복부를 늘려주어 근육의 회복을 돕는다.

브라라인 탄력주기

운동부위 가슴　**난이도** 중

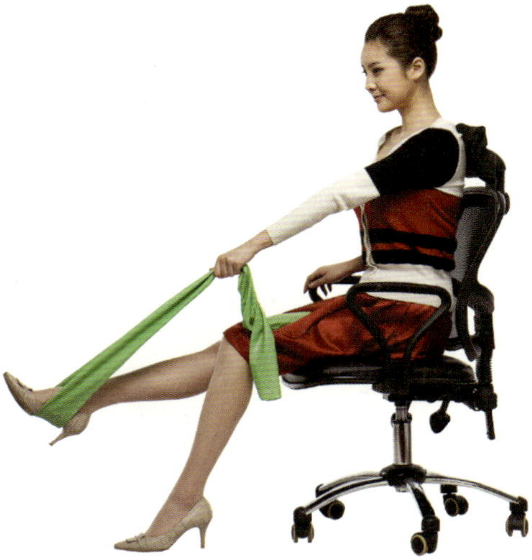

1 오른쪽 다리를 쭉 뻗어 들어올린 다음
밴드 중앙을 발에 걸고 탄성을 맞춰
밴드를 모아 왼손으로 잡는다.

Point
밴드 운동에서는 처음부터 너무
무리해서 짧게 잡지 않도록 한다.

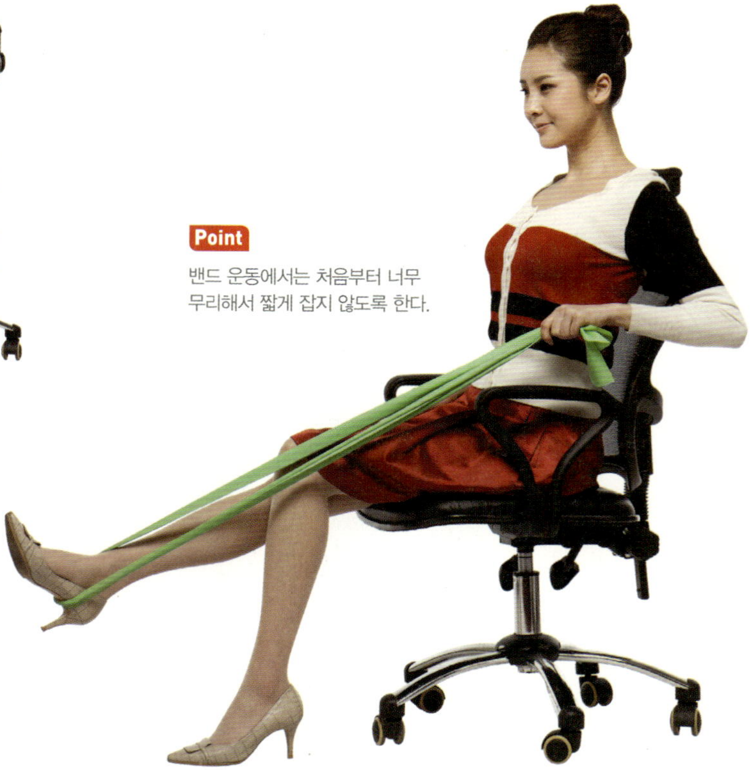

2 팔꿈치가 옆구리를 스쳐 지나가도록 등의 힘으로 힘껏 당겨준다.
다리와 팔을 바꿔 같은 동작을 15회씩 반복한다.

운동효과 등 안쪽의 날개뼈 주변근들을 자극시켜서 가슴을 열어준다. 두 손으로 하는 것과 비교하여
집중도를 높여 조금 더 안쪽까지 자극시킬 수 있다.

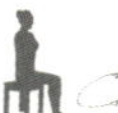

가슴 업 시켜주기

운동부위 가슴 **난이도** 중

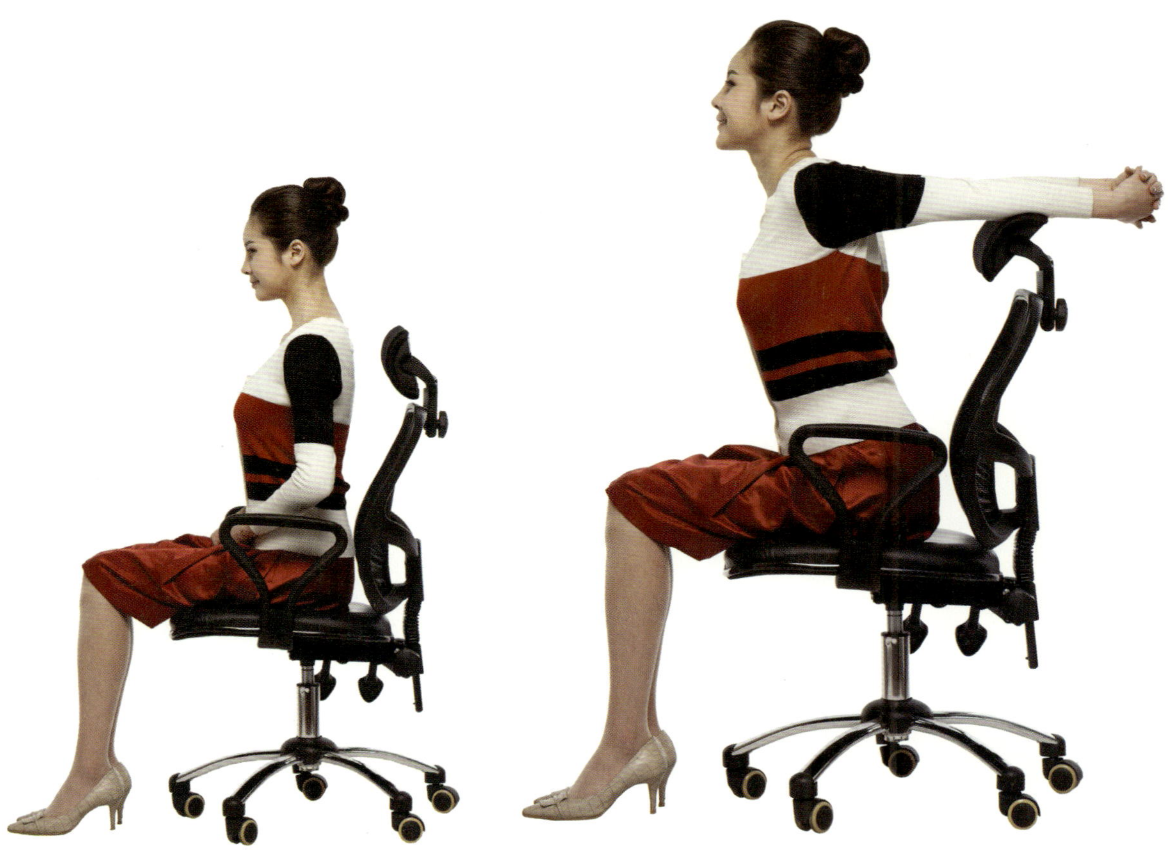

1 엉덩이를 앞으로 살짝 빼고
바른 자세로 앉는다.

2 양손을 뒤로 돌려 잡고 의자 등받이에
걸친 상태로 10초간 가슴을 활짝 열어준다.

운동효과 가슴을 열어줌과 동시에 앞으로 당겨 어깨를 함께 열어주기에 가슴을 업시키는 효과를 볼 수 있다.

볼륨 있는 가슴 만들기

운동부위 가슴   **난이도** 상

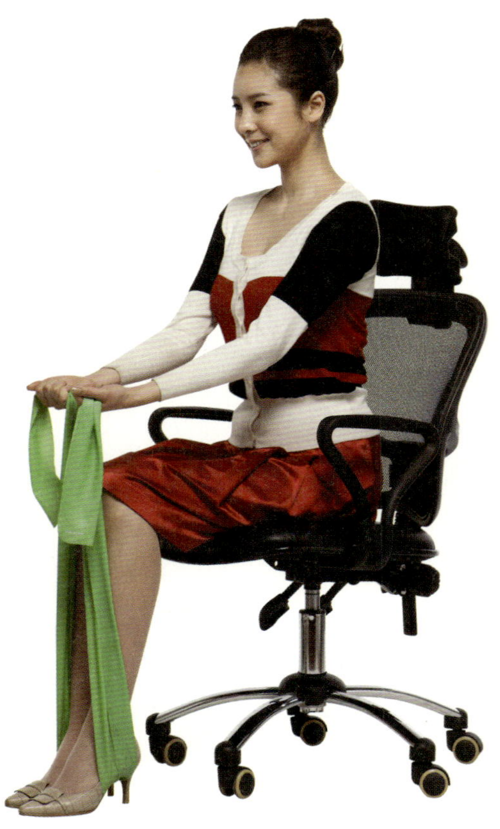

1 밴드 중앙을 양발로 밟고 손등이
바닥으로 향하도록 하여 양손을 모아
밴드를 각각 잡는다.

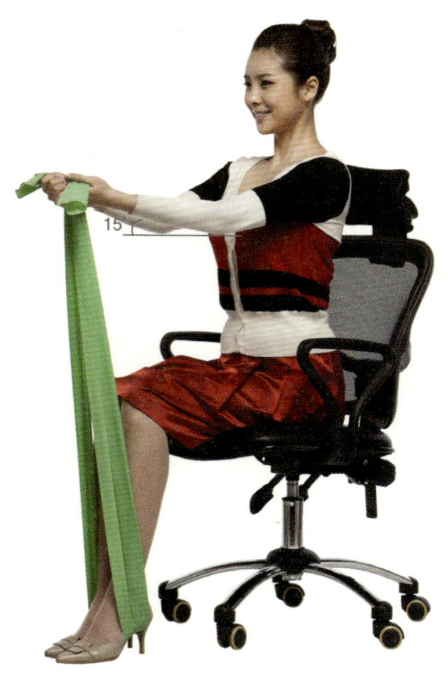

2 가슴을 가운데로 모으며 팔을 위로 올려준다.
이 동작을 15회 반복한다.

운동 효과 작고 처진 가슴에 볼륨을 넣어 업되고 탄력 있는 가슴라인을 만들 수 있다.

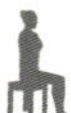

허리라인 만들기

운동부위 다리 앞쪽, 뒤쪽, 허리　　**난이도** 상

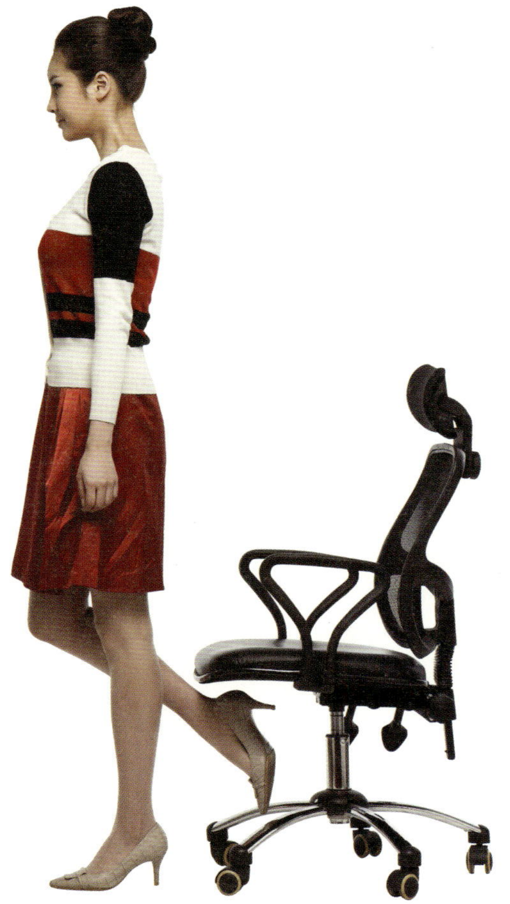

1 의자에서 일어나 한 발을 뒤로
살짝 들어올린다.

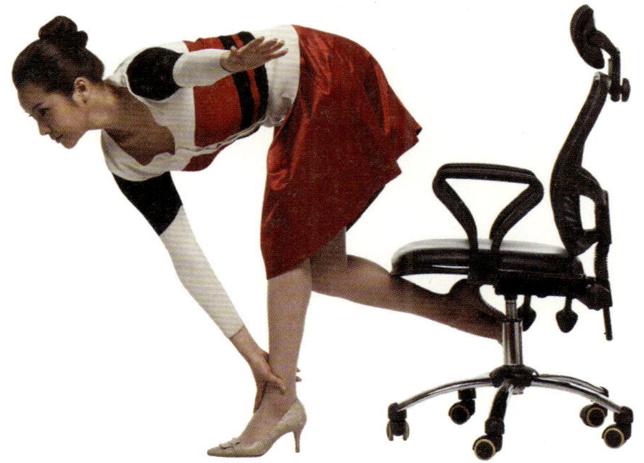

Point
허리는 일자를 유지한다.

2 몸을 지탱하는 다리쪽 팔은 옆으로 크게 벌려
중심을 잡고, 반대쪽 팔은 내려 버티는 발의 발목을 잡는다.
다리와 손을 바꿔 같은 동작을 15회씩 반복한다.

**운동
효과**　허리와 다리 앞, 뒤 라인을 예쁘게 잡아주고 허리의 피로와 스트레스를 풀어준다.

매끈한 어깨라인 만들기

운동부위 어깨 앞쪽, 옆쪽　　**난이도** 중

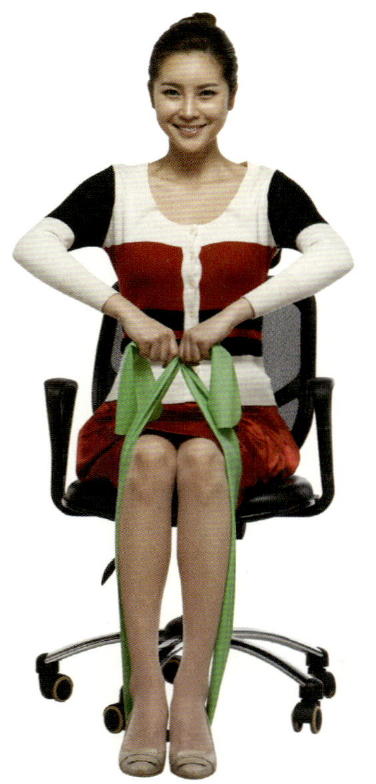

1 밴드 중앙을 양발로 밟고
손등이 앞을 향하도록 해
양손을 모아 밴드를 각각 잡는다.

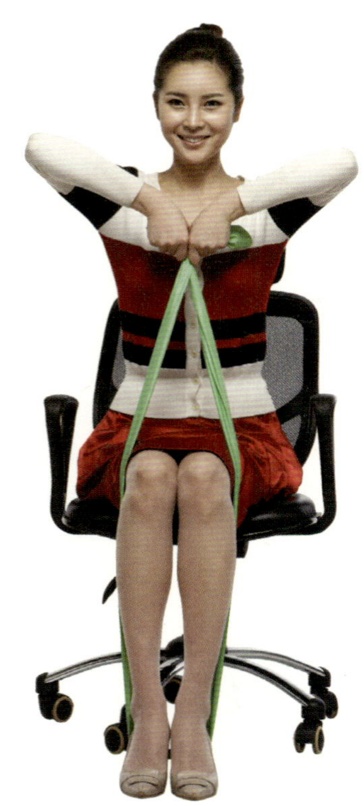

2 어깨에 힘을 주어 팔꿈치를
위로 들어올린다.
이 동작을 15회 반복한다.

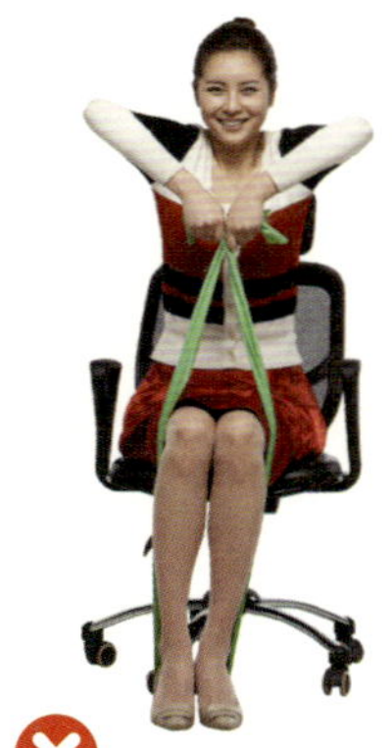

❌ 들어올릴 때, 목에 힘이
들어가지 않도록 한다.

운동 효과　어깨 앞쪽을 자극하여 어깨라인을 잡아준다.

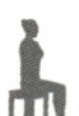

탄력 있는 어깨 만들기

운동부위 어깨 뒤쪽　　**난이도** 중

Point

이때 등과 목에서는 힘을 빼고
어깨에만 힘이 집중되도록 한다.

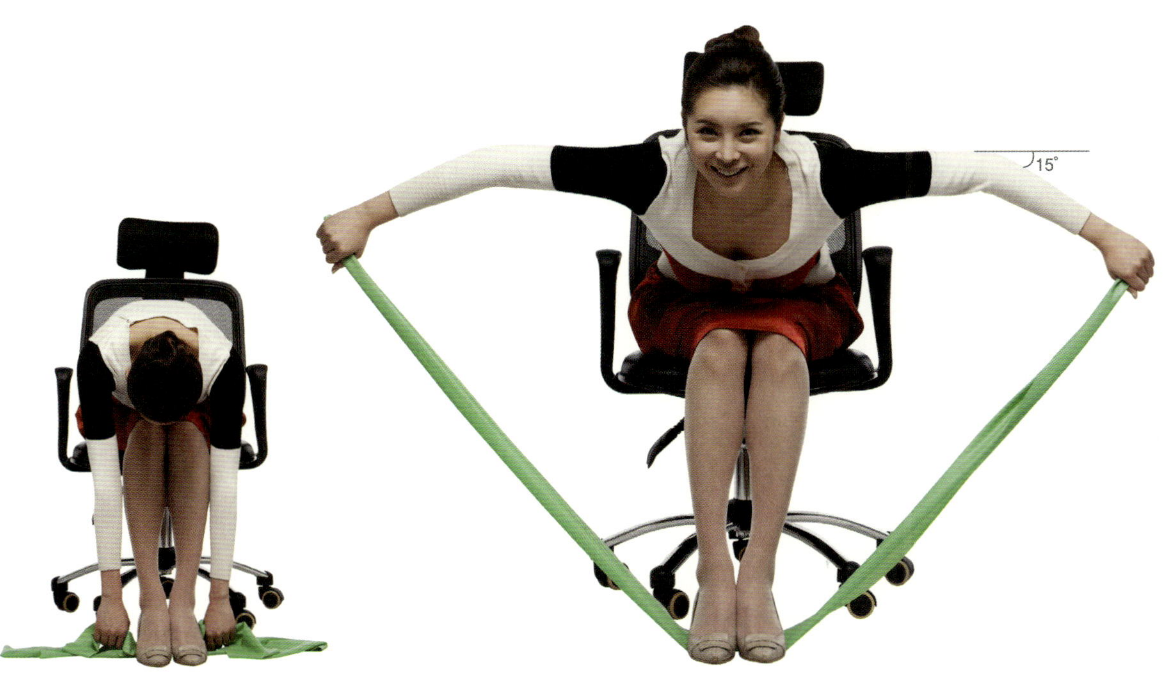

1 밴드 중앙을 양발로 밟고
밴드를 양손으로 잡는다. 상체를 숙인 채
최대한 몸의 근육을 이완시킨다.

2 팔꿈치 각도를 15도로 고정시키고
어깨 힘으로 팔을 양옆으로 당겨 올린다.
이 동작을 15회 반복한다.

운동 효과 어깨 뒤쪽 근육을 강화시켜 탄력이 생기면 어깨가 앞으로 처지는 것을 막아준다.

어깨결림 풀어주기

운동부위 어깨관절　　**난이도** 중

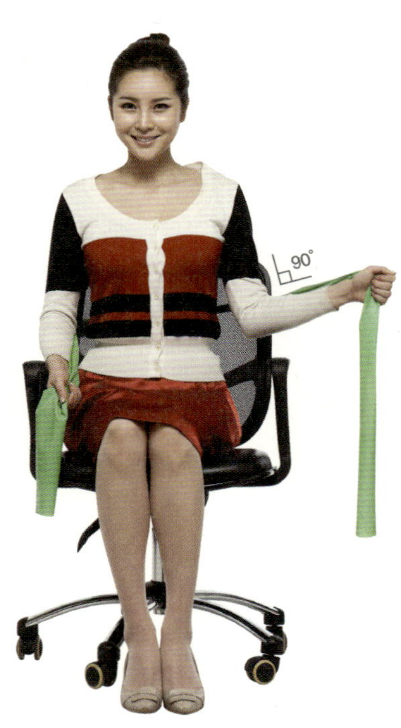

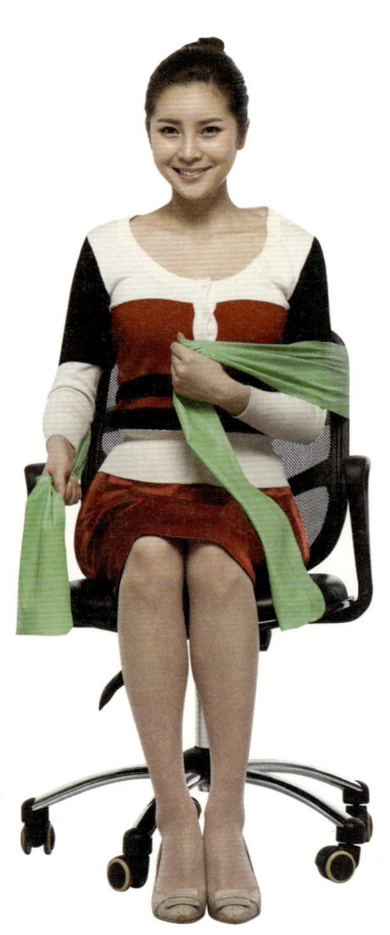

1 밴드를 의자 뒤로 둘러 고정시키고
한 손으로는 밴드 끝을 가볍게 잡고
다른 손은 90도 각도로 해서
밴드의 다른쪽을 잡는다.

2 들어올린 팔의 팔꿈치는 고정시킨 채
밖에서 안쪽으로 어깨관절만 움직여 당겨준다.
팔을 바꿔 같은 동작을 15회씩 반복한다.

약해진 어깨관절을 강화시켜 어깨결림을 줄여준다.

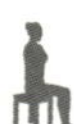

어깨 잔근육 만들기

운동부위 어깨 옆쪽, 앞쪽　　**난이도** 상

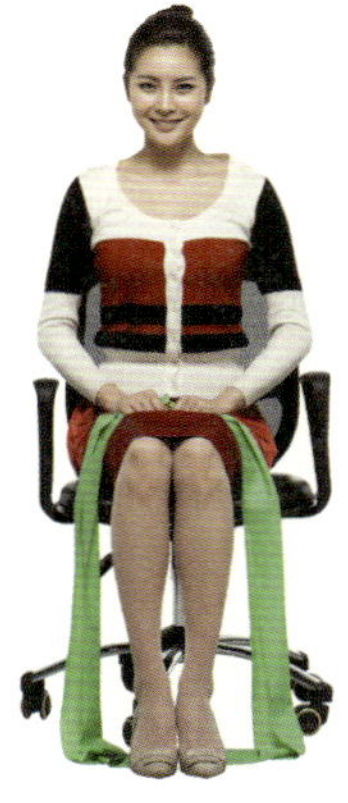

1 밴드 중앙을 양발로 밟고
손등이 위로 향하도록 해 양손을 모아
밴드를 양손으로 각각 잡는다.

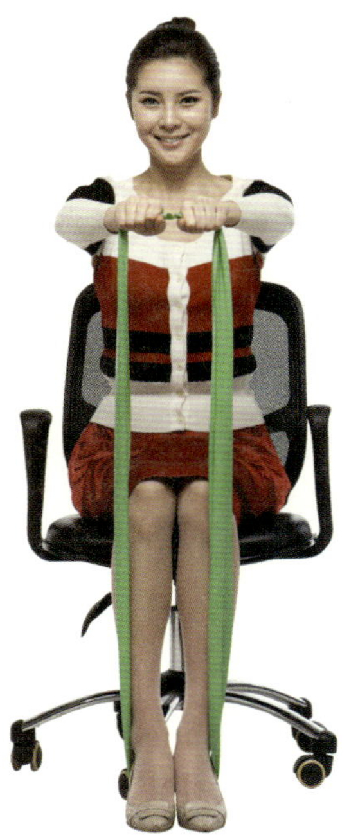

2 팔꿈치 각도를 15도로 유지한 상태에서
앞으로 1회, 옆으로 1회 들어올린다.
이 동작을 15회 반복한다.

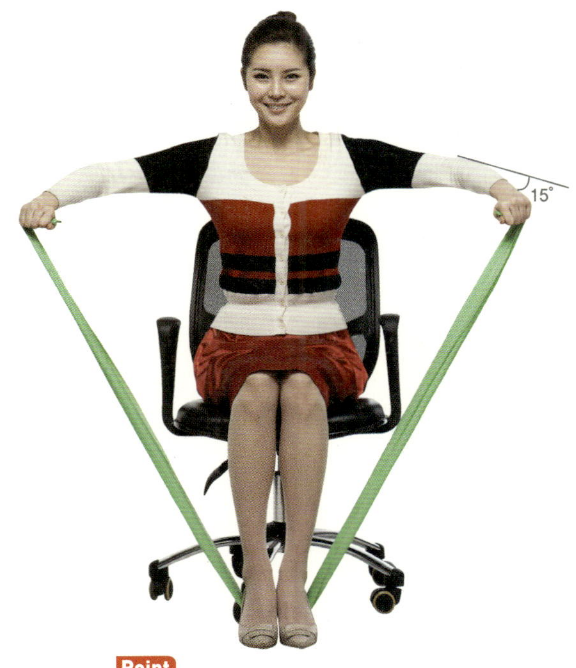

Point

어깨, 팔꿈치, 손목의 위치 중
팔꿈치가 가장 높이 오게 한다.

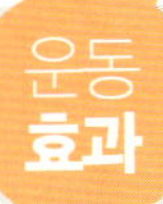

운동 효과 어깨의 옆과 앞을 동시에 자극하는 난이도 있는 운동으로
어깨 잔근육을 자극하여 어깨라인이 예쁘게 잡히게 한다.

예쁜 다리라인 만들기

운동부위 다리 전체   **난이도** 중

1 밴드를 적당한 크기의 고리가 생기도록 묶는다.
발목에 걸친 다음 무릎을 펴서 다리를 든다.

2 양옆으로 벌려
10초간 버틴다.

Point
무릎은 구부리지 않는다.

3 아래위로 벌려 10초간 버틴다.
위아래를 바꿔 10초간 버틴다.

운동 효과 근육량을 늘려주기보다는 잔근육을 자극하여 다리라인을 예쁘게 잡아준다.

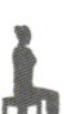

매끈한 허벅지 만들기

운동부위 허벅지 바깥쪽　　**난이도** 하

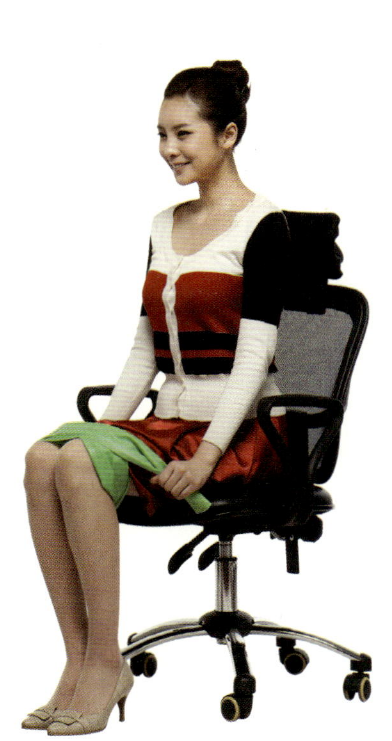

Point
발까지 벌리지 않도록 주의한다.

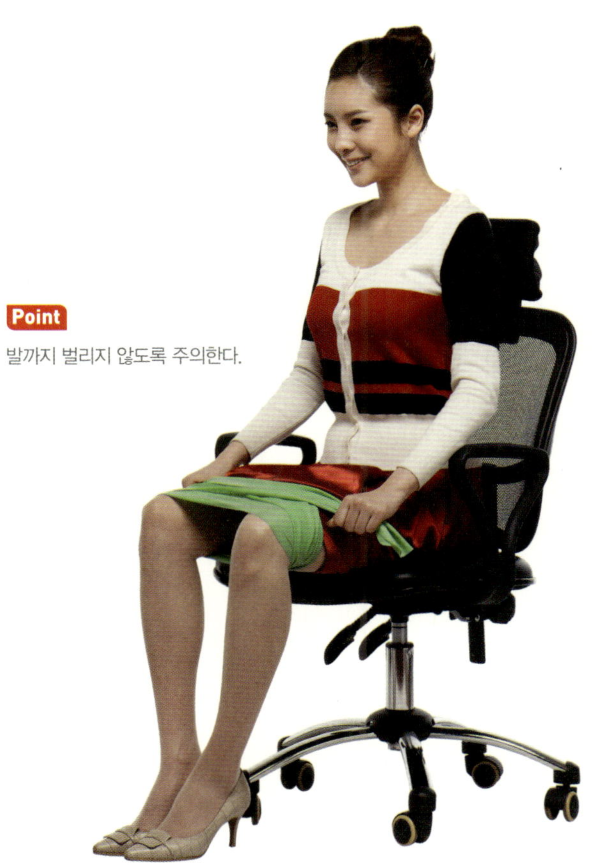

1 양발과 양 무릎을 모으고
무릎을 밴드로 고정시킨다.

2 허벅지 바깥쪽 힘으로 양 무릎을
바깥으로 밀어낸다.
이 동작을 15회 반복한다.

운동 효과 평소에 사용하지 않는 허벅지 바깥쪽 근육을 자극하여 라인을 잡아준다.

퇴근 전
5분

탄탄한 허벅지 만들기

운동부위 허벅지 바깥쪽 **난이도** 상

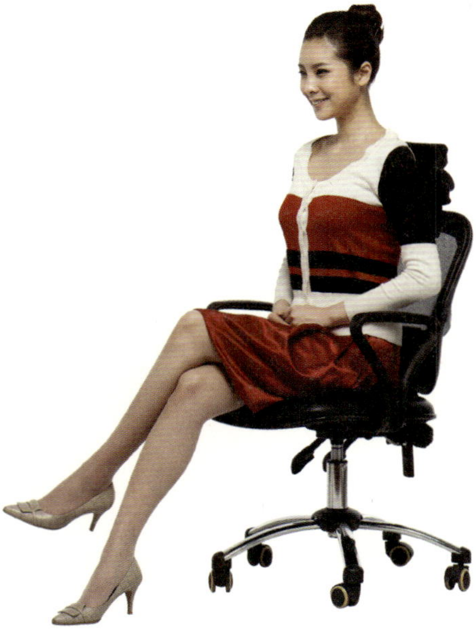

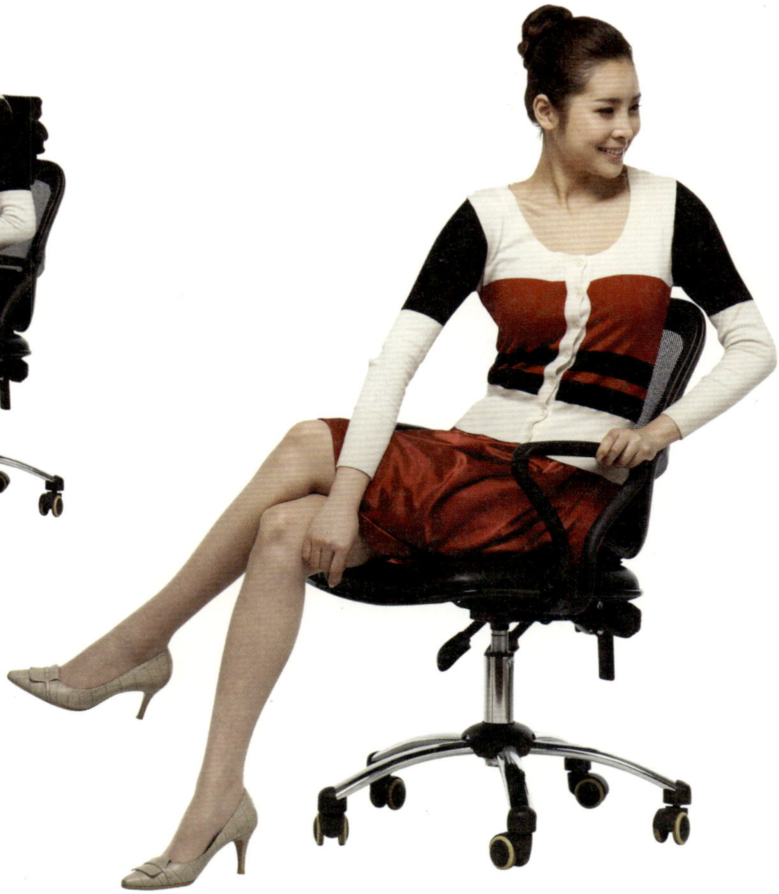

1 다리를 포개어 꼬고 앉는다.

Point

꼰 다리를 받치는 다리의 각도는 90도를 유지한다.

2 꼰 다리쪽 손으로 의자 팔걸이를 잡고 같은 방향으로 최대한 허리를 틀어준 뒤 10초간 버틴다. 다리와 손을 바꿔서도 실시한다.

운동 효과 허벅지 바깥쪽을 비틀어 허벅지 바깥쪽, 골반, 허리까지 늘려주어 근육의 스트레스를 풀어준다.

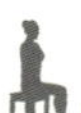

허벅지 탄력 키워주기

운동부위 허벅지 안쪽   **난이도** 하

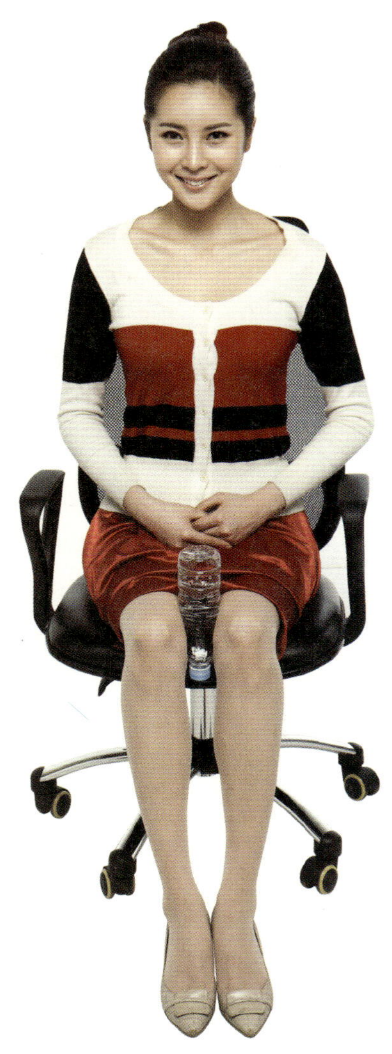

1 두루마리 휴지 또는 생수병을
허벅지 사이에 끼우고
허벅지 안쪽 힘으로 10초간 압박한다.

Point

엉덩이 안쪽까지 힘을 준다.

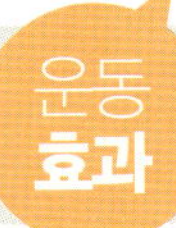

운동
효과   허벅지 안쪽 근육을 자극하여 탄력을 준다.

퇴근 전
5분

허벅지라인 살리기

운동부위 허벅지 안쪽 **난이도** 하

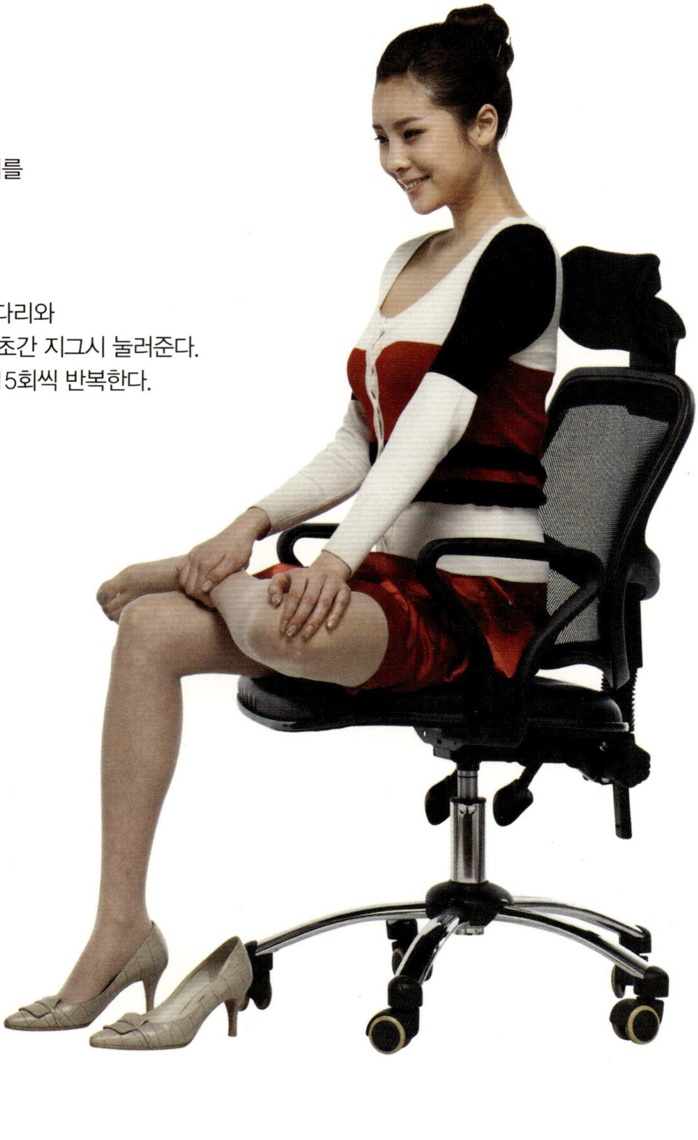

1 의자에 앉은 상태에서 한쪽 다리를 반대쪽 허벅지에 얹는다.

2 그 상태로 호흡을 내쉬며 올린 다리와 같은 쪽 손으로 무릎 부분을 10초간 지그시 눌러준다. 다리와 손을 바꿔 같은 동작을 15회씩 반복한다.

운동 효과 무릎을 눌러주어 허벅지 안쪽은 물론 굳어진 골반의 가동범위를 넓혀준다.

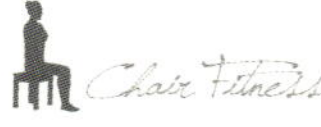

골반 밸런스 잡아주기

운동부위 다리 앞쪽, 뒤쪽, 허리　　**난이도** 상

Point
허리는 일자를 유지한다.

2 몸을 지탱하는 다리쪽 팔은 옆으로
크게 벌려 중심을 잡고, 반대쪽 팔은
내려 버티는 발의 발목을 잡는다.
다리와 손을 바꿔 같은 동작을 15회씩 반복한다.

1 의자에서 일어나 한 발을 뒤로 살짝 들어올린다.

운동효과 뻐근한 골반을 풀어주는 동작으로
허리와 다리 뒤쪽까지 자극하여 골반의 밸런스를 맞춰주는 데 도움을 준다.

WEDNES
day
분노의 수요일!
여유를 가지고 급할수록 돌아가자

출근 후
1분 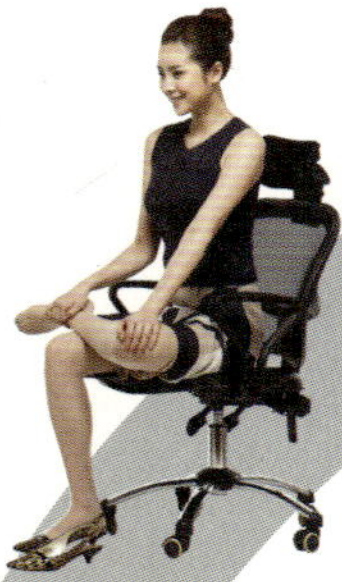
• 기지개 스트레칭

점심 전
2분 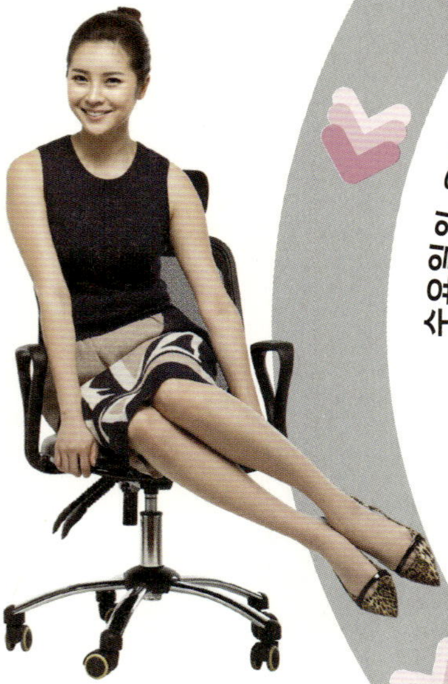
• 복부 근력 키워주기
• 11자 복근 만들기
• 아랫배 탄력주기
• 복부 늘려주기

점심 후
3분 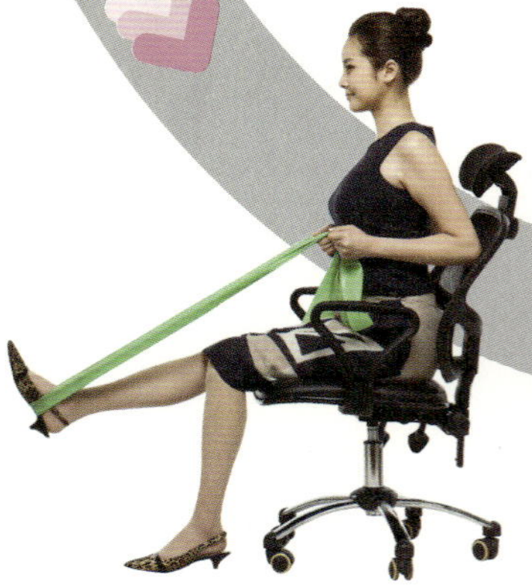
• 굽어 있는 허리 펴주기
• 가슴 모아주기
• 허리 통증 없애기
• 날씬한 허리라인 만들기

수요일의 여왕 SUMMARY

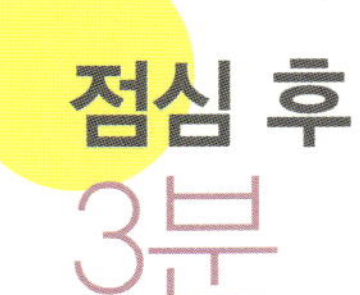

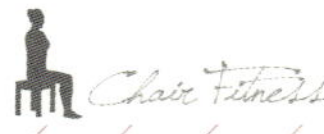

Chair Fitness

몰아치는 업무에 정신 사납기만 하던 월요일과 화요일이 지나고 드디어 한 주의 반이 흘렀다. 업무 스트레스가 절정에 달하는 요일로, 분노 게이지 또한 극으로 치솟는다. 일부 중소기업에서는 잔업 없는 '칼퇴의 날'로 지정하여 직원을 배려할 만큼 직장인들에게는 최악의 요일이다. 이럴 때일수록 화를 가라앉히고 마음의 여유를 찾아보자. 적당히 강도 있는 운동으로 근육을 이완시키며 스트레스를 한 방에 뻥~ 날려보자.

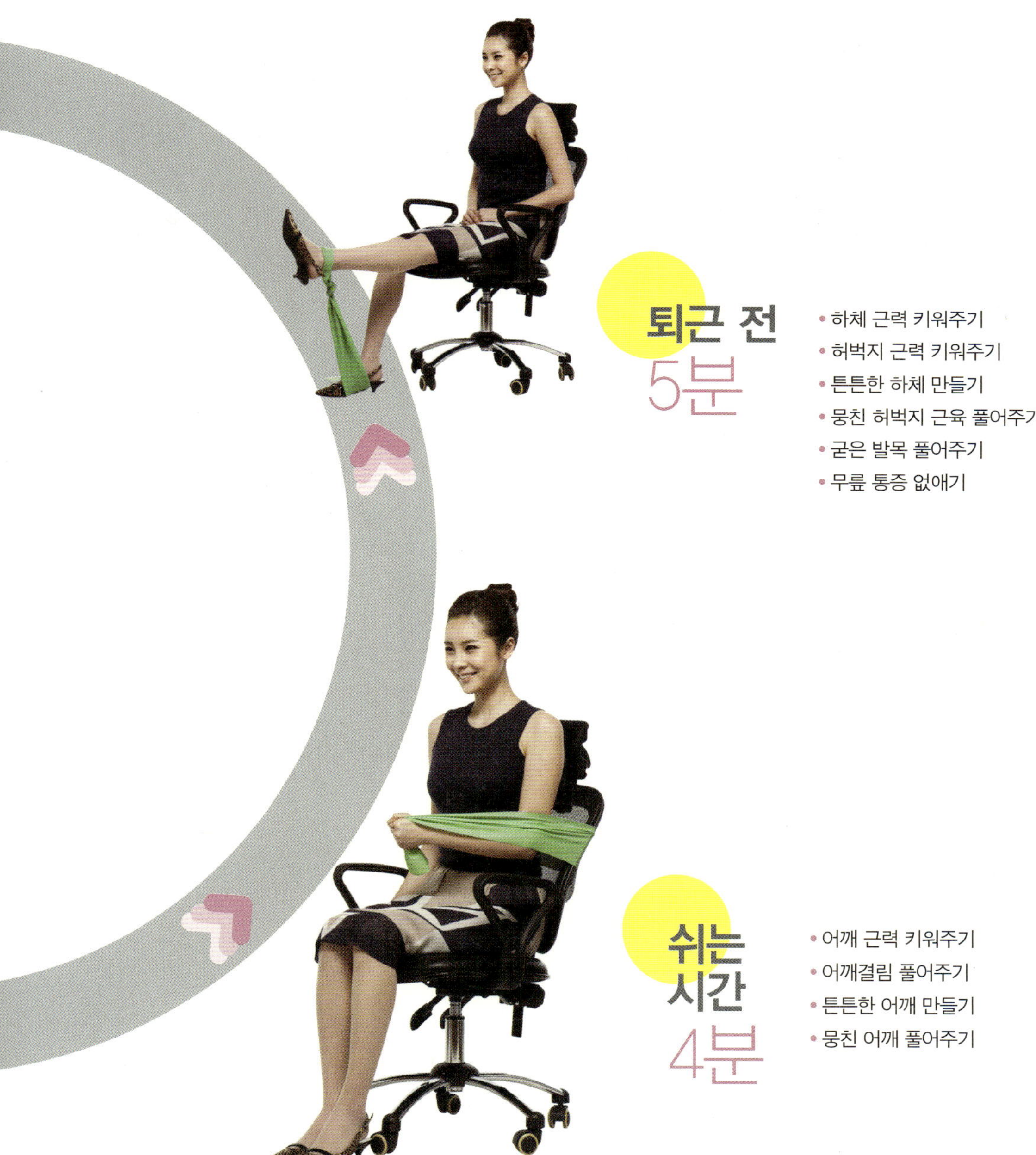

기지개 스트레칭

운동부위 전신　**난이도** 하

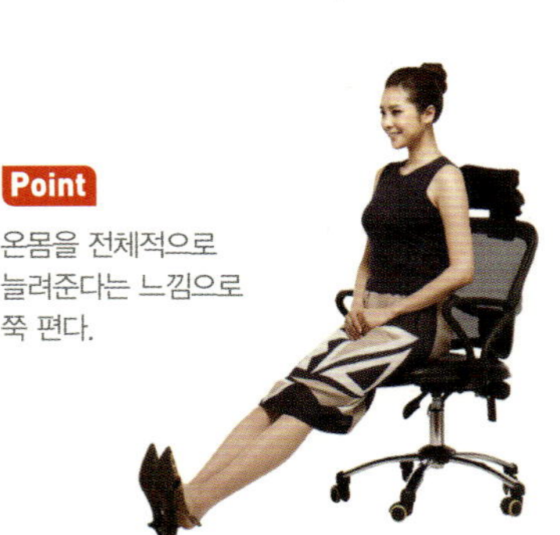

Point

온몸을 전체적으로
늘려준다는 느낌으로
쭉 편다.

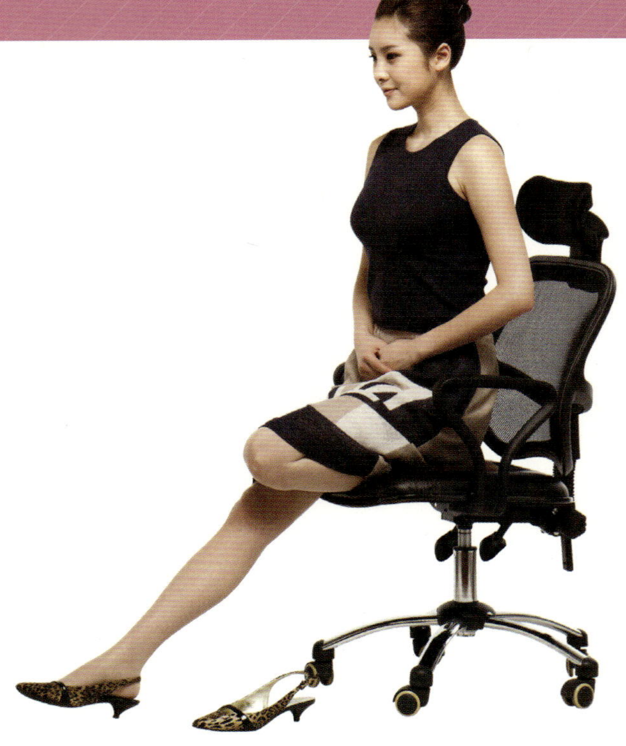

1 종아리 뒤쪽과 허벅지 뒤쪽을
쭉 편 채 발뒤꿈치를 바닥에 가볍게 대고
10초간 버틴다.

2 의자에 앉은 상태에서 한쪽 다리는 쭉 펴고
다른 쪽 다리의 발등을 엉덩이 밑에 깔고
10초간 지그시 눌러준다.
다리를 바꿔 같은 동작을 반복한다.

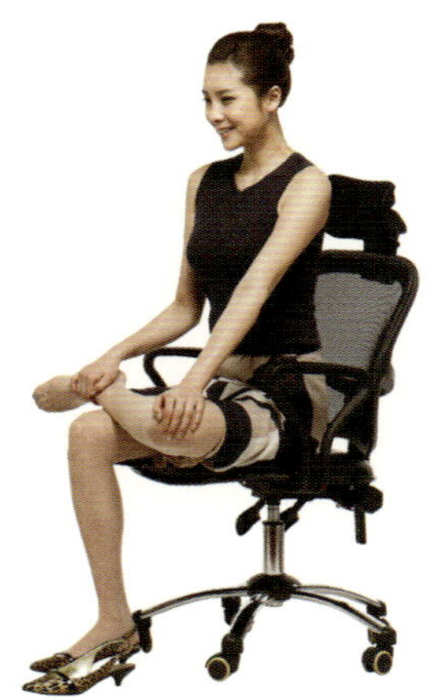

3 한쪽 다리를 반대쪽 허벅지에 얹는다. 호흡을 내쉬며
올린 다리와 같은 쪽 손으로 무릎 부분을
10초간 지그시 눌러준다.
다리와 손을 바꿔 같은 동작을 반복한다.

**운동
효과**　코어 위주의 스트레칭으로 혈액순환에 도움을 주고 몸을 깨워준다.

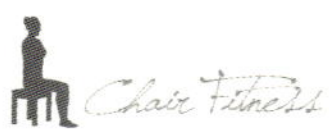

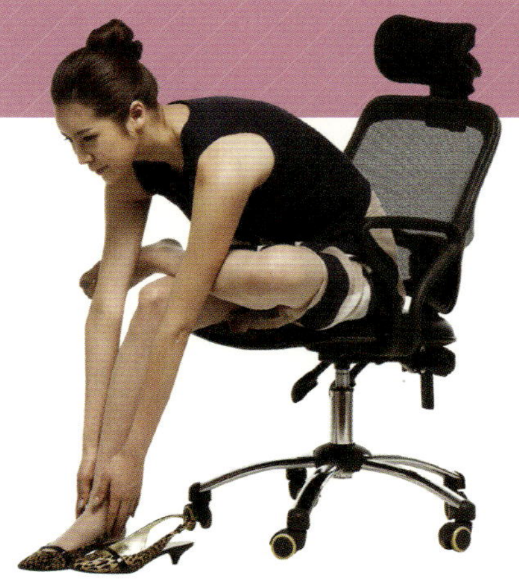

4 한쪽 다리를 복숭아 뼈가 닿도록 다른 쪽
다리의 허벅지 위에 수평으로 올려놓는다.
상체를 숙여 발등을 향해
호흡을 내쉬며 내려간 뒤 10초간 버틴다.
다리를 바꿔 같은 동작을 반복한다.

5 다리를 포개어 꼬고 앉는다. 꼰 다리쪽 손으로
의자 팔걸이를 잡고 같은 방향으로
최대한 허리를 틀어준 뒤 10초간 버틴다.
다리와 손을 바꿔 같은 동작을 반복한다.

Point

꼰 다리를 받치는 다리의 각도는
90도를 유지한다.

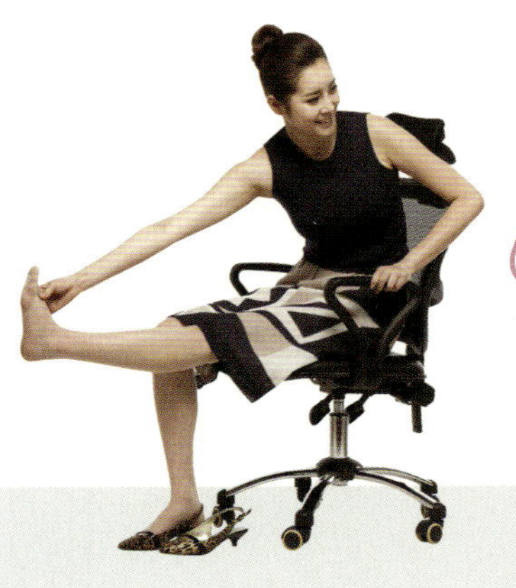

6 한쪽 발을 쭉 뻗은 다음 발과 반대쪽 손으로 잡는다.
팔에서 등 날개 부분이 최대한 늘어나도록
자세를 유지한 채 10초간 버틴다.
다리와 손을 바꿔 같은 동작을 반복한다.

Point

팔에는 힘을 최대한 빼주어
등이 스트레칭될 수 있도록 한다.

복부 근력 키워주기

운동부위 복부 위쪽　　**난이도** 상

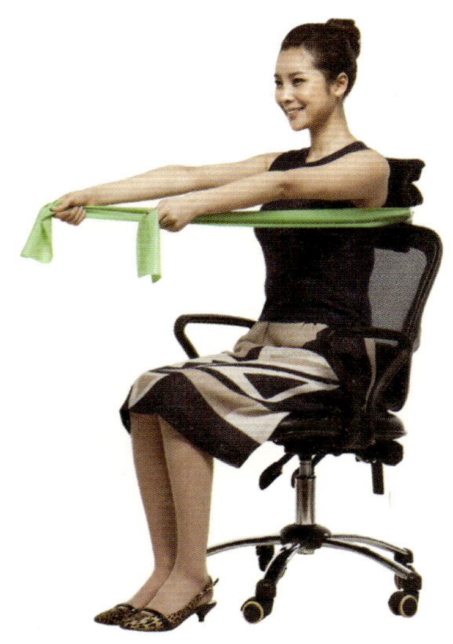

1

밴드를 의자 뒤로 둘러 고정시키고
양손으로 밴드를 잡고 앞으로 쭉 뻗는다.

Point

밴드의 탄성이 강하므로
운동을 해가며 밴드를 잡는
부위를 조절한다.

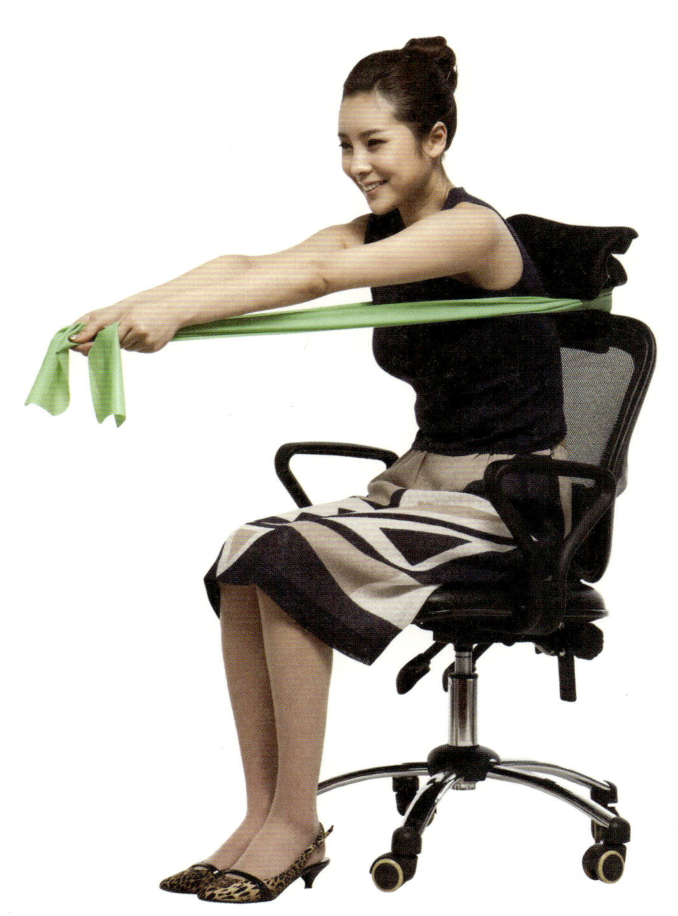

2

호흡을 내쉬면서 어깨를
앞으로 밀어주며 복부를 수축시킨다.
이 동작을 15회 반복한다.

운동효과 복부 윗부분을 강하게 당겨주어 근력 및 근지구력 강화에 도움을 준다.

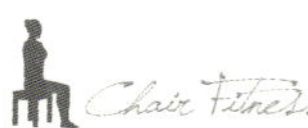

11자 복근 만들기

운동부위 복부 옆쪽　　**난이도** 상

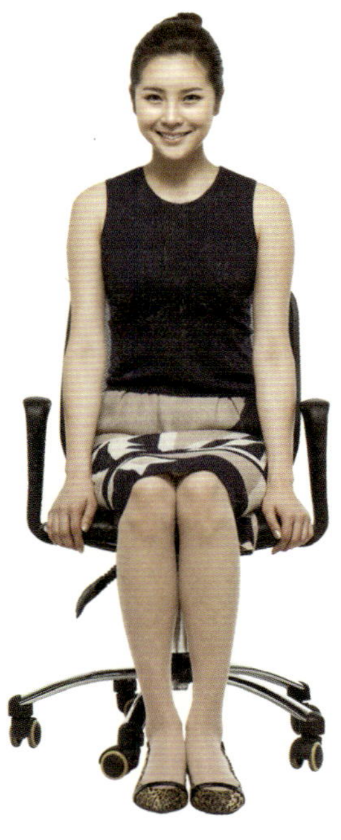

1 의자 끝에 앉은 상태에서 양손으로
의자 앞쪽을 잡아 몸을 의지한다.

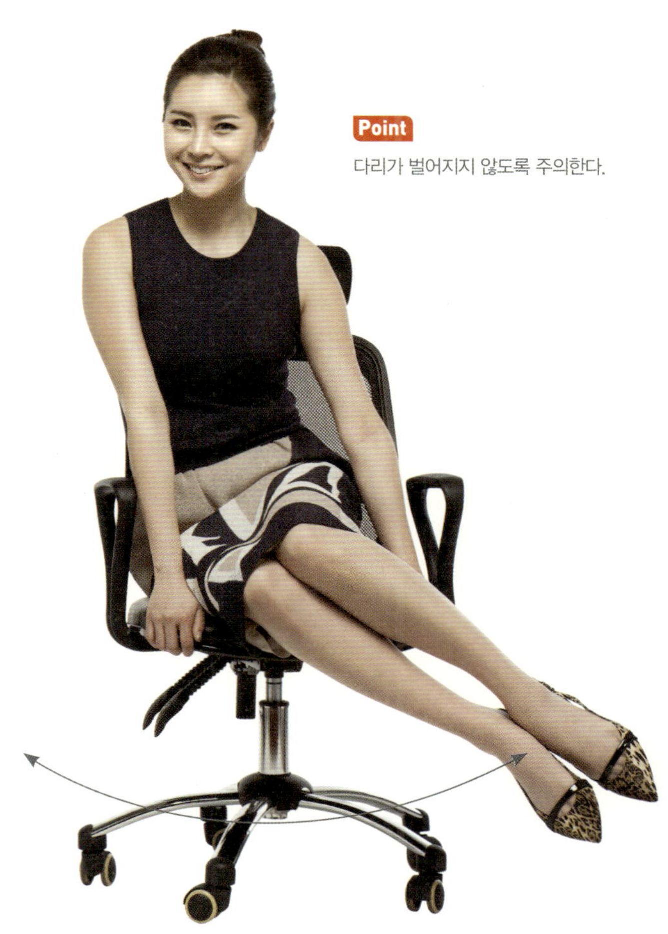

Point
다리가 벌어지지 않도록 주의한다.

2 발등을 양쪽으로 최대한 당겨 올려
복부 옆쪽을 강하게 수축시킨다.
이 동작을 15회 반복한다.

운동 효과 　복부 옆쪽에 강한 자극을 주어 치골라인을 예쁘게 잡아준다.

점심 전 2분

아랫배 탄력주기

운동부위 복부 아래쪽 **난이도** 중

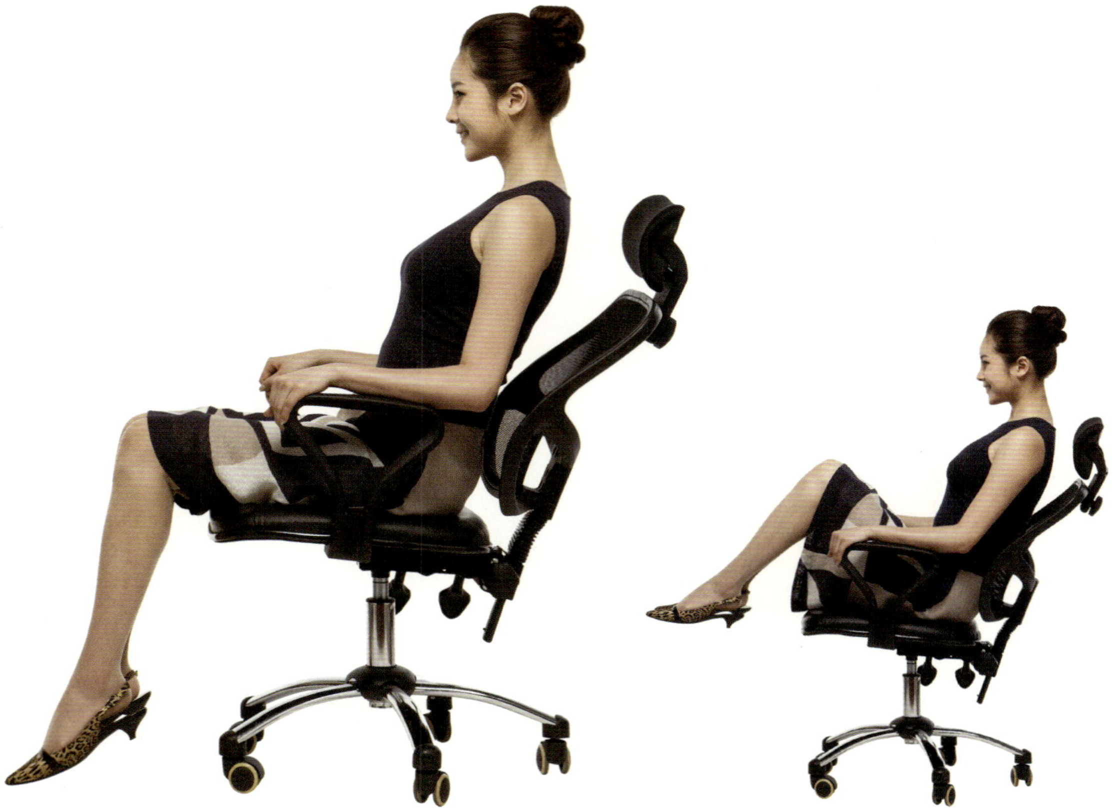

1 양손으로 의자 손잡이를 잡아 몸을 의지하고 상체를 뒤로 살짝 젖혀준다.

2 복부의 힘으로 무릎을 안쪽으로 들어올린다. 이 동작을 15회 반복한다.

운동 효과 복부 아래쪽 근력과 근지구력을 키울 수 있는 운동으로 아랫배에 탄력을 불어넣어준다.

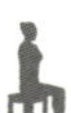

복부 늘려주기

운동부위 복부 전반   **난이도** 중

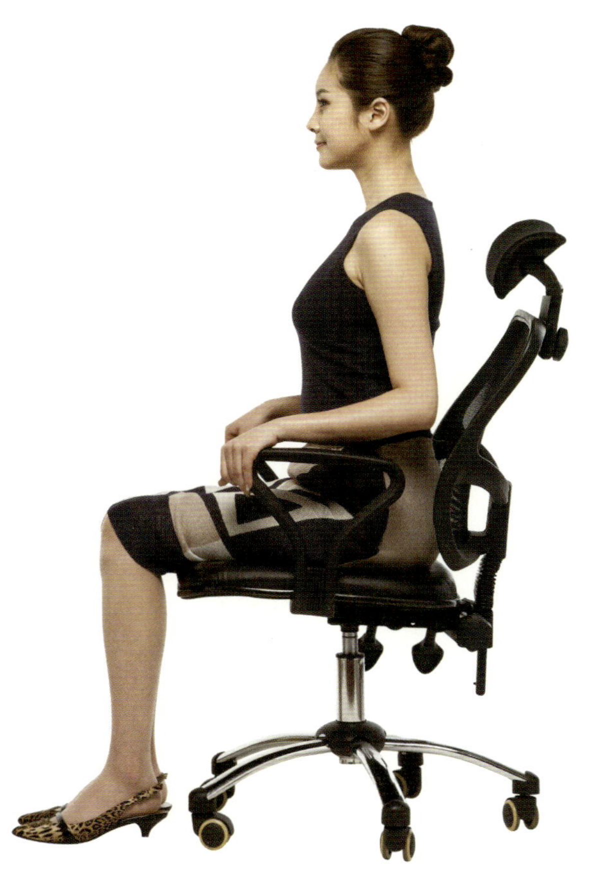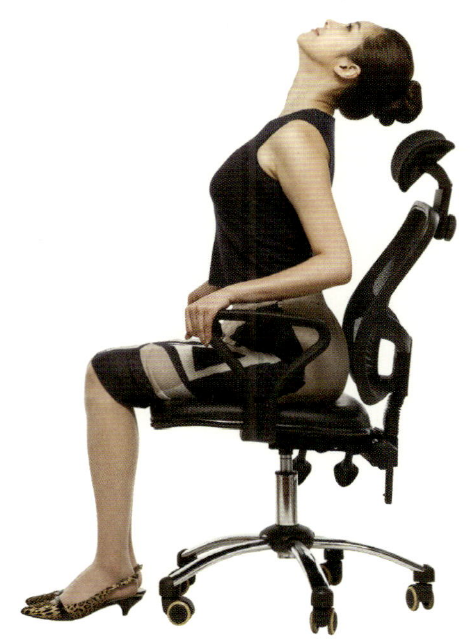

1 엉덩이를 앞으로 살짝 빼 앉고
양손은 팔걸이를 잡는다

2 가슴을 앞으로 내밀며
복부를 10초간 힘껏 늘려준다.

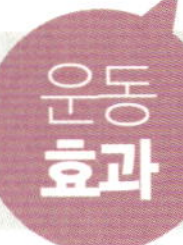
**운동
효과** 복부 근력운동으로 뻐근해진 복부를 늘려주어 근육의 회복을 돕는다.

점심 후 3분

굽어 있는 허리 펴주기

운동부위 등 **난이도** 중

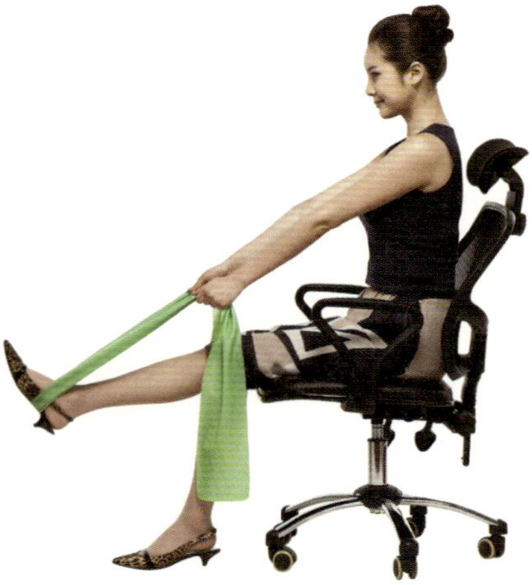

1 한쪽 다리를 쭉 뻗은 다음 밴드 중앙을 발에 걸고 양손으로 밴드를 잡는다.

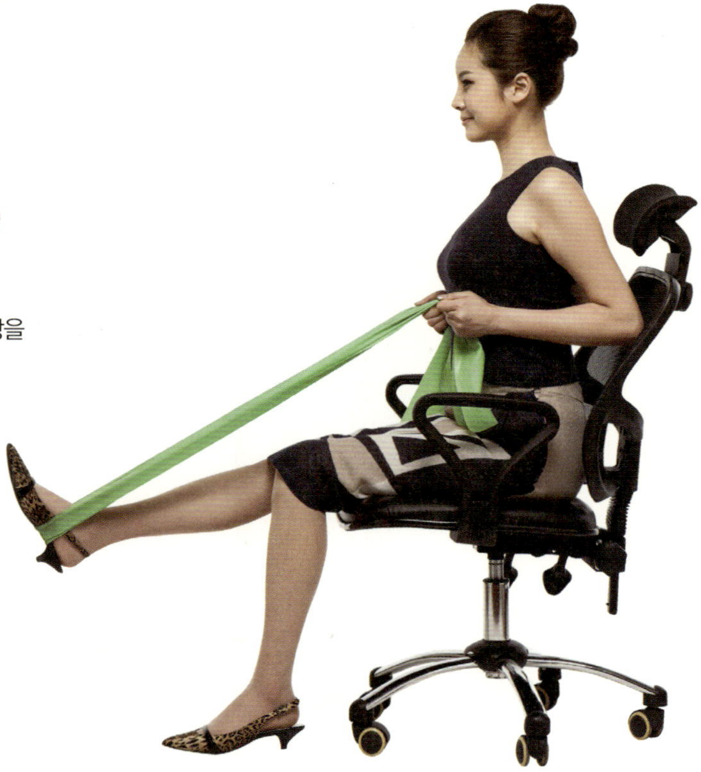

2 팔꿈치가 옆구리를 스쳐 지나가도록 등에 집중하여 힘껏 당겨준다. 다리를 바꿔 같은 동작을 15회씩 반복한다.

운동 효과

등 안쪽의 날개뼈 주변근들을 자극시켜서 가슴을 열어준다.
한 손보다 두 손일 때 조금 더 강하게 자극할 수 있다.

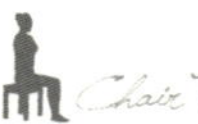

가슴 모아주기

운동부위 가슴   **난이도** 중

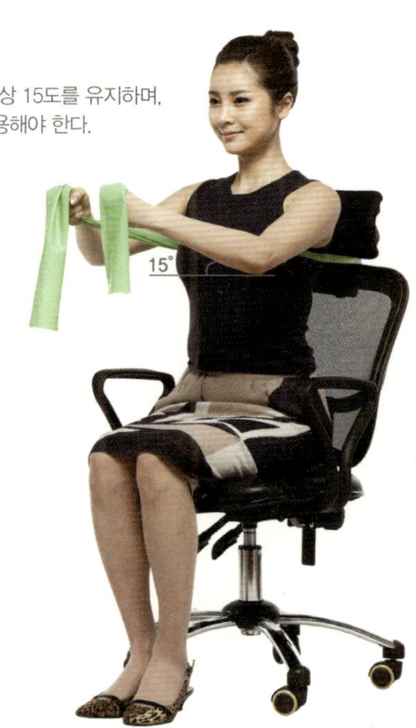

Point

팔의 각도는 항상 15도를 유지하며,
어깨관절만 사용해야 한다.

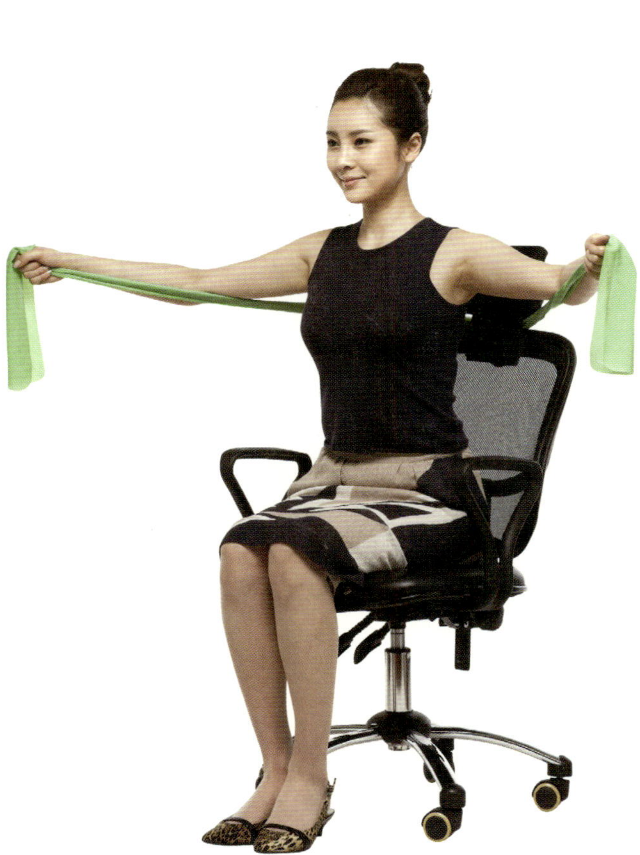

1 밴드를 의자 뒤로 둘러 고정시키고 양손으로
밴드를 잡고 양팔을 벌려 가슴을 열어준다.

2 다시 호흡을 내쉬며 가슴에 집중하여
힘을 주고 팔을 가운데로 모아준다.
이 동작을 15회 반복한다.

**운동
효과** 가슴근육을 발달시켜 탄력을 주고 자세가 예뻐지게 해준다.

허리 통증 없애기

운동부위 허벅지 뒤쪽, 허리 양쪽　　**난이도** 상

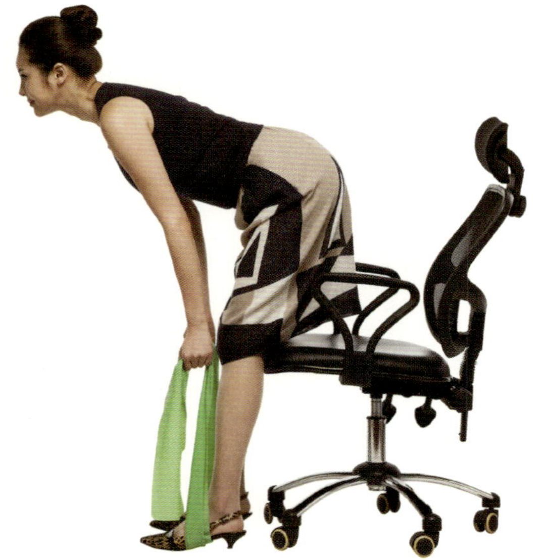

1 어깨너비로 발을 벌리고 양발로 밴드
중앙을 밟고 양손으로 밴드를 잡는다.

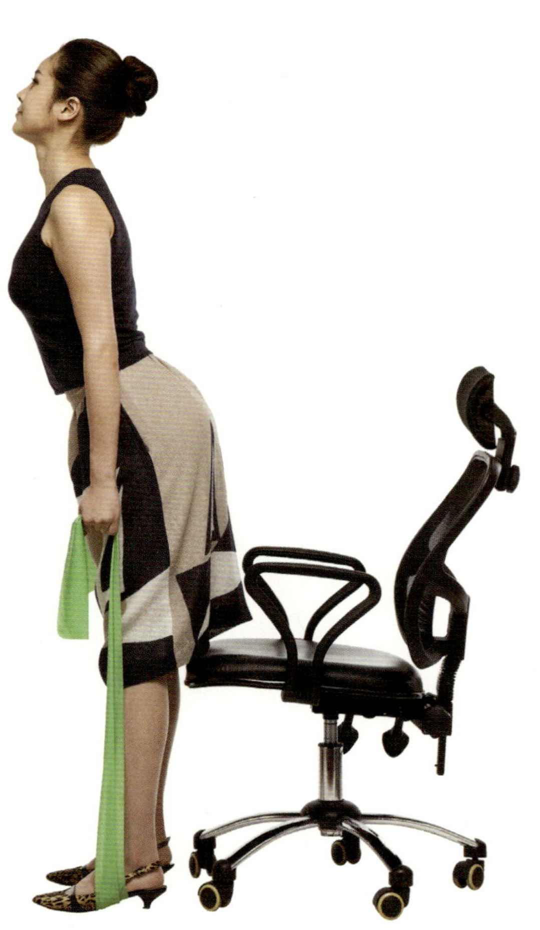

2 밴드의 탄성에 맞춰 허리를 곧게 편다.
이 동작을 15회 반복한다.

**운동
효과**　허리 뒤쪽의 근육을 자극하는 운동으로 허리가 바로 서게 도와준다.

날씬한 허리라인 만들기

운동부위 등허리, 다리 뒤쪽   **난이도** 중

Point
팔에 힘을 최대한 빼주어
등이 스트레칭될 수 있도록 한다.

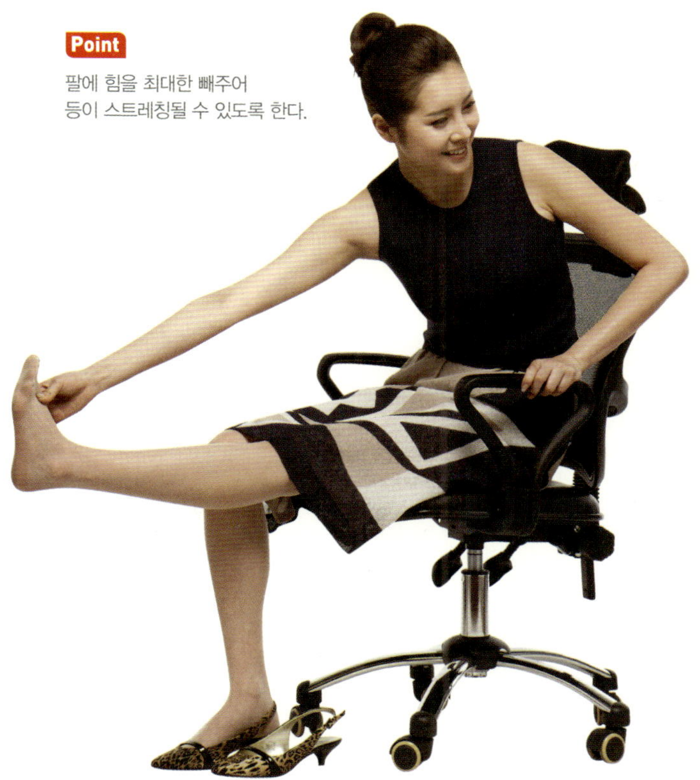

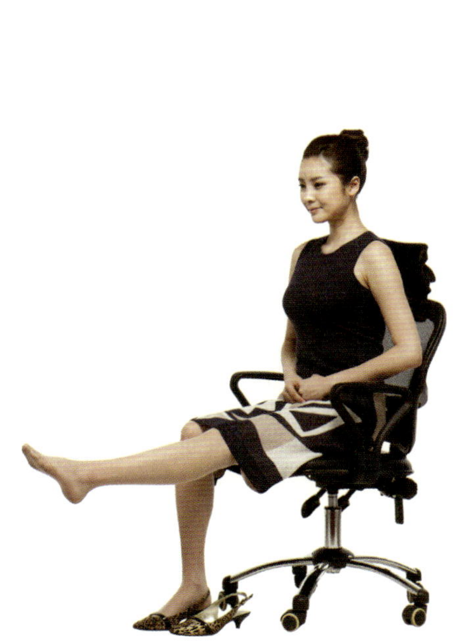

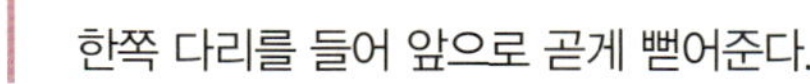

1 한쪽 다리를 들어 앞으로 곧게 뻗어준다.

2 뻗은 발 끝을 반대쪽 손으로 잡아 팔에서 등 날개 부분이
최대한 늘어나도록 자세를 유지한 채 10초간 버틴다.
다리와 손을 바꿔 같은 동작을 15회씩 반복한다.

운동효과 다리 뒤쪽과 등 스트레칭으로 운동 후 회복과 유연성에 도움을 준다.

어깨 근력 키워주기

운동부위 어깨 전반　**난이도** 중

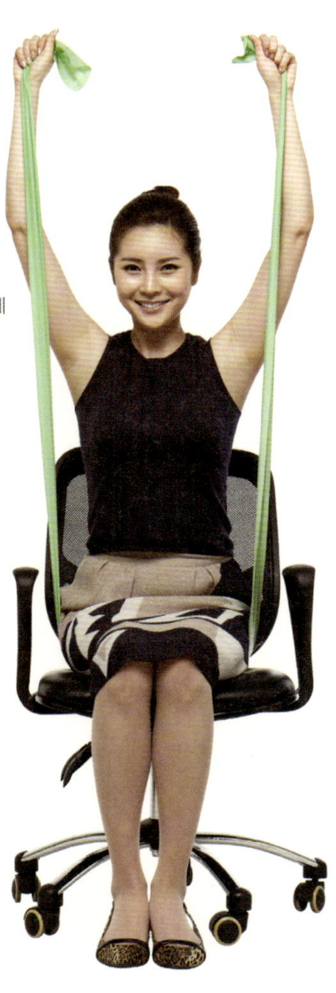

Point

팔꿈치가 어깨보다 뒤로 나가지 않게
팔꿈치를 앞으로 내밀어준다.

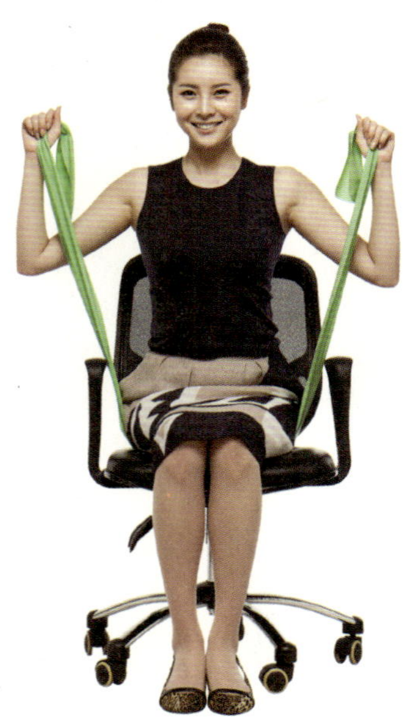

1 밴드 중앙을 엉덩이 아래에 깔고 앉고
양손으로 밴드를 잡는다.

2 호흡을 내쉬며 팔을 위로 쭉 뻗어준다.
이 동작을 15회 반복한다.

운동 효과　어깨 근력 강화에 탁월한 운동으로 어깨관절을 감싸주는 근육에
자극을 주어 어깨 전반의 근력과 근지구력을 길러준다.

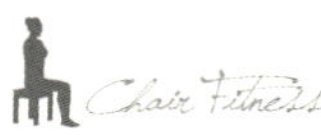

어깨결림 풀어주기

운동부위 어깨관절　　**난이도** 중

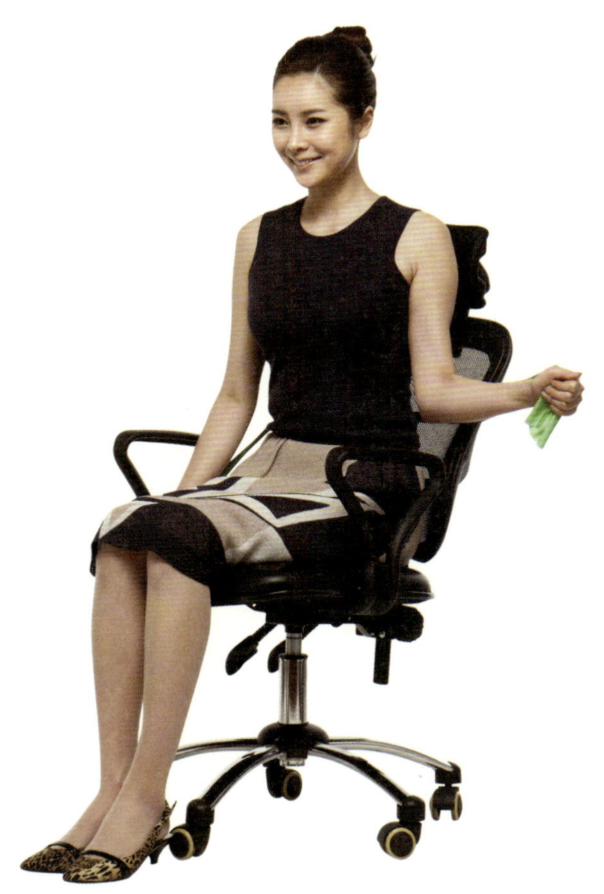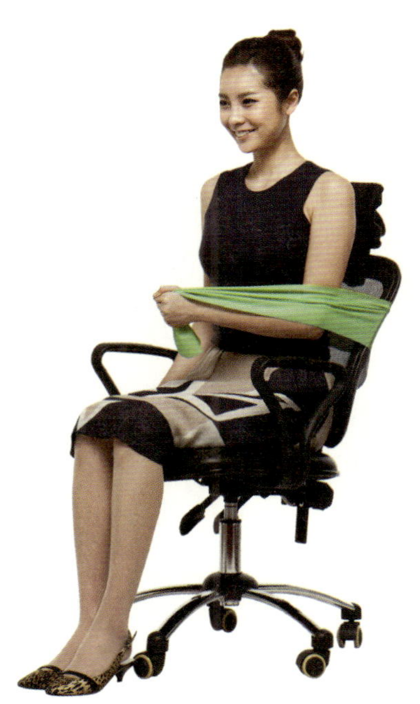

1 밴드를 의자 뒤로 둘러 고정시키고 한 손으로는
밴드 끝을 가볍게 잡고 다른 손은 90도 각도로 해서
밴드의 다른 쪽을 잡는다.

2 들어올린 팔의 팔꿈치는 고정시킨 채
밖에서 안쪽으로 어깨관절만 움직여 당겨준다.
팔을 바꿔 같은 동작을 15회씩 반복한다.

운동 효과　약해진 어깨관절을 강화시켜 어깨결림을 줄여준다.

튼튼한 어깨 만들기

운동부위 어깨관절　**난이도** 상

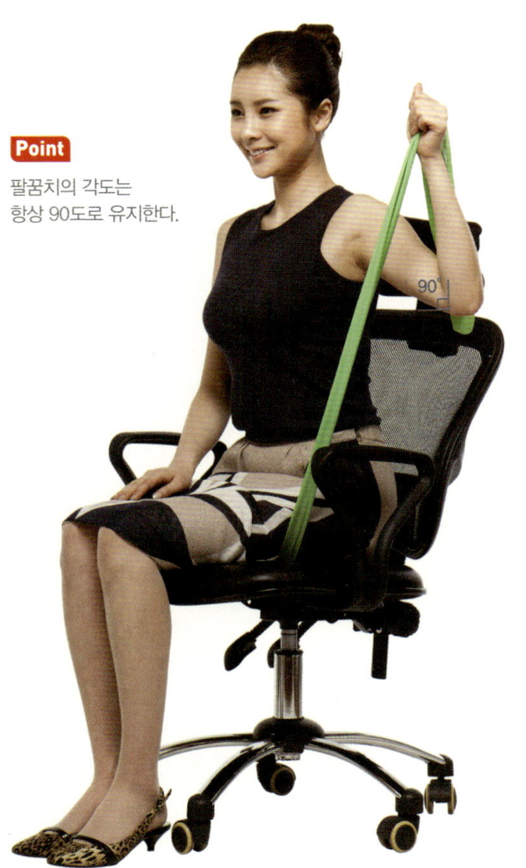

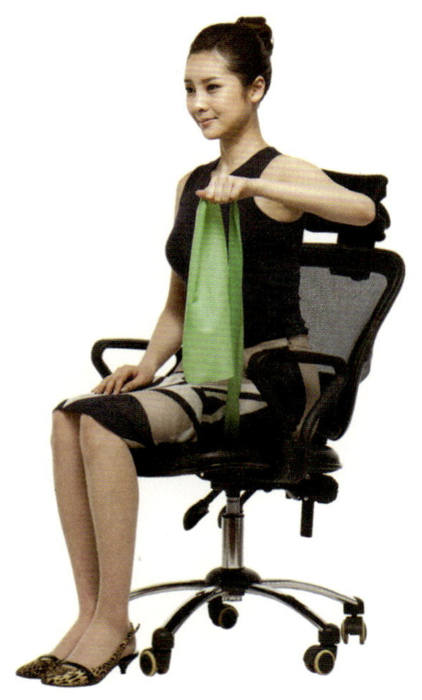

1 밴드를 엉덩이 아래 깔고 앉고
한쪽 끝만 뺀다. 손등이 위로 향하도록 해
한 손으로 빼낸 밴드를 잡는다.

2 팔꿈치를 축으로 하여 어깨 측면 높이까지
앞에서 위로 90도 정도 들어올린다.
팔을 바꿔 같은 동작을 15회씩 반복한다.

운동 효과 어깨 근육을 공략하기보다 약해져서 굳어지고 퇴화하는 관절을 강화시켜주는 운동이다.
관절을 열어주어 어깨결림과 뭉침 완화에 도움을 준다.

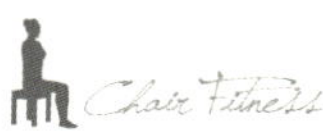

뭉친 어깨 풀어주기

운동부위 팔 뒤쪽, 어깨 옆쪽, 뒤쪽　　**난이도** 하

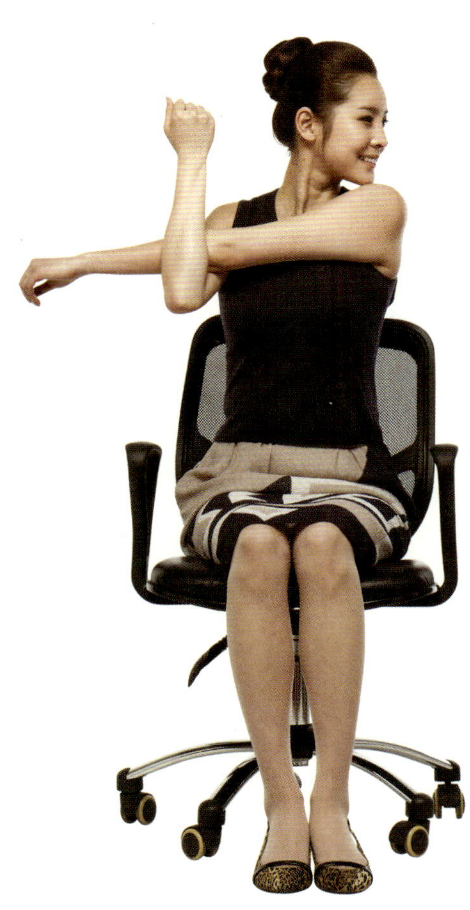

1 한쪽 팔을 들어 반대쪽 팔꿈치 안쪽에 끼고
몸쪽으로 당겨준다. 팔을 바꿔 같은 동작을 반복한다.

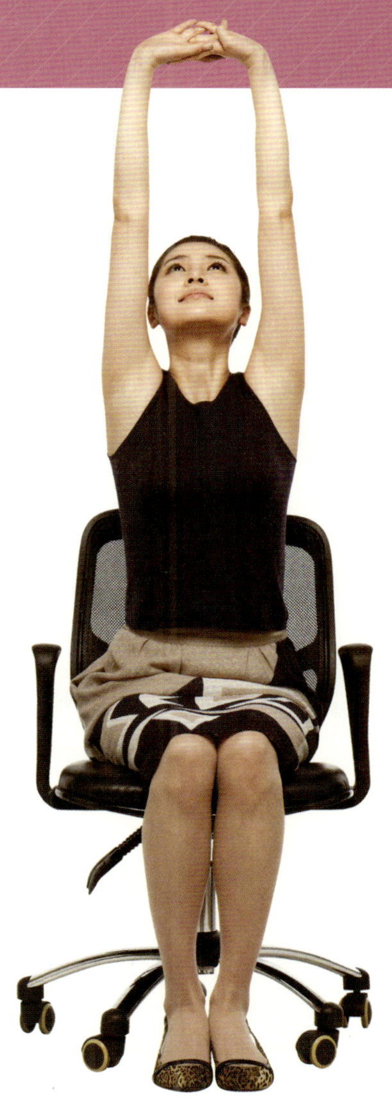

2 팔을 위로 들어 깍지 끼고 쭉 뻗어준다.

**운동
효과**　혈액순환이 안 되고 근력이 약해져 뭉치고 결린 어깨 근육을 이완시켜주어 혈액순환과 회복에 도움을 준다.

퇴근 전
5분

하체 근력 키워주기

운동부위 허벅지 앞쪽, 엉덩이 **난이도** 상

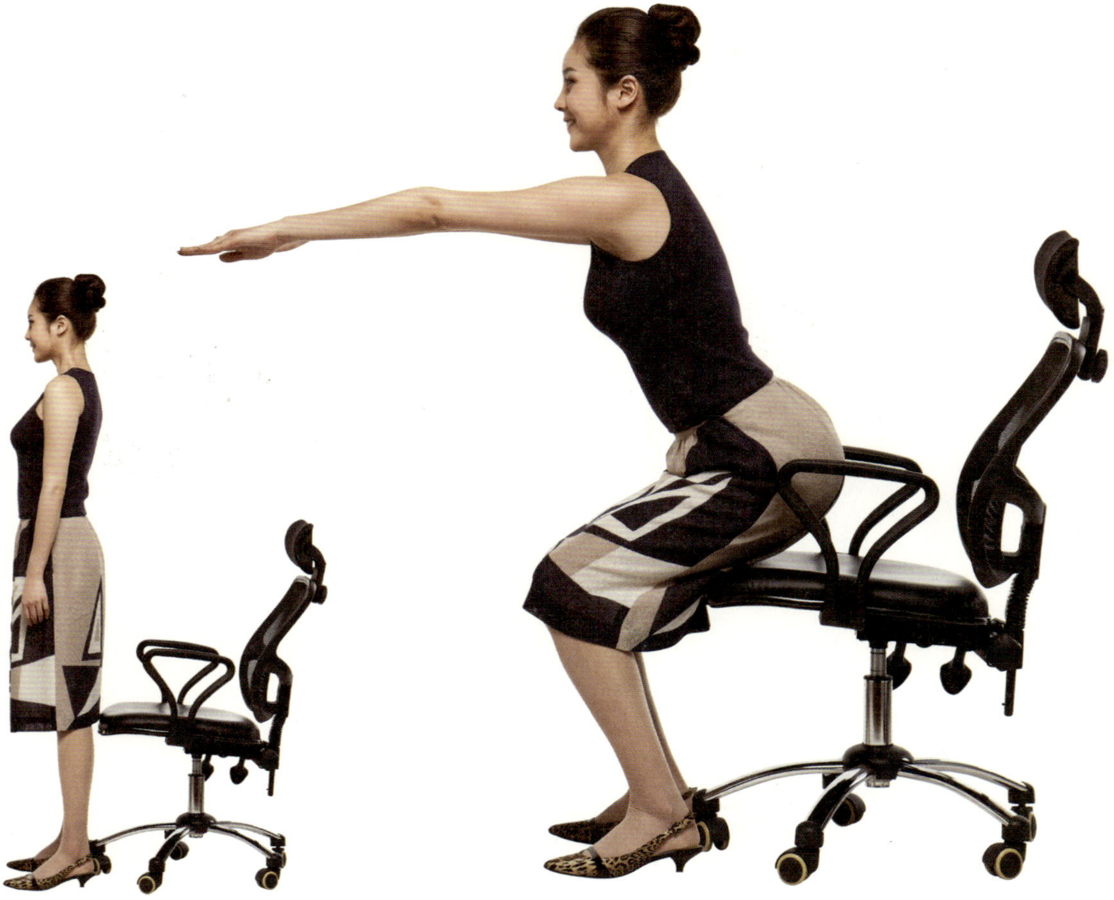

1 양발을 적당한 넓이로 벌리고
바른 자세로 선다.

2 양팔은 앞으로 뻗고 엉덩이는
뒤로 빼 의자에 앉는다는 느낌으로
허벅지 앞쪽에 힘을 주어 천천히 내려간다.
이 동작을 15회 반복한다.

운동 효과 하체 앞부분 전반의 근력과 근지구력을 길러준다.

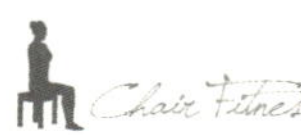

허벅지 근력 키워주기

운동부위 허벅지 뒤쪽　　**난이도** 중

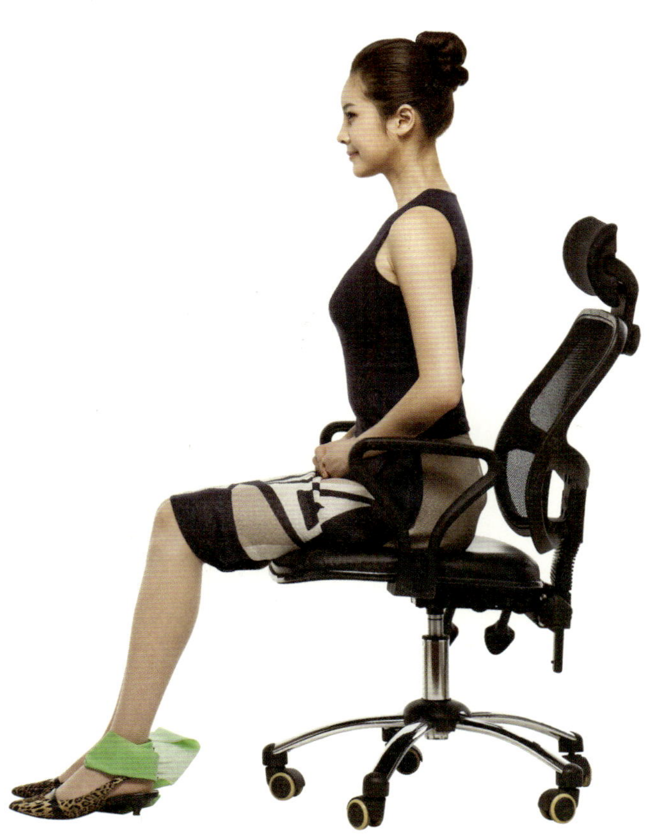

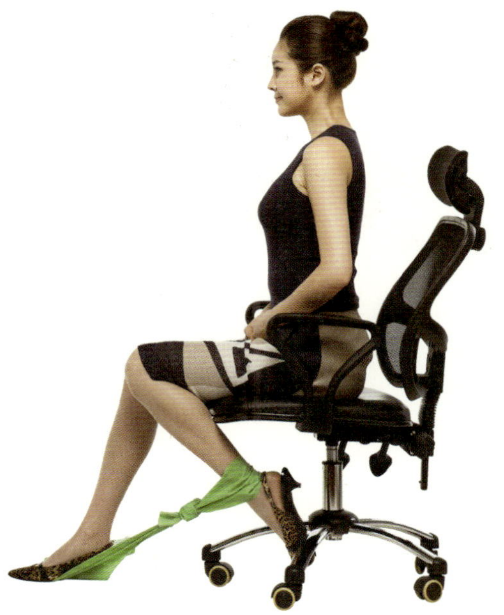

1 한쪽 발목을 밴드로 묶고 다른 발로는 밴드의 남은 부분을 밟는다.

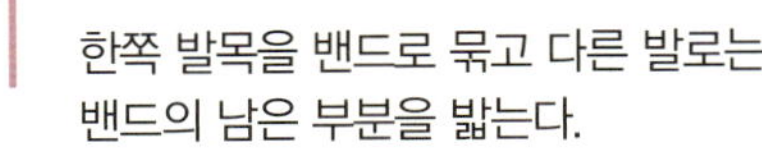

2 허벅지 뒤쪽에 힘을 주어 밴드로 묶은 발을 뒤로 당긴 상태에서 2~3초 버텨준다. 다리를 바꿔 같은 동작을 15회씩 반복한다.

운동효과 하체 뒷부분 전반의 근력과 근지구력을 키워준다.

튼튼한 하체 만들기

운동부위 하체 안쪽, 엉덩이　**난이도** 중

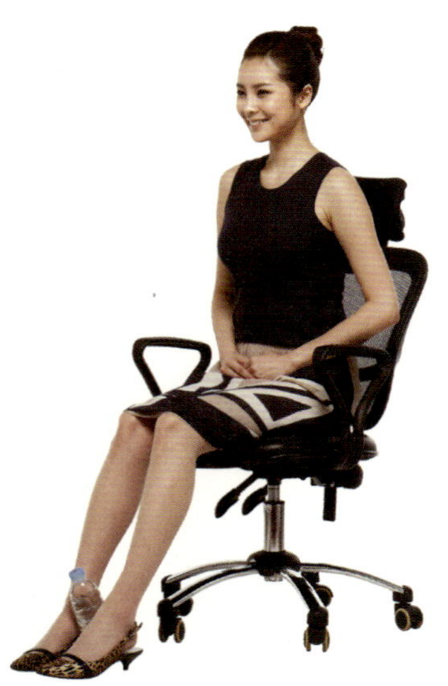

1 의자 깊숙이 앉는다.

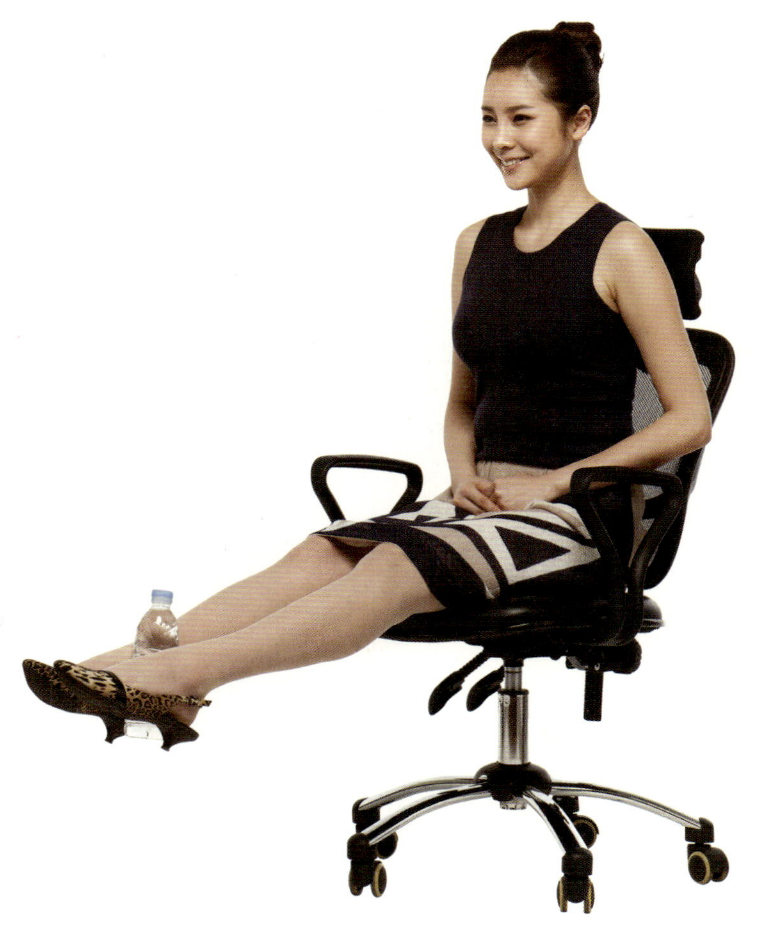

2 두루마리 휴지 또는 생수병을 두 발목 사이에 끼우고
다리를 곧게 펴 들어올린다.
이 동작을 10초 버티고 10초 쉬기를 6회 반복한다.

운동효과 자극되기 힘든 다리 안쪽과 엉덩이 안쪽 부위를 자극하여 근력을 키워준다.

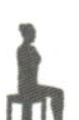

뭉친 허벅지 근육 풀어주기

운동부위 허벅지 앞쪽　　**난이도** 하

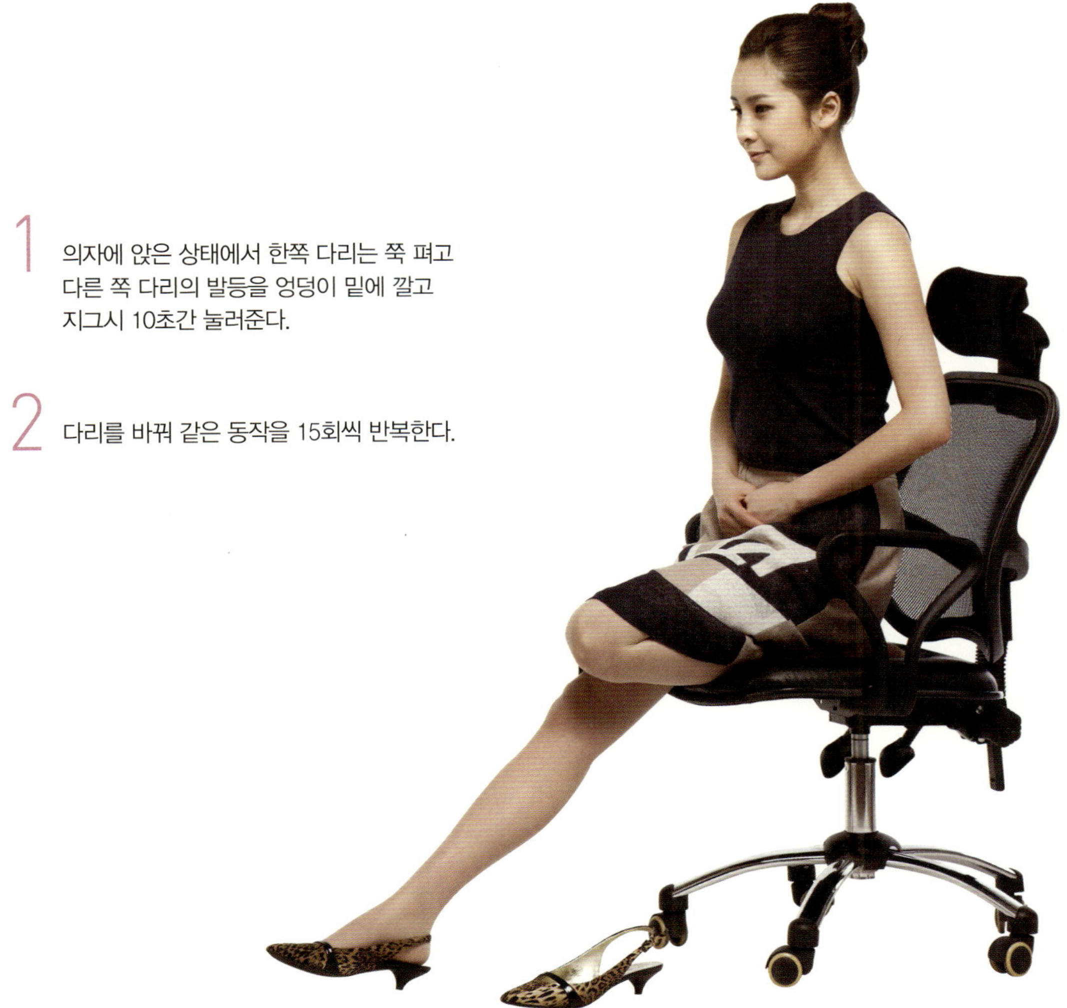

1 의자에 앉은 상태에서 한쪽 다리는 쭉 펴고 다른 쪽 다리의 발등을 엉덩이 밑에 깔고 지그시 10초간 눌러준다.

2 다리를 바꿔 같은 동작을 15회씩 반복한다.

운동효과 허벅지 앞쪽 근육을 늘려주고 혈액순환에 도움을 준다.

굳은 발목 풀어주기

운동부위 발목, 종아리 앞뒤   **난이도** 하

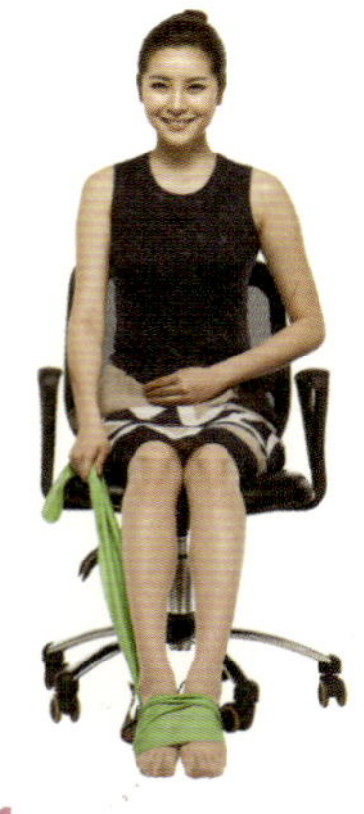

1 양발바닥을 모으고
밴드로 묶어서 고정시킨다.

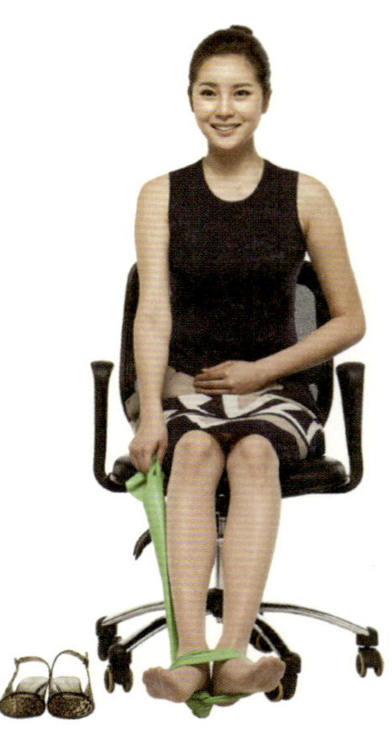

2 발뒤꿈치는 모은 상태에서 앞쪽을
최대한 벌려 2~3초 동안 버텨준다.

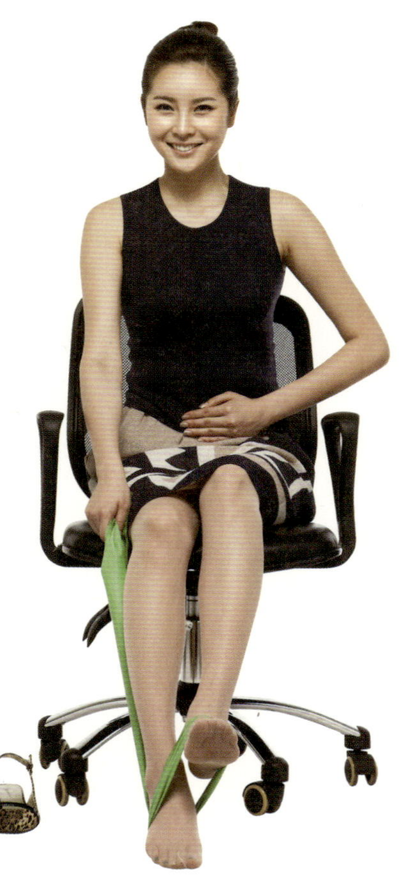

3 발목을 중심축으로 한쪽 발끝은 위로 한쪽 발끝은
아래로 내리고 2~3초 동안 버텨준다.
앞 동작과 함께 위 아래를 바꿔 4회씩 반복한다.

운동효과 굳고 부어 있는 발목을 자극시켜 근력을 강화시켜주고 혈액순환과 부종 완화에 도움을 준다.

허벅지라인 만들기

운동부위 허벅지 앞쪽　　**난이도** 하

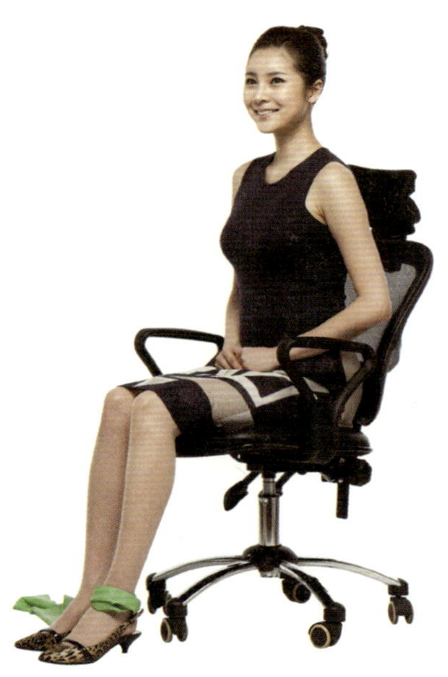

1 한쪽 발목을 밴드로 묶고 다른 발은
남은 밴드를 밟은 다음
두 발을 가지런히 모아준다.

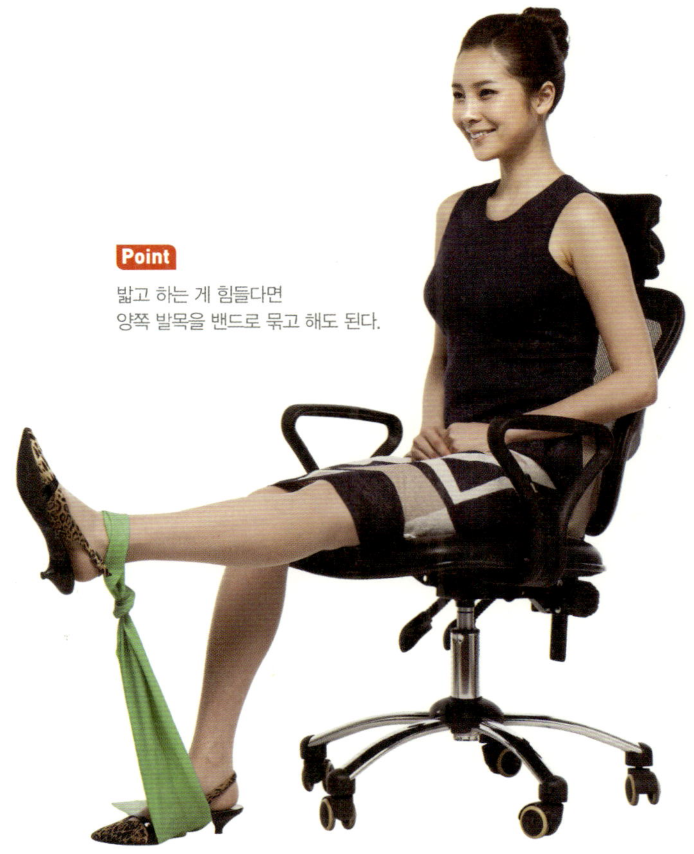

Point

밟고 하는 게 힘들다면
양쪽 발목을 밴드로 묶고 해도 된다.

2 허벅지 앞쪽에 힘을 주어 밴드로 묶은 발을 앞으로 들어준다.
다리를 바꿔 같은 동작을 15회씩 반복한다.

운동 효과 허벅지 앞쪽, 무릎 윗부분을 자극시켜 관절 주변근을 강화해주고 무릎 통증을 완화시켜준다.

THURS day | 기분 좋게 바쁜 목요일! 바디라인을 정비하자

출근 후 1분
• 기지개 스트레칭

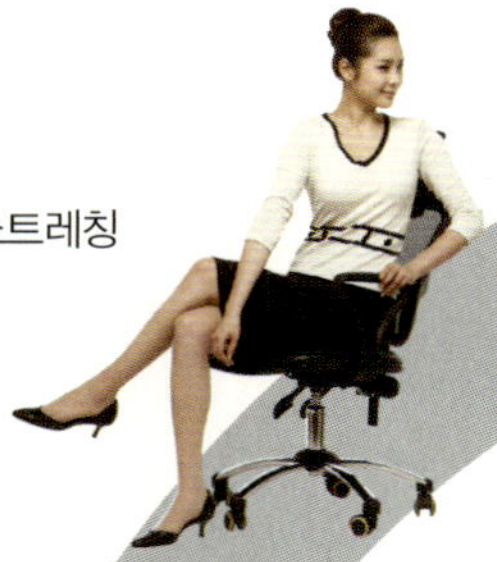

점심 전 2분
• 복부 옆라인 잡아주기
• 날씬한 복부 만들기
• 섹시한 복근 만들기
• 11자 복근 만들기

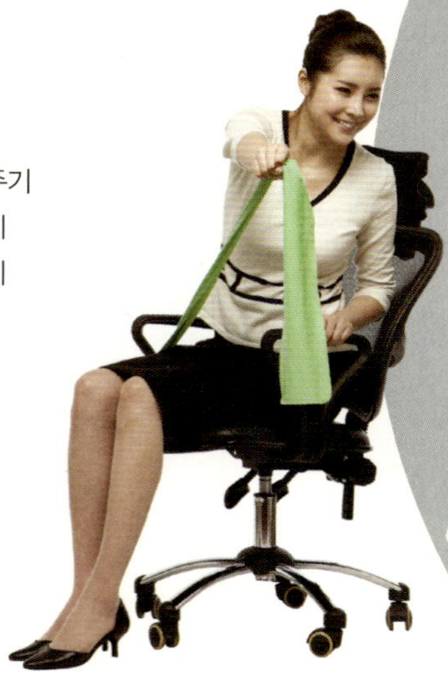

점심 후 3분
• 허리 통증 없애기
• 탄탄한 허리라인 만들기
• 뭉친 허리 근육 풀어주기
• 허리 밸런스 잡아주기

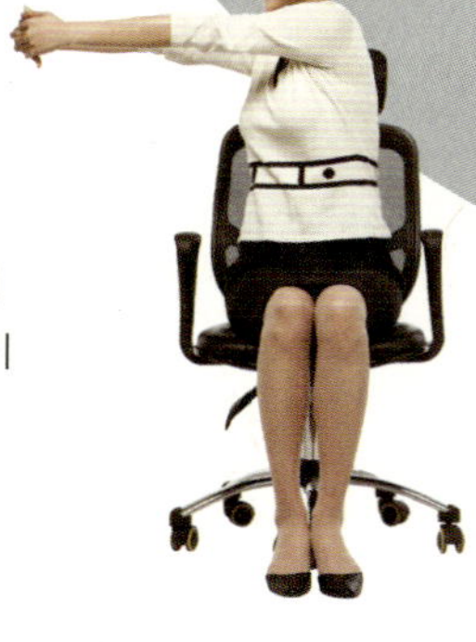

SUMMARY 배우며 느껴봄

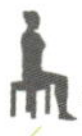

목요일은 슬슬 주말이 기다려지기 시작하면서 괜스레 설레게 되는 날이다. 내일로 다가온 '광란의 금요일'을 위해 물 좋은 클럽 물색하랴, 맛집 검색하랴, 업무 외에 할 일 또한 많다. 금요일 칼퇴를 위해 더욱 업무에 스피드를 올리게 되지만 기분 좋게 바쁘다. 덩달아 수요일에 머리끝까지 올랐던 분노의 게이지가 가라앉으면서 비례적으로 스트레스 수치 또한 서서히 낮아진다. 좋은 기분으로 강도 있는 운동보다는 부위별 디테일에 신경 쓰며 라인을 살리는 운동에 주력해보자.

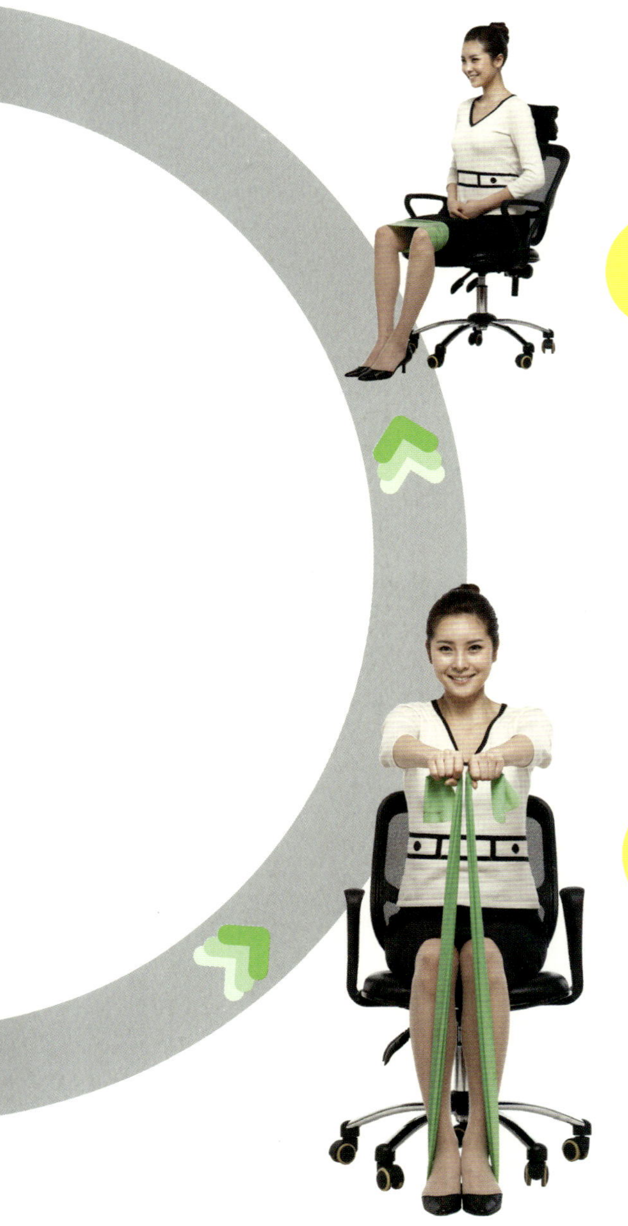

퇴근 전
5분

- 허벅지 근력 키워주기
- 예쁜 다리라인 만들기
- 매끈한 허벅지 만들기
- 탄탄한 허벅지 만들기
- 허벅지 탄력 키우기
- 골반 밸런스 잡아주기

쉬는 시간
4분

- 매끈한 어깨라인 만들기
- 부드러운 어깨라인 만들기
- 예쁜 어깨 만들기
- 탄력 있는 어깨 만들기

기지개 스트레칭

운동부위 전신   **난이도** 하

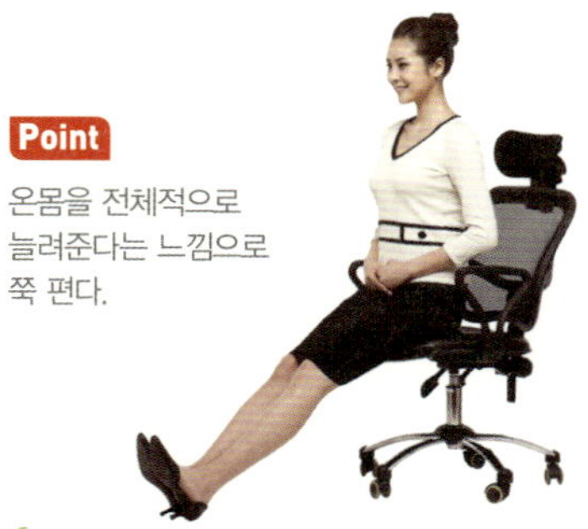

Point

온몸을 전체적으로
늘려준다는 느낌으로
쭉 편다.

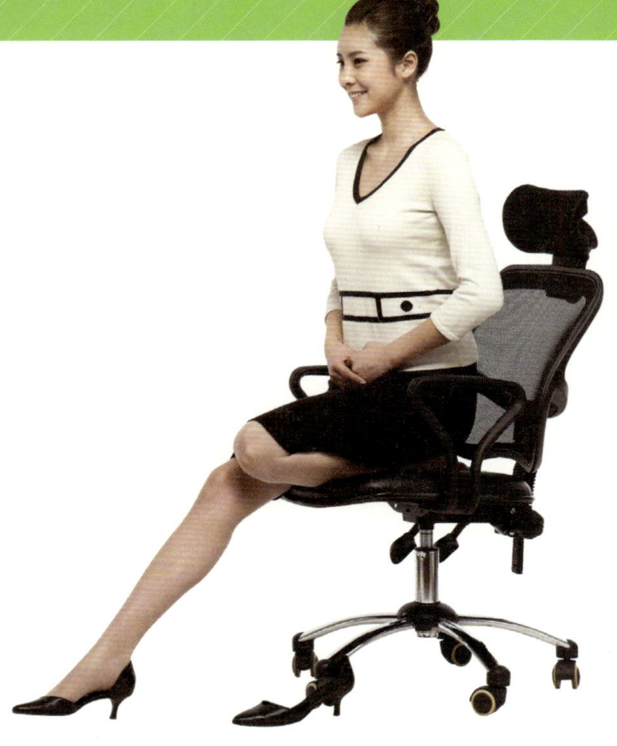

1 종아리 뒤쪽과 허벅지 뒤쪽을
쭉 편 채 발뒤꿈치를 바닥에 가볍게 대고
10초간 버틴다.

2 의자에 앉은 상태에서 한쪽 다리는 쭉 펴고
다른 쪽 다리의 발등을 엉덩이 밑에 깔고
10초간 지그시 눌러준다.
다리를 바꿔 같은 동작을 반복한다.

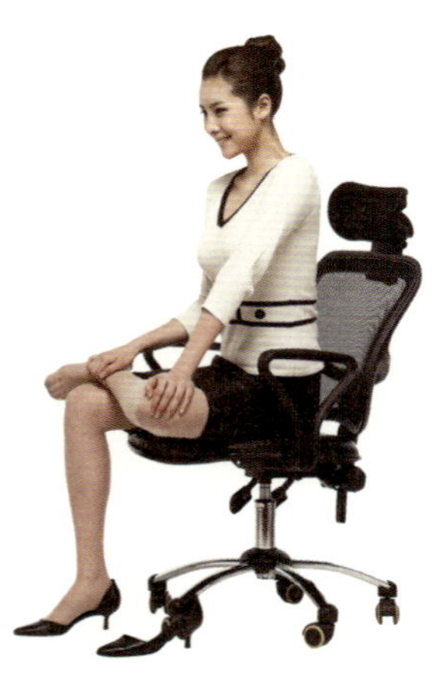

3 한쪽 다리를 반대쪽 허벅지에 얹는다. 호흡을 내쉬며
올린 다리와 같은 쪽 손으로 무릎 부분을
10초간 지그시 눌러준다.
다리와 손을 바꿔 같은 동작을 반복한다.

운동효과 코어 위주의 스트레칭으로 혈액순환에 도움을 주고 몸을 깨워준다.

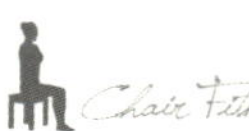

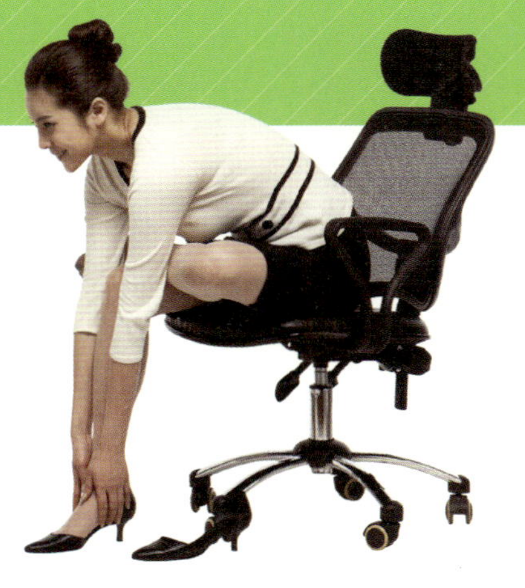

4 한쪽 다리를 복숭아 뼈가 닿도록 다른 쪽
다리의 허벅지 위에 수평으로 올려놓는다.
상체를 숙여 발등을 향해
호흡을 내쉬며 내려간 뒤 10초간 버틴다.
다리를 바꿔 같은 동작을 반복한다.

5 다리를 포개어 꼬고 앉는다. 꼰 다리쪽 손으로
의자 팔걸이를 잡고 같은 방향으로
최대한 허리를 틀어준 뒤 10초간 버틴다.
다리와 손을 바꿔 같은 동작을 반복한다.

Point

꼰 다리를 받치는 다리의 각도는
90도를 유지한다.

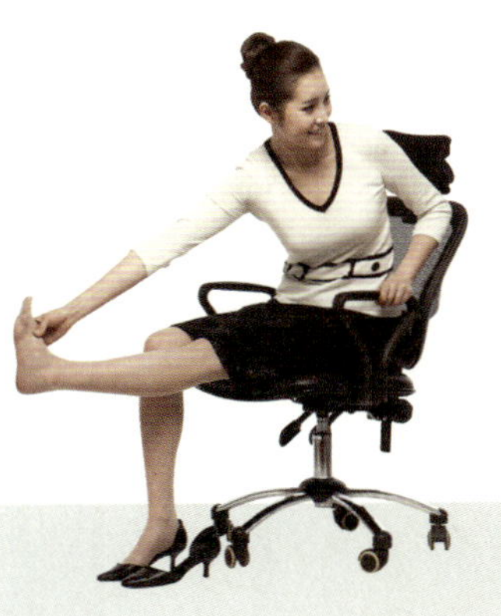

6 한쪽 발을 쭉 뻗은 다음 발과 반대쪽 손으로 잡는다.
팔에서 등 날개 부분이 최대한 늘어나도록
자세를 유지한 채 10초간 버틴다.
다리와 손을 바꿔 같은 동작을 반복한다.

Point

팔에는 힘을 최대한 빼주어
등이 스트레칭될 수 있도록 한다.

복부 옆라인 잡아주기

운동부위 복부 옆쪽　　**난이도** 중

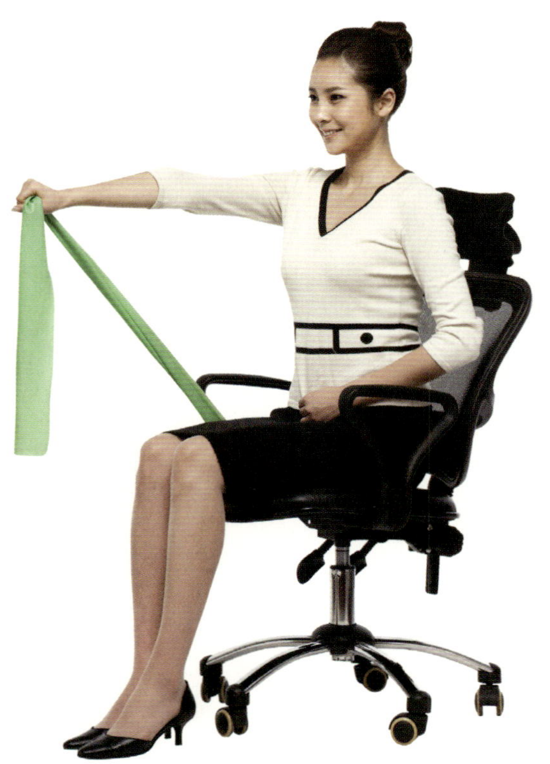

1 밴드를 엉덩이 아래에 깔고 앉고 한쪽 끝만 뺀다.
한 손으로 밴드를 잡아 앞으로 쭉 뻗어준다.

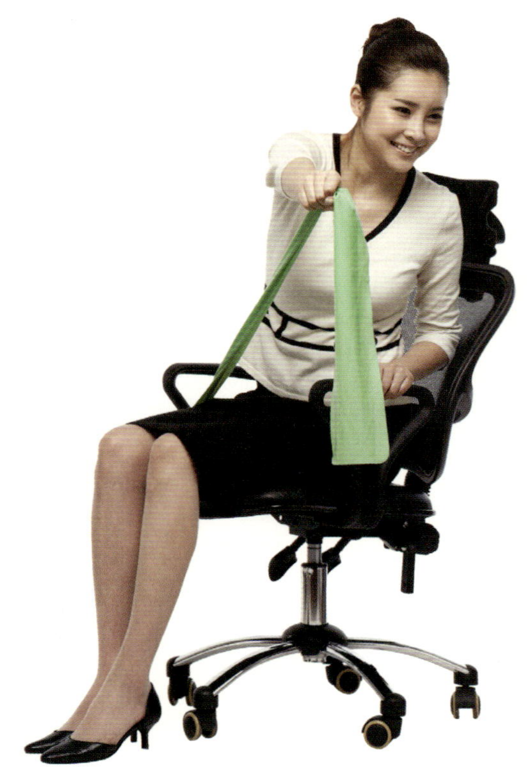

2 어깨와 팔은 고정시키고 복부의 힘만으로
허리를 옆으로 돌려준다.
팔을 바꿔 같은 동작을 15회씩 반복한다.

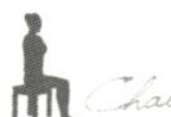

날씬한 복부 만들기

운동부위 복부 옆쪽　　**난이도** 중

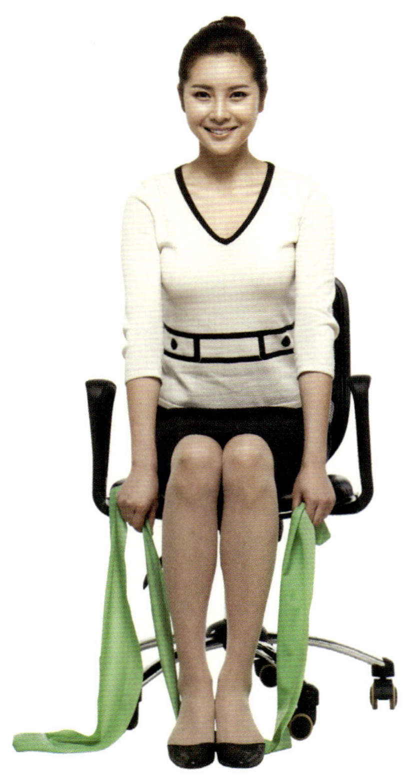

1 밴드 중앙을 양발로 밟아서 고정시키고
양손으로 밴드를 잡는다.

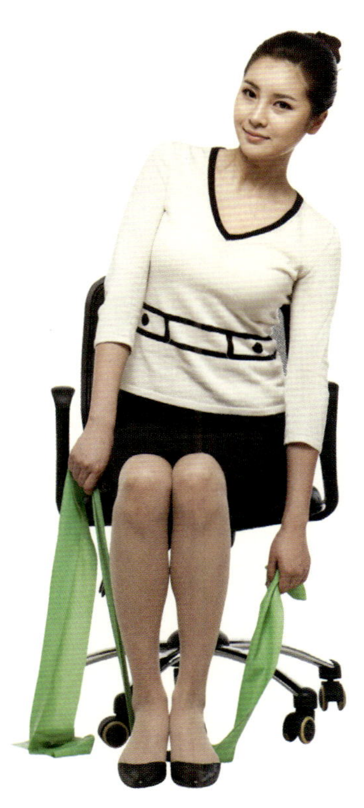

2 허리를 틀어 복부 옆쪽 힘으로
밴드를 한 쪽씩 당겨 올린다.
반대쪽으로도 같은 동작을 15회씩 반복한다.

운동 효과　양옆으로 허리를 늘려주어 복부 옆쪽 근육을 자극해 예쁜 라인을 잡을 수 있도록 도와준다.

섹시한 복근 만들기

운동부위 복부 전반   **난이도** 상

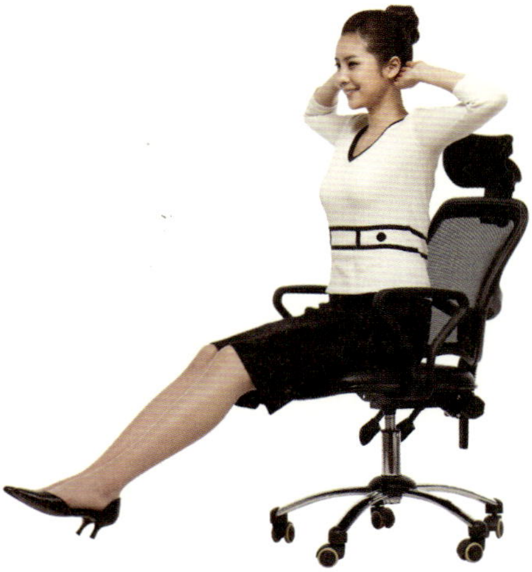

Point
다리는 너무 높게 들어올리려 할 필요는 없다.
그러나 너무 낮아서도 안 된다.

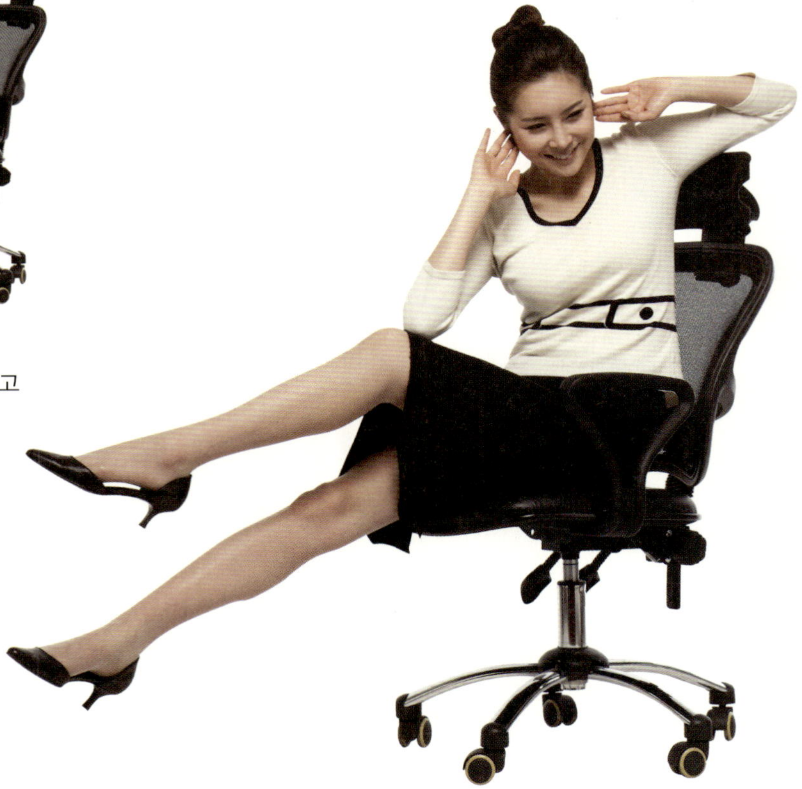

1 팔꿈치를 접어 양손을 귀에 붙이고
다리는 쭉 뻗어 들어준다.

2 오른 팔꿈치와 왼 무릎이 닿을 수 있도록
복부 옆쪽을 틀어주고 왼 다리를 들어올린다.
다리와 팔을 바꿔 각각 15회씩 반복한다.

운동효과 복부를 수축시킨 상태에서 양옆으로 몸을 비틀어주어 복부 옆쪽까지 자극시키므로
복근라인을 예쁘게 만들어준다.

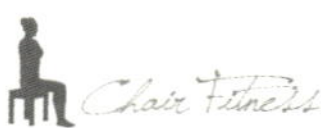

11자 복근 만들기

운동부위 **복부**   난이도 **상**

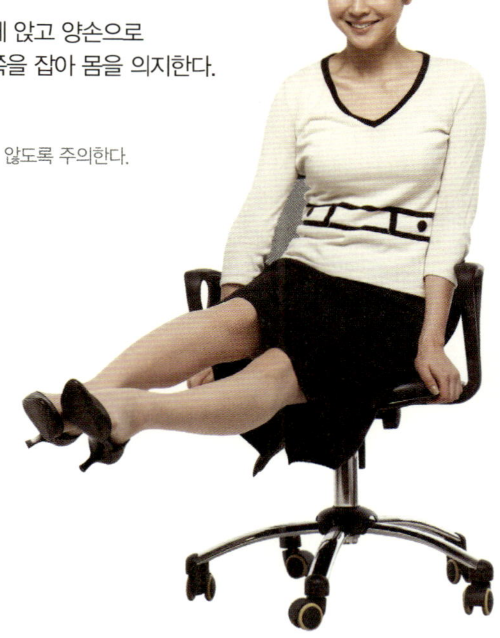

1 의자 끝에 앉고 양손으로
의자 앞쪽을 잡아 몸을 의지한다.

Point

다리가 벌어지지 않도록 주의한다.

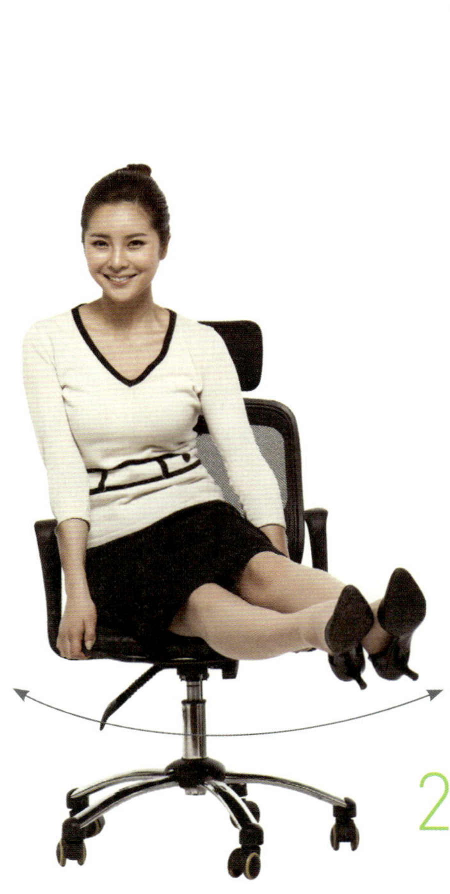

2 다리를 곧게 편 상태에서 바깥쪽으로 최대한 밀어주며
복부를 최대한 수축시킨다. 이 동작을 15회 반복한다.

운동 효과 복부 옆라인을 강하게 자극하여 라인을 예쁘게 잡아준다.

허리 통증 없애기

운동부위 허벅지 뒤쪽, 허리 양쪽   **난이도** 상

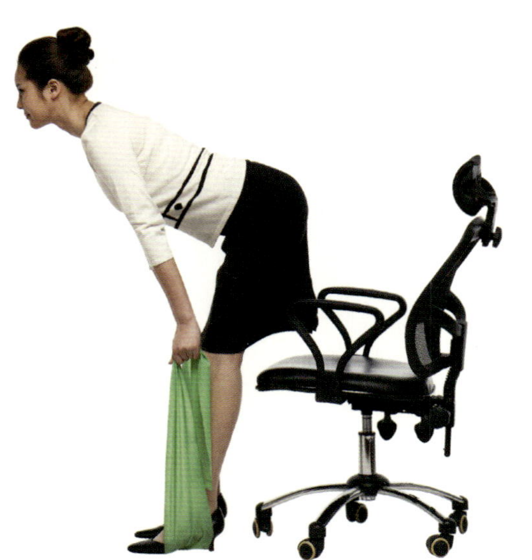

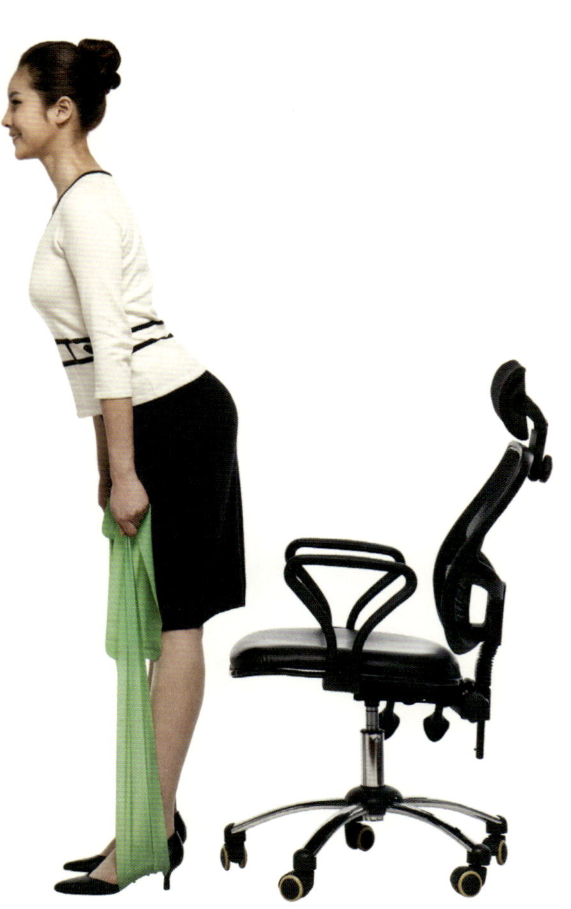

1 어깨너비로 발을 벌리고 양발로 밴드
중앙을 밟고 양손으로 밴드를 잡는다.

2 밴드의 탄성에 맞춰 허리를 곧게 편다.
이 동작을 15회 반복한다.

운동 효과 허리 뒤쪽의 근육을 자극하는 운동으로 허리가 바로 서게 도와준다.

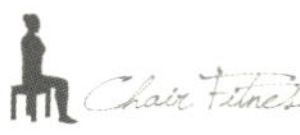

탄탄한 등허리 만들기

운동부위 등   **난이도** 중

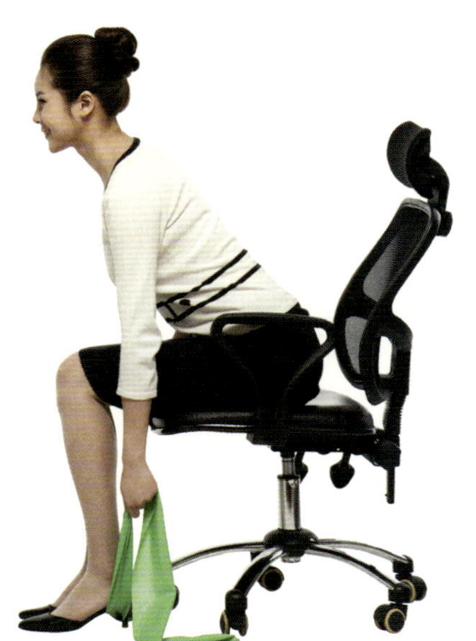

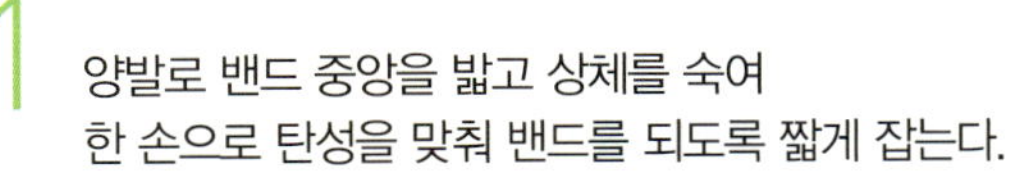

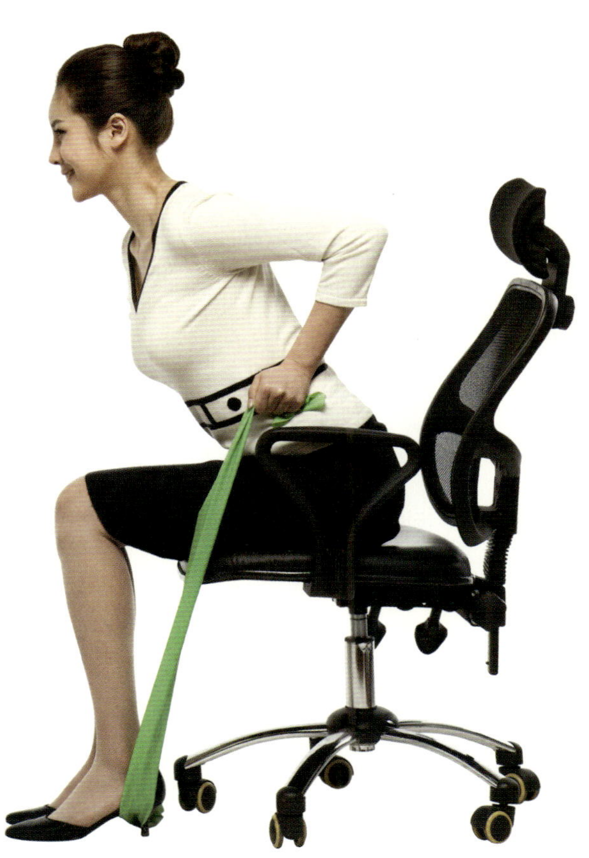

1 양발로 밴드 중앙을 밟고 상체를 숙여
한 손으로 탄성을 맞춰 밴드를 되도록 짧게 잡는다.

2 등의 힘으로 팔꿈치를 들어올린다.
팔을 바꿔 같은 동작을 15회씩 반복한다.

운동효과 등허리라인을 잡아주고 탄력 있게 만든다.

뭉친 허리 근육 풀어주기

운동부위 허벅지 안쪽, 등허리　　**난이도** 상

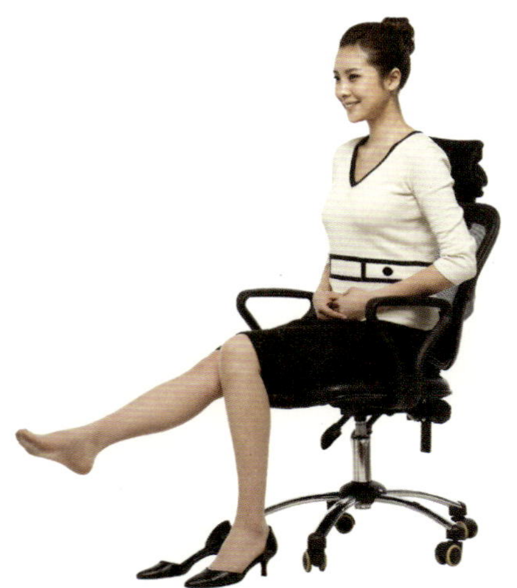

1 한쪽 다리를 들어
앞으로 곧게 뻗어준다.

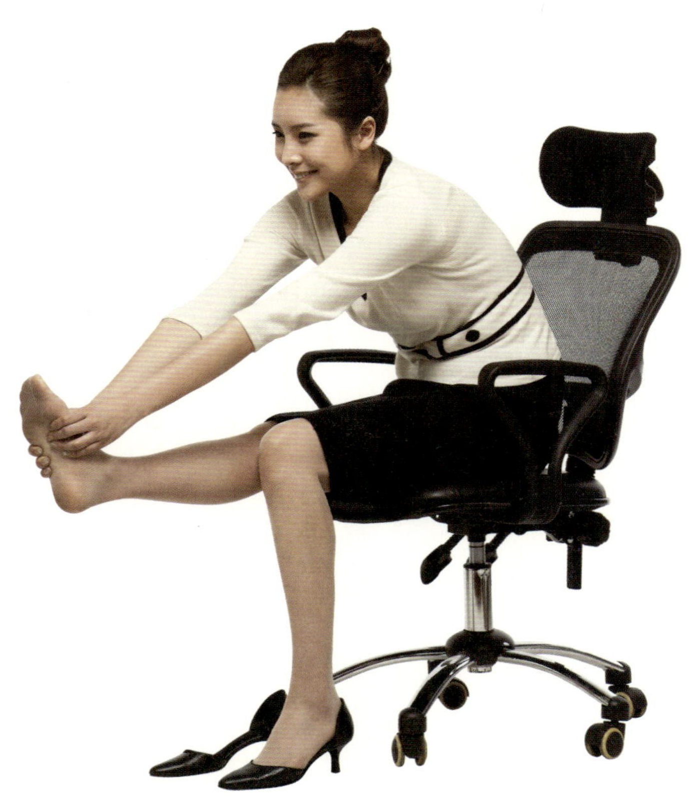

2 뻗은 발을 양손으로 잡아 팔에서 등 날개 부분까지
최대한 늘어나도록 자세를 유지한 채 10초간 버틴다.
다리를 바꿔 같은 동작을 15회씩 반복한다.

운동효과 엉덩이, 등, 허리 등 코어 부분의 전반적인 근육을 자극시켜주어 근육통을 방지할 수 있다.

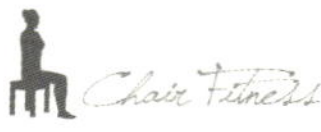

허리 밸런스 잡아주기

운동부위 복부 옆쪽　**난이도** 중

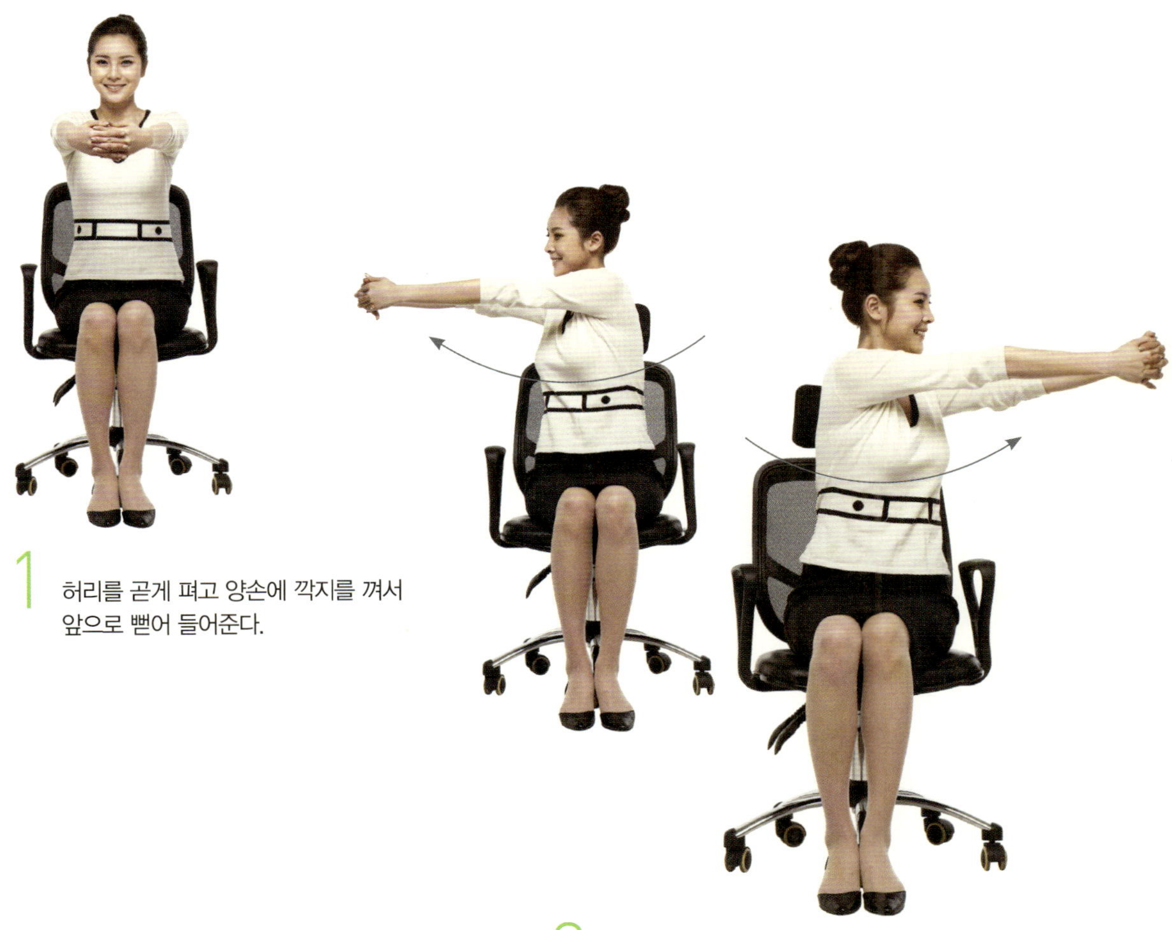

1 허리를 곧게 펴고 양손에 깍지를 껴서
앞으로 뻗어 들어준다.

2 좌우로 허리 전체를 틀어 90도씩 돌리고
2~3초 버티기를 15회씩 반복한다.

운동 효과　복부와 허리 옆부분을 고르게 자극하여 약해진 허리관절을 강화해주고
허리 밸런스를 잡아주는 데 도움을 준다.

매끈한 어깨라인 만들기

운동부위 어깨 앞쪽, 옆쪽　　**난이도** 중

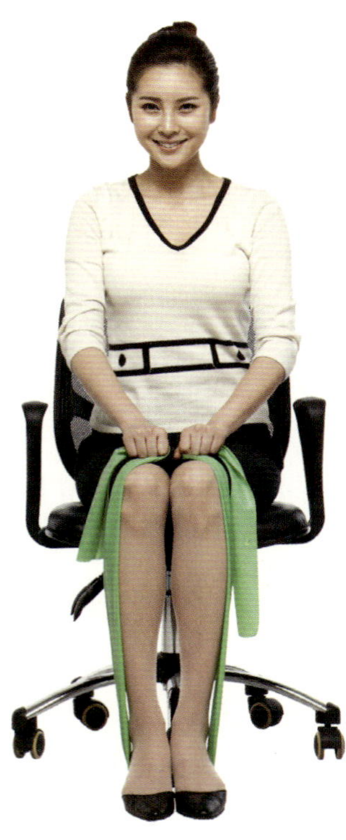

1 밴드 중앙을 양발로 밟고 손등이
위로 향하게 양손을 모아 밴드를 각각 잡는다.

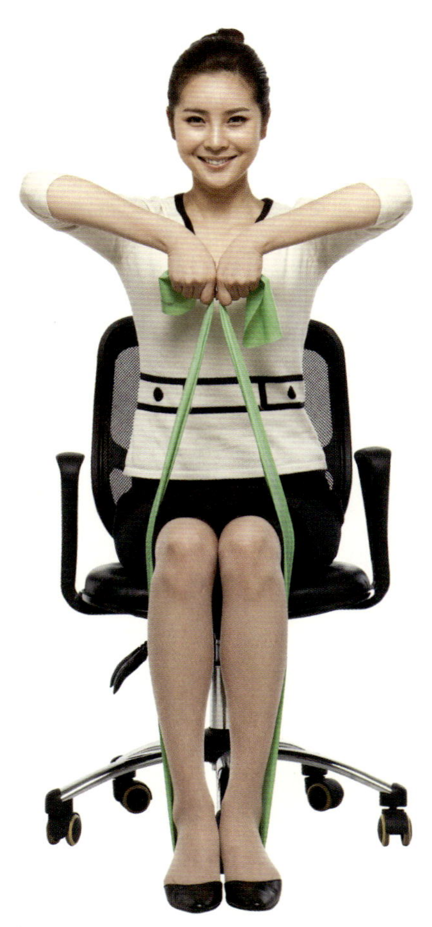

2 어깨에 힘을 주어 팔꿈치를 위로 들어올린다.
이 동작을 15회 반복한다.

운동효과 어깨 앞쪽을 자극하여 어깨라인을 잡아준다.

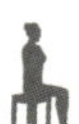

부드러운 어깨라인 만들기

운동부위 어깨 앞쪽, 팔 바깥쪽   **난이도** 하

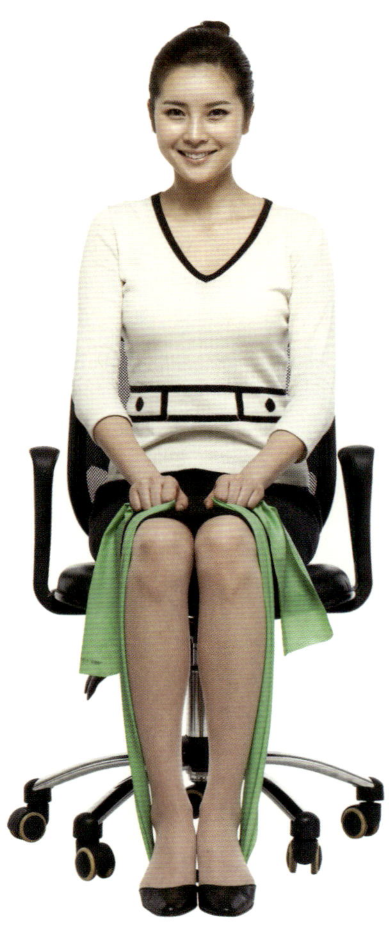

1 밴드 중앙을 양발로 밟고 손등이
위로 향하게 하고 양손으로 밴드를 각각 잡는다.

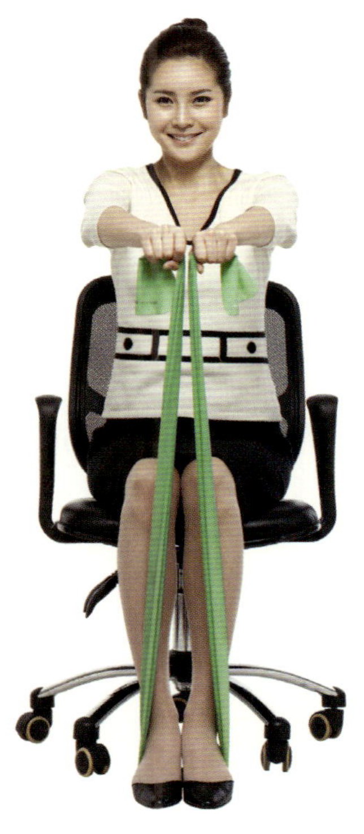

2 팔꿈치 각도를 15도로 유지한 상태에서
어깨 앞쪽 힘으로 손을 들어올린다.
이 동작을 15회 반복한다.

운동효과 어깨 앞쪽 운동으로 팔 바깥라인과 어깨 앞쪽에 동시에 탄력을 준다.

예쁜 어깨 만들기

운동부위 어깨 옆쪽 **난이도** 상

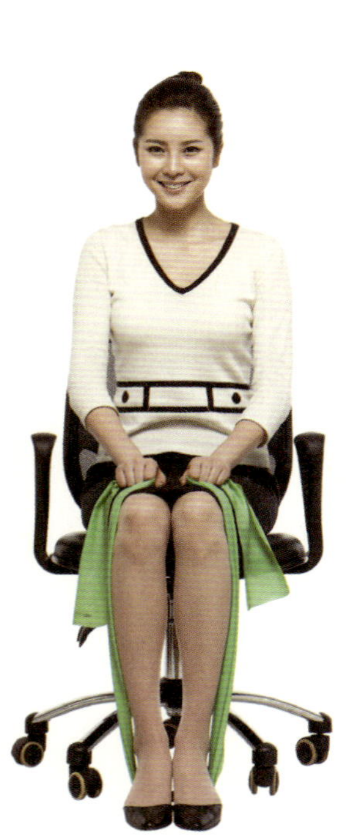

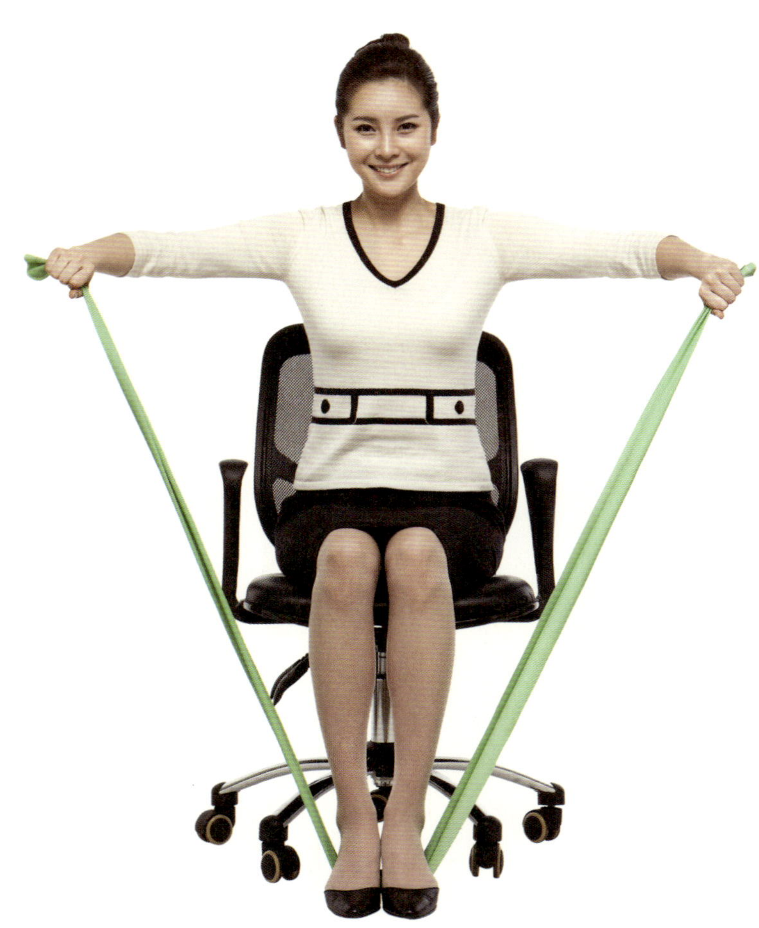

1 밴드 중앙을 양발로 밟고
양손으로 밴드를 각각 잡는다.

2 팔꿈치 각도를 15도로 유지한 상태에서
손등이 늘 앞으로 향하도록 해
어깨의 힘으로 밴드를 옆으로 올려준다.
이 동작을 15회 반복한다.

운동효과 어깨 옆쪽을 자극하여 어깨 옆라인을 예쁘게 잡아준다.

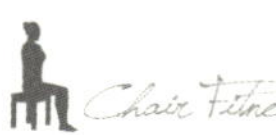

탄력 있는 어깨 만들기

운동부위 어깨 뒤쪽　**난이도** 중

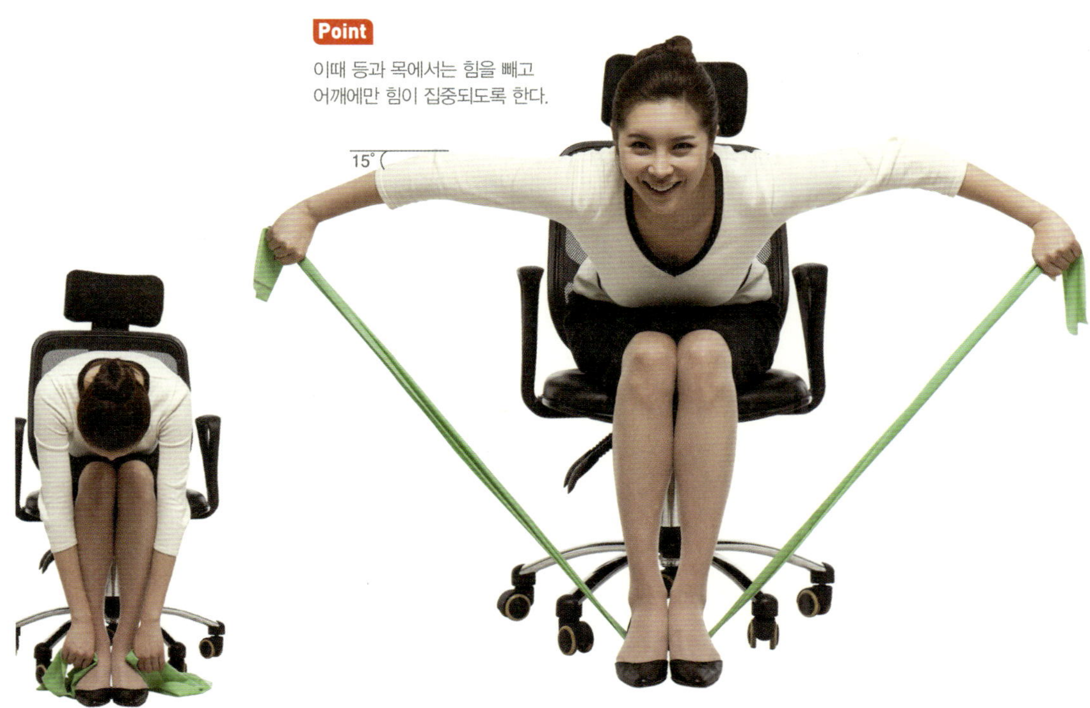

1 밴드 중앙을 양발로 밟고 밴드를 양손으로 잡는다.
상체를 숙인 채 최대한 몸의 근육을 이완시킨다.

2 팔꿈치 각도를 15도로 고정시키고
어깨 힘으로 팔을 양옆으로 당겨 올린다.
이 동작을 15회 반복한다.

운동 효과　어깨 뒤쪽 근육을 강화시켜 탄력이 생기면 어깨가 앞으로 처지는 것을 막아준다.

퇴근 전
5분

허벅지 근력 키워주기

운동부위 허벅지 뒤쪽 **난이도** 중

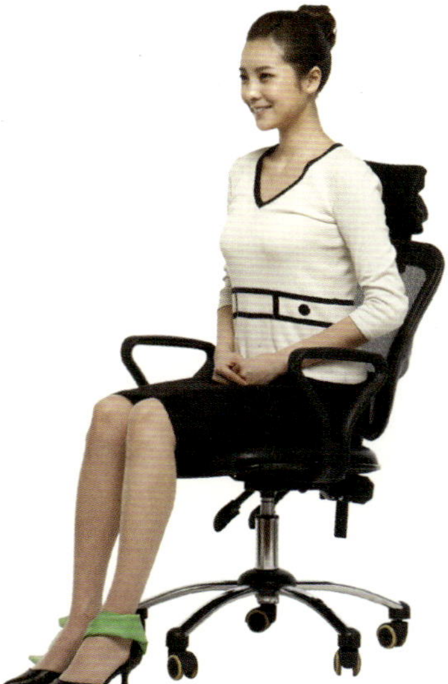

1 한쪽 발목을 밴드로 묶고 다른 발로는 밴드의 남은 부분을 밟는다.

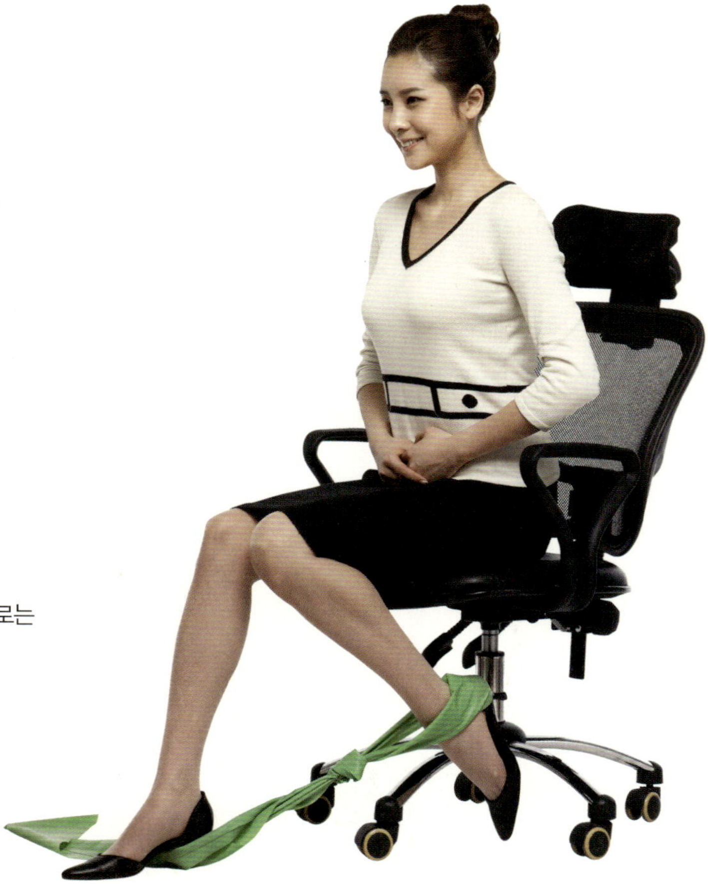

2 허벅지 뒤쪽에 힘을 주어 밴드로 묶은 발을 뒤로 당긴 상태에서 2~3초 버텨준다. 다리를 바꿔 같은 동작을 15회씩 반복한다.

운동 효과 하체 뒷부분 전반의 근력과 근지구력을 키워준다.

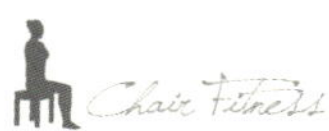

예쁜 다리라인 만들기

운동부위 다리 전체   **난이도** 중

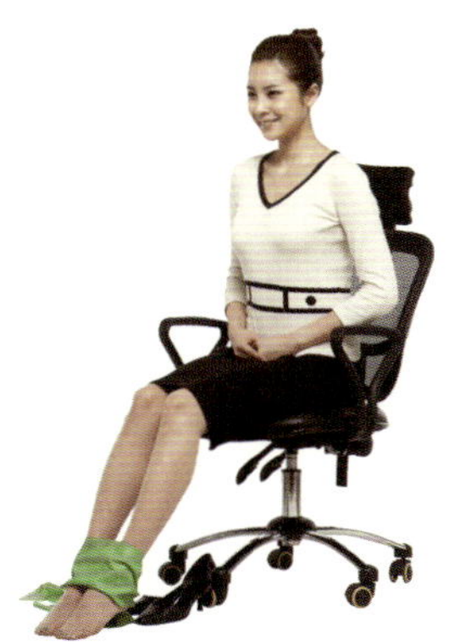

1 밴드를 적당한 크기의
고리가 생기도록 묶어 발목에 걸친다.

2 무릎을 펴서 다리를 든다.
양옆으로 벌려 10초간 버틴다.

Point
무릎은 구부리지 않는다.

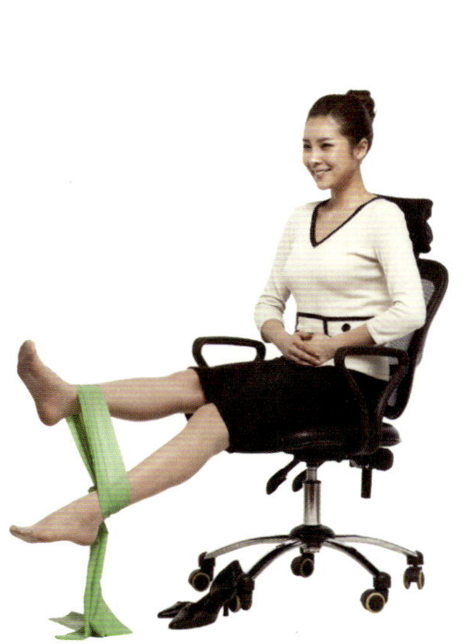

3 아래위로 벌려 10초간 버틴다.
위아래를 바꿔 10초간 버틴다.

운동효과 근육량을 늘려주기보다는 잔근육을 자극하여 다리라인을 예쁘게 잡아준다.

매끈한 허벅지 만들기

운동부위 허벅지 바깥쪽　**난이도** 하

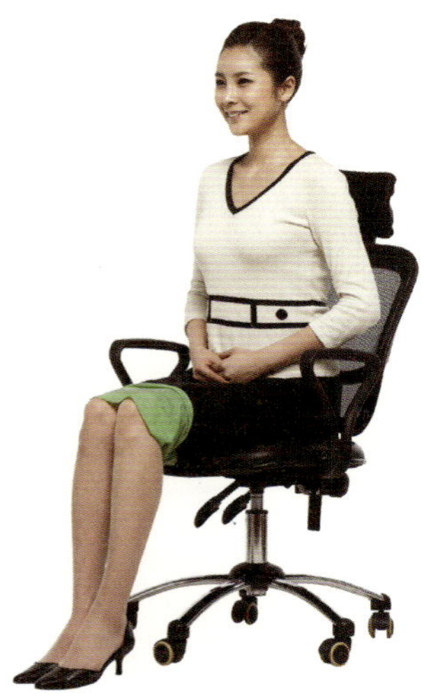

1 양발과 양 무릎을 모으고
무릎을 밴드로 고정시킨다.

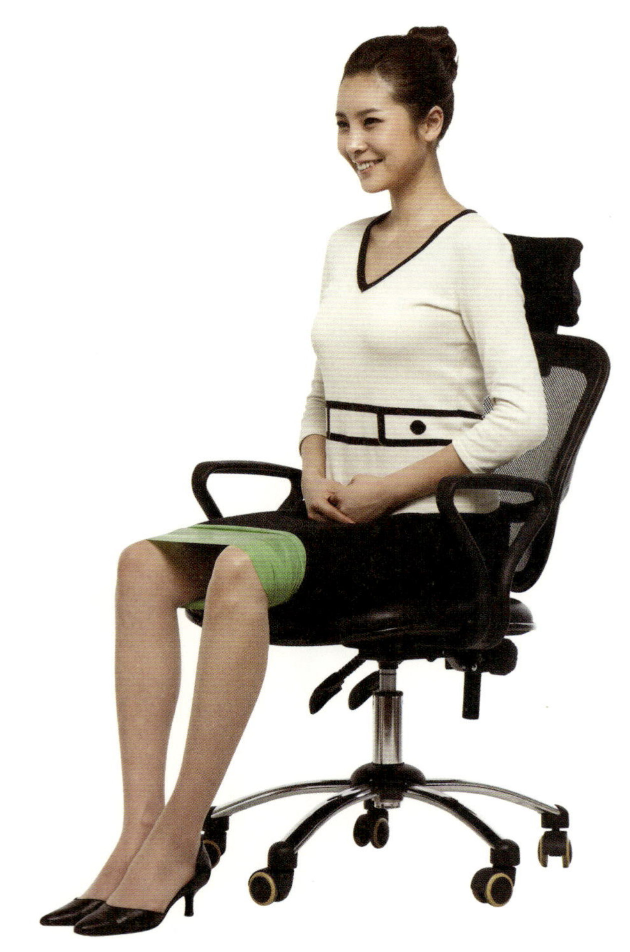

2 허벅지 바깥쪽 힘으로
양 무릎을 바깥으로 밀어낸다.
이 동작을 15회 반복한다.

Point
발까지 벌어지지 않도록 주의한다.

운동 효과　평소에 사용하지 않는 허벅지 바깥쪽 근육을 자극하여 라인을 잡아준다.

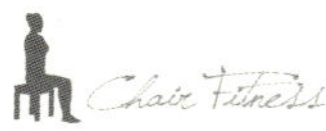

탄탄한 허벅지 만들기

운동부위 허벅지 바깥쪽   **난이도** 상

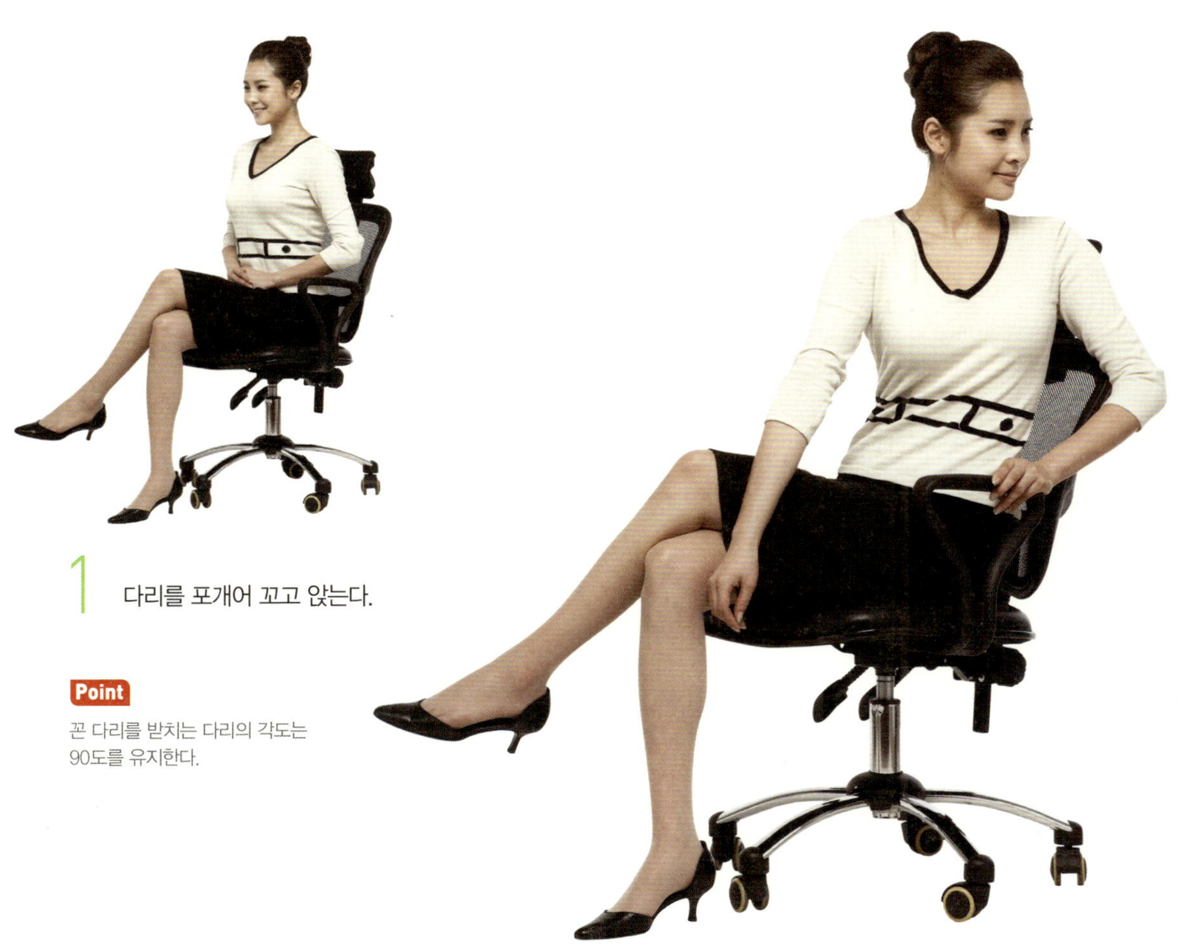

1 다리를 포개어 꼬고 앉는다.

Point

꼰 다리를 받치는 다리의 각도는
90도를 유지한다.

2 꼰 다리쪽 손으로 의자 팔걸이를 잡고
같은 방향으로 최대한 허리를 틀어준 뒤 10초간 버틴다.
다리와 손을 바꿔서도 실시한다.

운동 효과   허벅지 바깥쪽을 비틀어 허벅지 바깥쪽, 골반, 허리까지 늘려주어 근육의 스트레스를 풀어준다.

허벅지 탄력 키우기

운동부위 허벅지 안쪽　　**난이도** 하

1 두루마리 휴지 또는 생수병을 허벅지 사이에 끼우고
허벅지 안쪽 힘으로 10초간 압박한다.

Point
엉덩이 안쪽까지 힘을 준다.

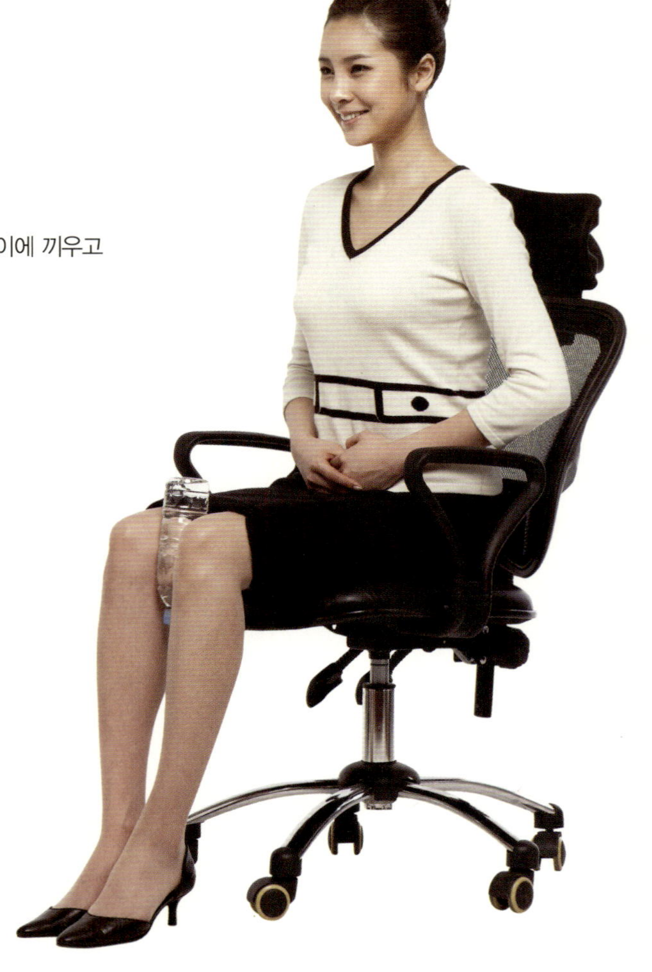

**운동
효과** 　허벅지 안쪽 근육을 자극하여 탄력을 준다.

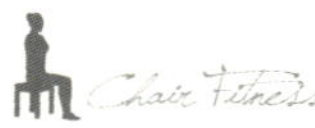

골반 밸런스 잡아주기

운동부위 다리 앞쪽, 뒤쪽, 허리   **난이도** 상

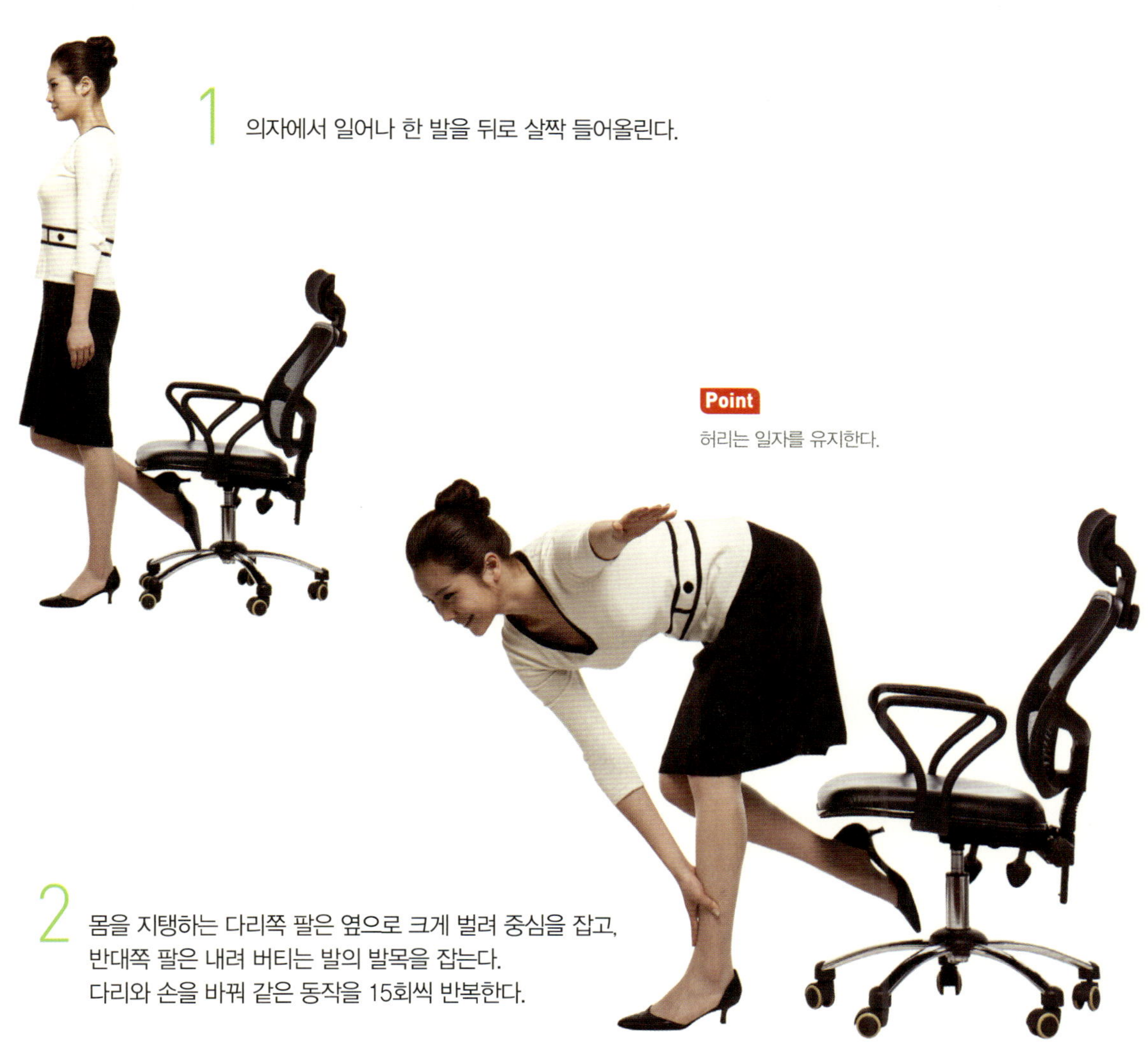

1 의자에서 일어나 한 발을 뒤로 살짝 들어올린다.

Point
허리는 일자를 유지한다.

2 몸을 지탱하는 다리쪽 팔은 옆으로 크게 벌려 중심을 잡고,
반대쪽 팔은 내려 버티는 발의 발목을 잡는다.
다리와 손을 바꿔 같은 동작을 15회씩 반복한다.

운동 효과 뻐근한 골반을 풀어주는 동작으로
허리와 다리 뒤쪽까지 자극하여 골반의 밸런스를 맞춰주는 데 도움을 준다.

FRI day | 드디어 D-DAY 금요일! 광란의 밤을 위해 체력을 충전하자

SUMMARY
금요일의 운동

출근 후
1분

• 기지개 스트레칭

점심 전
2분

• 복부 근력 키워주기
• 복근 지구력 키워주기
• 처진 뱃살 잡아주기
• 복부 늘려주기

점심 후
3분

• 울퉁불퉁 등살 없애기
• 바른 자세 만들기
• 굽어 있는 허리 펴주기
• 날씬한 허리라인 만들기

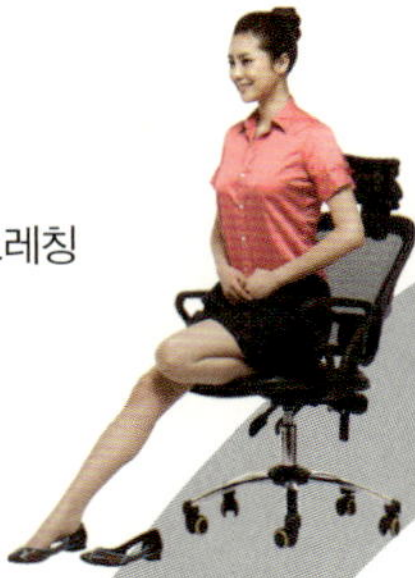

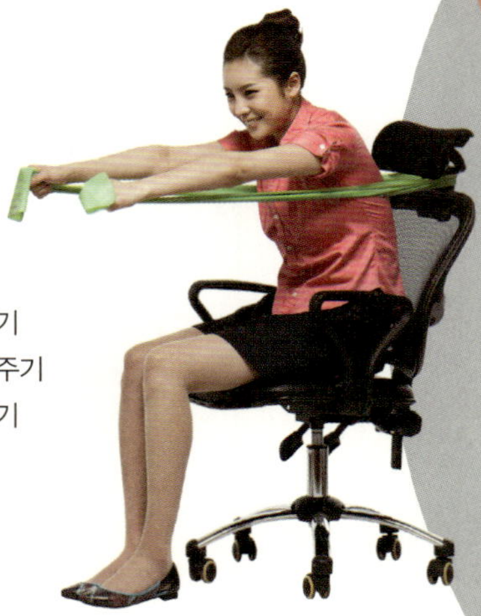

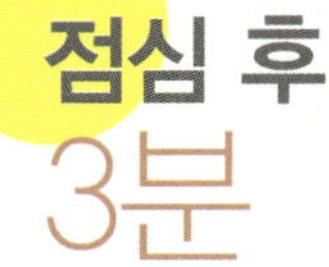

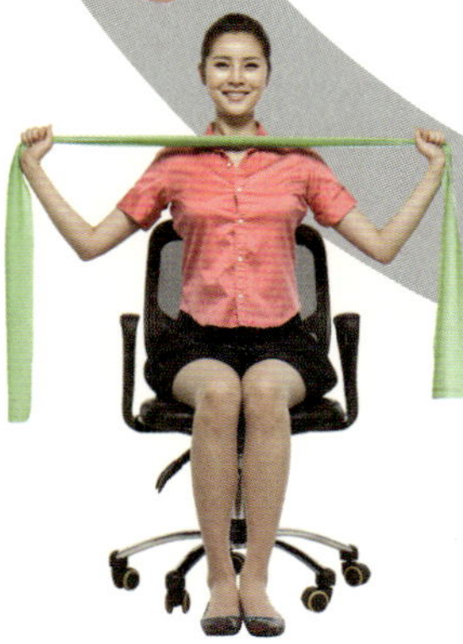

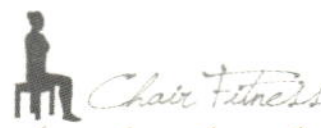

드디어 학수고대하던 그날이 왔다. 아침 출근길마저 상쾌하니 회사로 향하는 발걸음이 새털처럼 가볍다. 날 괴롭히던 부장님의 쓴소리도 오늘만큼은 재잘재잘 참새의 지저귐으로 들리니 귀에 꿀을 바른 것 같다. 회사에서도 이미 내 정신줄은 신나게 놀 생각에 안드로메다로 떠나버렸으니 집중력 향상에 주의를 기울일 필요가 있겠다. 어차피 '6시 땡' 하면 망가질 몸. 오늘은 운동 강도를 높여 전속력으로 질주하는 기분으로 피치를 올려보자. 광란의 밤을 맞이하기 위해 몸과 마음을 강철로 무장하고 밤새 놀 체력을 충전하자.

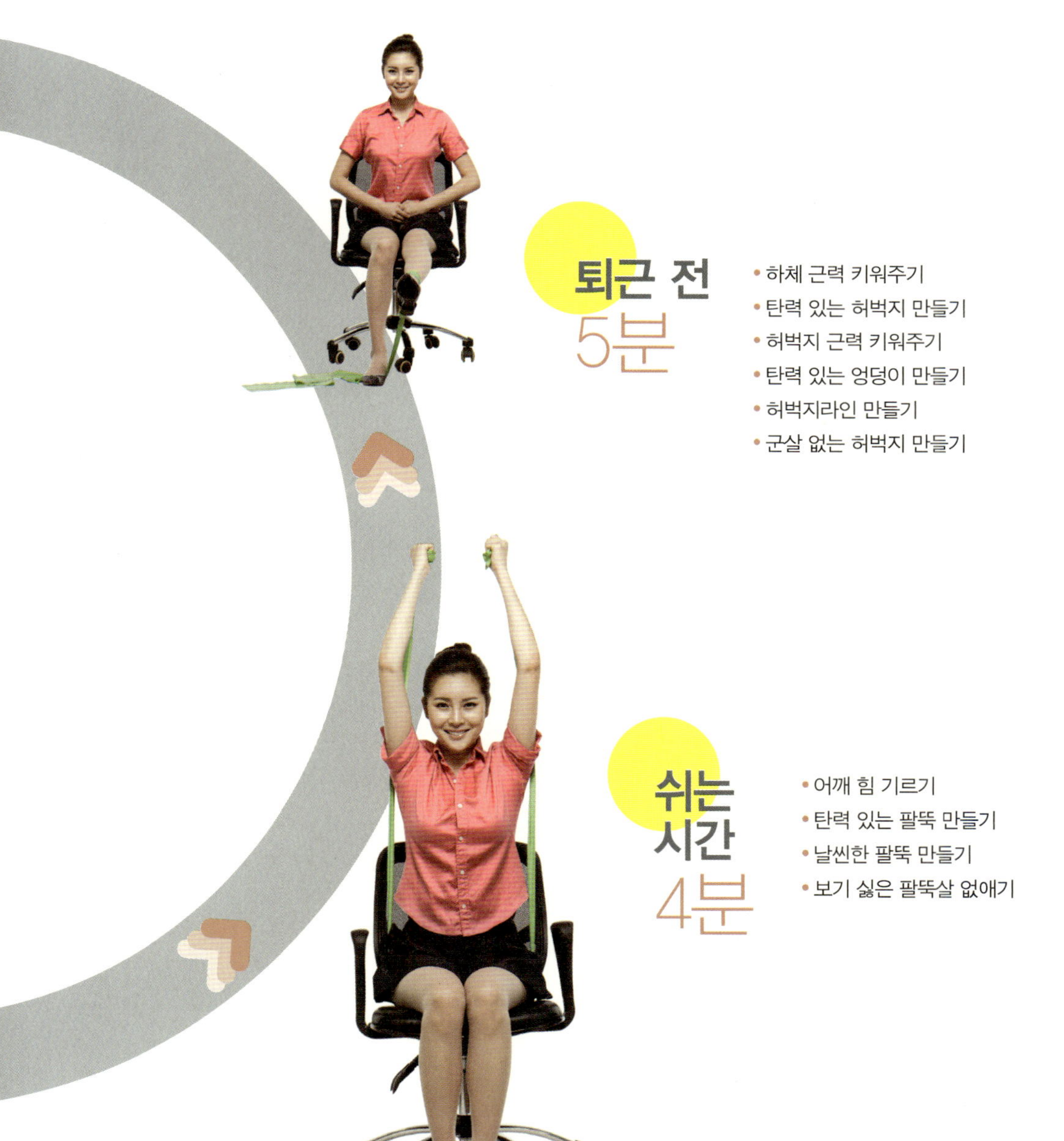

기지개 스트레칭

운동부위 전신　**난이도** 하

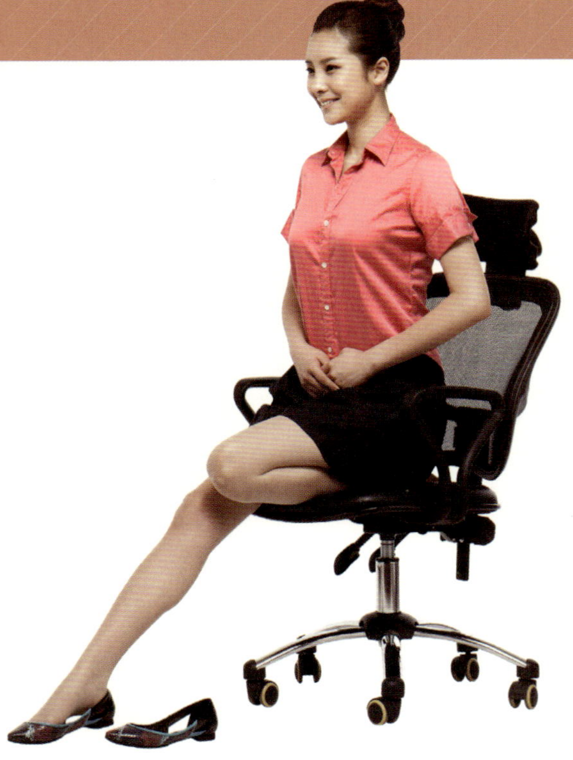

Point

온몸을 전체적으로
늘려준다는 느낌으로
쭉 편다.

1 종아리 뒤쪽과 허벅지 뒤쪽을
쭉 편 채 발뒤꿈치를 바닥에 가볍게 대고
10초간 버틴다.

2 의자에 앉은 상태에서 한쪽 다리는 쭉 펴고
다른 쪽 다리의 발등을 엉덩이 밑에 깔고
10초간 지그시 눌러준다.
다리를 바꿔 같은 동작을 반복한다.

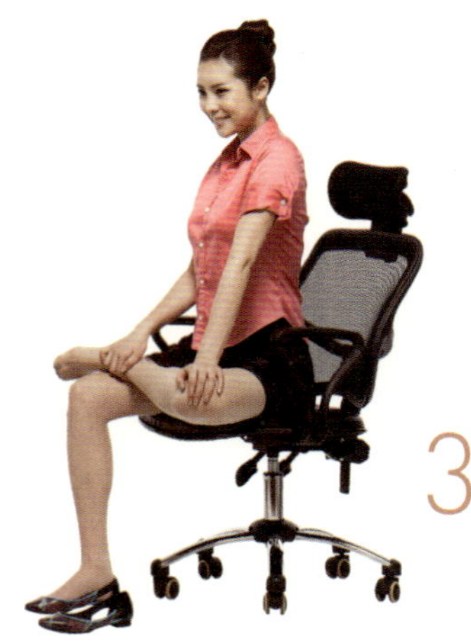

3 한쪽 다리를 반대쪽 허벅지에 얹는다. 호흡을 내쉬며
올린 다리와 같은 쪽 손으로 무릎 부분을
10초간 지그시 눌러준다.
다리와 손을 바꿔 같은 동작을 반복한다.

**운동
효과**　코어 위주의 스트레칭으로 혈액순환에 도움을 주고 몸을 깨워준다.

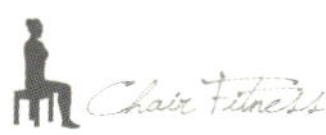

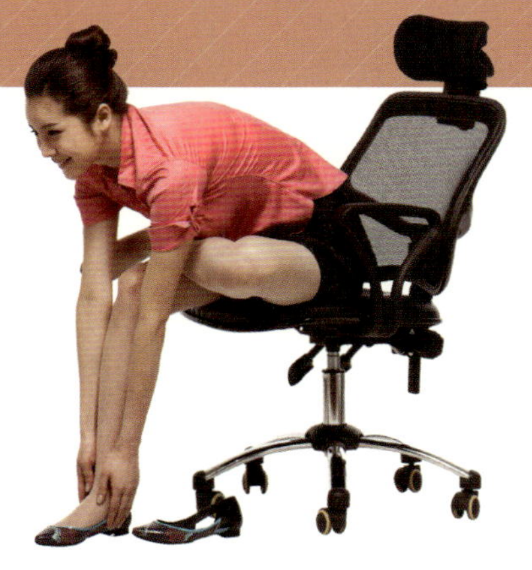

4 한쪽 다리를 복숭아 뼈가 닿도록 다른 쪽
다리의 허벅지 위에 수평으로 올려놓는다.
상체를 숙여 발등을 향해
호흡을 내쉬며 내려간 뒤 10초간 버틴다.
다리를 바꿔 같은 동작을 반복한다.

5 다리를 포개어 꼬고 앉는다. 꼰 다리쪽 손으로
의자 팔걸이를 잡고 같은 방향으로
최대한 허리를 틀어준 뒤 10초간 버틴다.
다리와 손을 바꿔 같은 동작을 반복한다.

Point

꼰 다리를 받치는 다리의 각도는
90도를 유지한다.

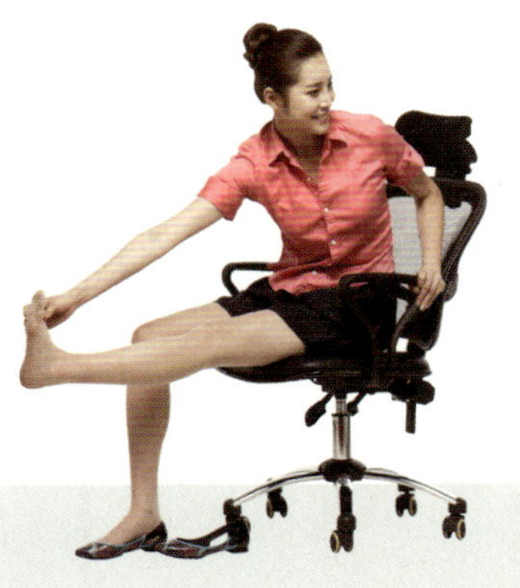

6 한쪽 발을 쭉 뻗은 다음 발과 반대쪽 손으로 잡는다.
팔에서 등 날개 부분이 최대한 늘어나도록
자세를 유지한 채 10초간 버틴다.
다리와 손을 바꿔 같은 동작을 반복한다.

Point

팔에는 힘을 최대한 빼주어
등이 스트레칭될 수 있도록 한다.

복부 근력 키워주기

운동부위 복부 위쪽　　**난이도** 상

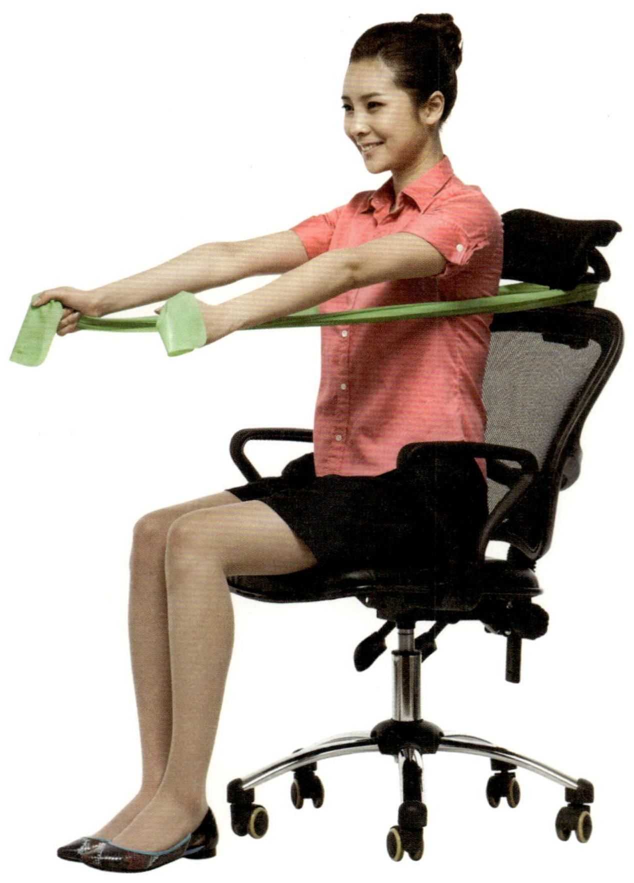

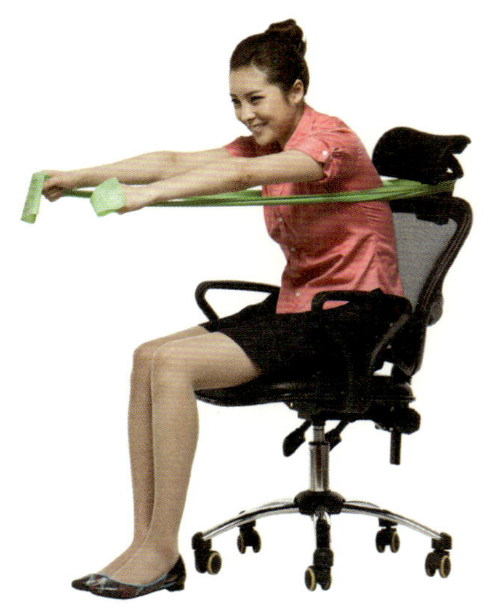

Point

밴드의 탄성이 강하므로
운동을 해가며 밴드 잡는 부위를 조절한다.

1 밴드를 의자 뒤로 둘러 고정시키고
양손으로 밴드를 잡고 앞으로 쭉 뻗는다.

2 호흡을 내쉬면서 어깨를 앞으로 밀어주며
복부를 수축시킨다. 이 동작을 15회 반복한다.

운동 효과 복부 윗부분을 강하게 당겨주어 근력 및 근지구력 강화에 도움을 준다.

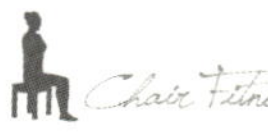

복근 지구력 키워주기

운동부위 복부   **난이도** 기초

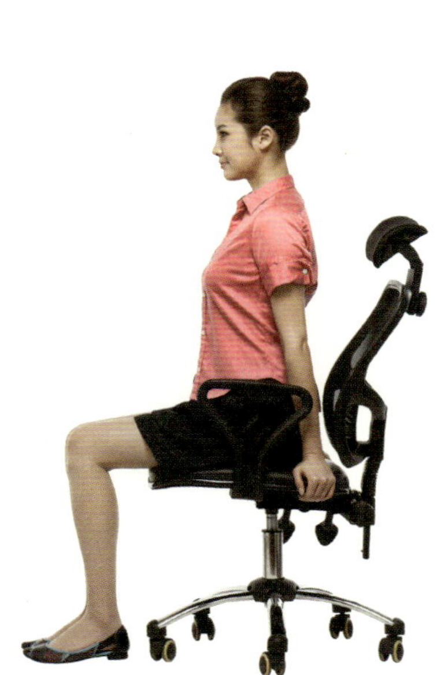

1 허리를 바로 세우고
어깨를 곧게 펴서 앉는다.

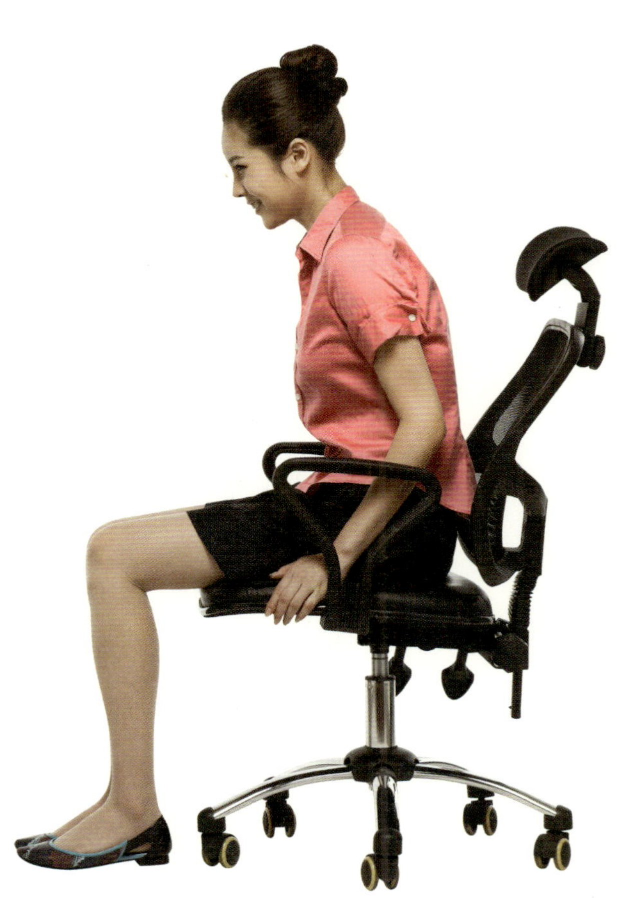

2 호흡을 들이마시며 복부를 팽창시킨 후에,
호흡을 천천히 나누어 내쉬며 복부를 수축시켜
2~3초간 버티기를 15회 반복한다.

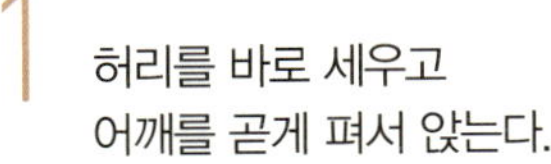

운동 효과 평소에도 할 수 있는 복근운동으로 자극은 약하지만
얼마나 집중하느냐에 따라 근지구력 향상에 도움이 될 수 있다.

점심 전 2분

처진 뱃살 잡아주기

운동부위 복부 **난이도** 중

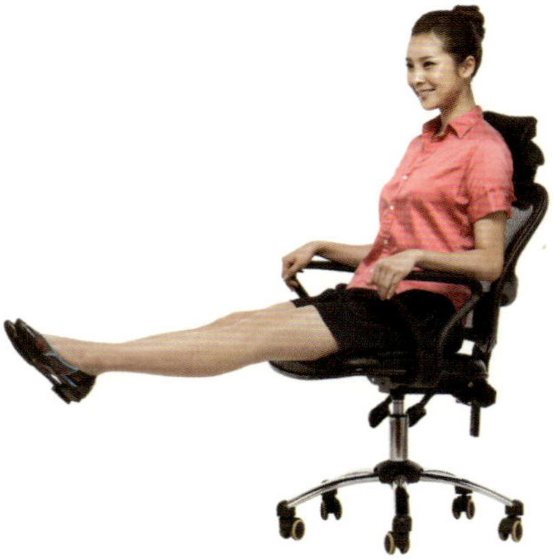

1 등받이에 기대 앉아 양발을 앞으로 곧게 펴 올린다.

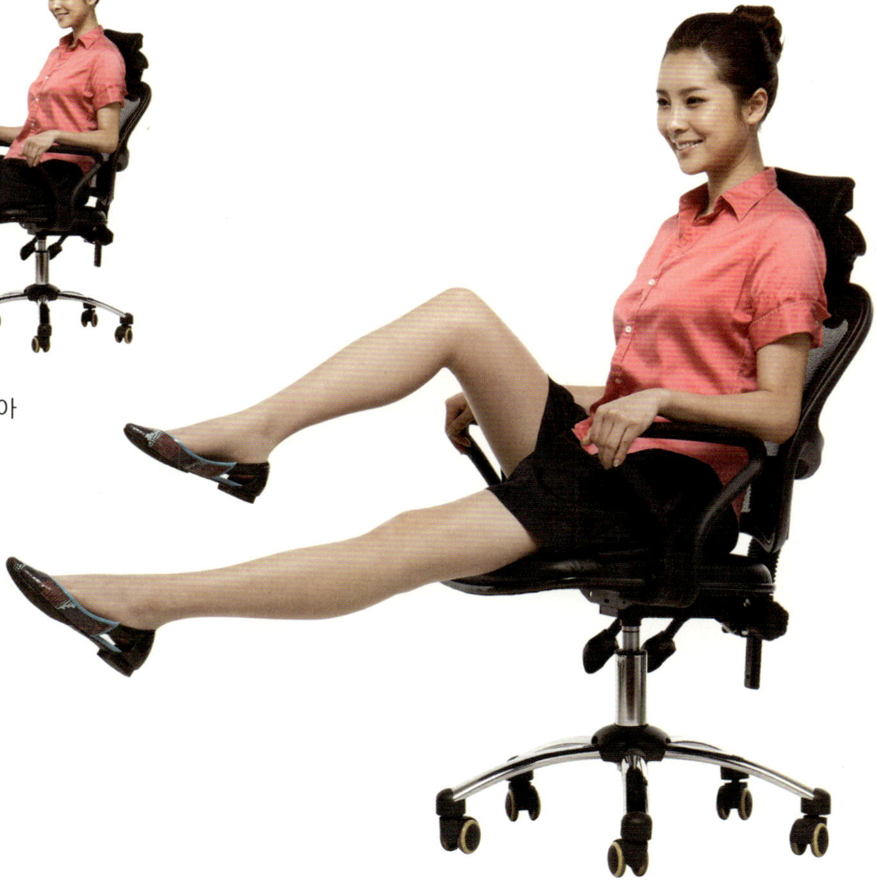

2 한 발씩 무릎을 90도로 구부려 가슴으로 당긴다. 발을 바꿔 15회씩 반복한다.

운동 효과 두 발로 하는 동작보다 조금 덜 힘들지만 아랫배 부분을 디테일하게 자극할 수 있다.

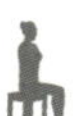

복부 늘려주기

운동부위 복부 전반　　**난이도** 중

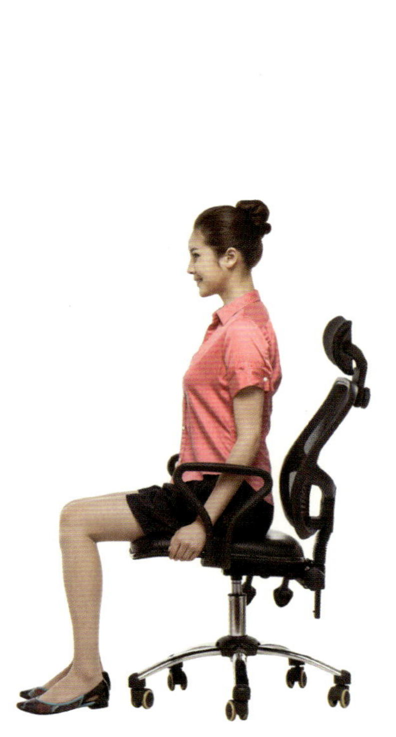

1 엉덩이를 앞으로 살짝 빼고 앉는다.

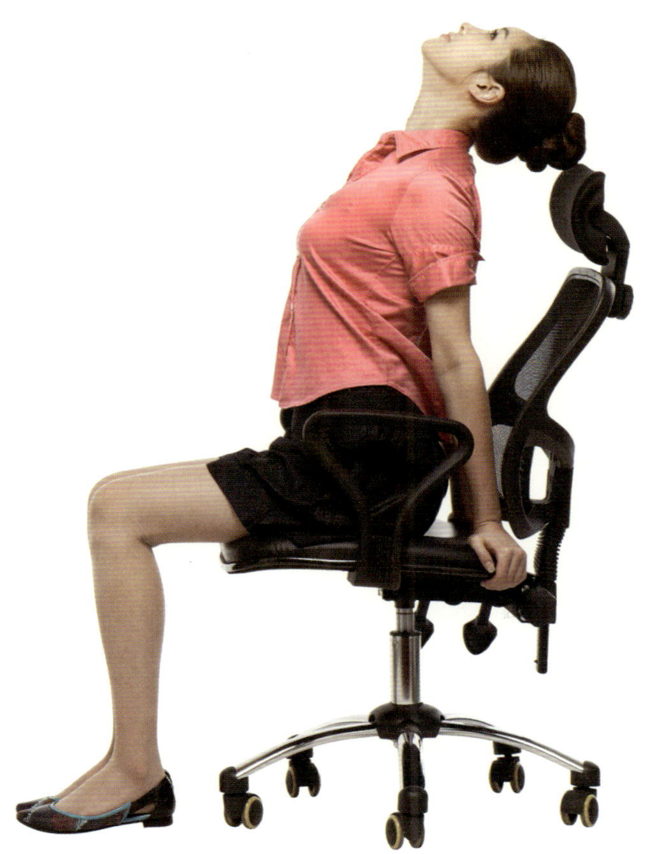

2 양손을 뒤로 돌려 의자를 잡은 다음 가슴을 앞으로 내밀며 복부를 10초간 힘껏 늘려준다.

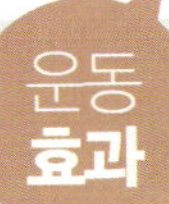

운동효과 복부 근력운동으로 뻐근해진 복부를 늘려주어 근육의 회복을 돕는다.

울퉁불퉁 등살 없애기

운동부위 날개뼈 주변근　　**난이도** 중

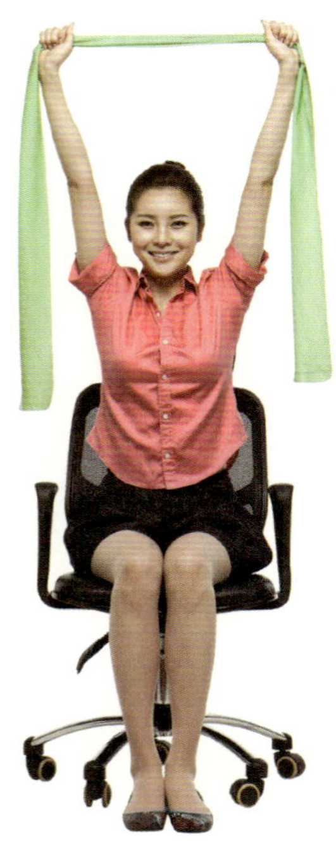

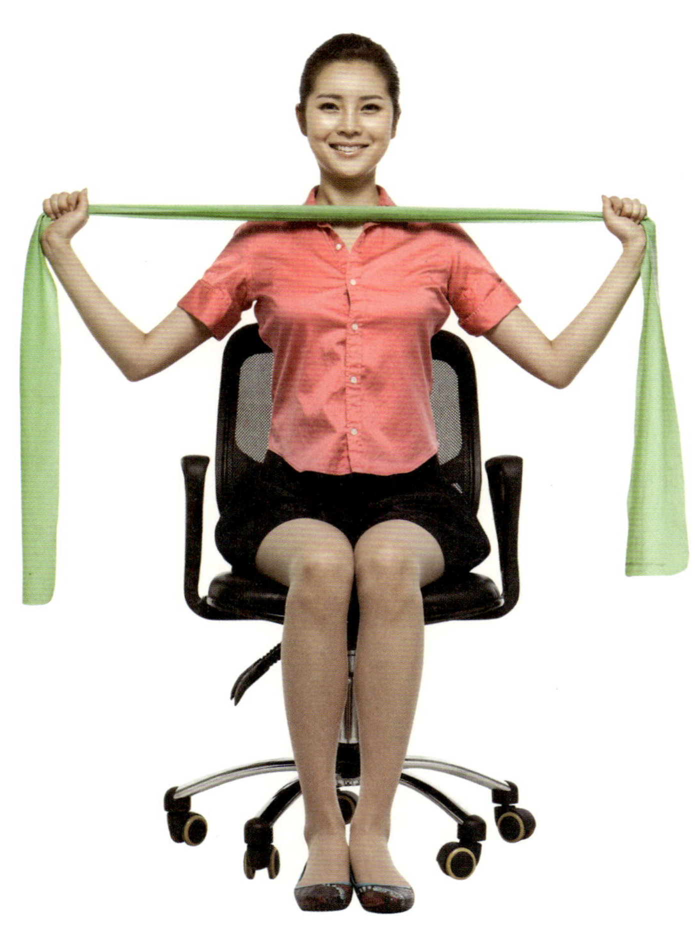

1　밴드를 어깨너비보다 살짝 넓게 잡고
팔을 머리 위로 뻗어준다.

2　가슴을 앞으로 내밀며 등에 힘을 주어
날개뼈를 모으고 팔꿈치를 양옆으로 벌려 아래로 당긴다.
이 동작을 15회 반복한다

운동 효과　브라 위로 살이 튀어나오는 부위에 탄력을 불어넣어 매끈하게 만들어준다.

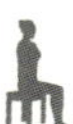

바른 자세 만들기

운동부위 가슴　　**난이도** 중

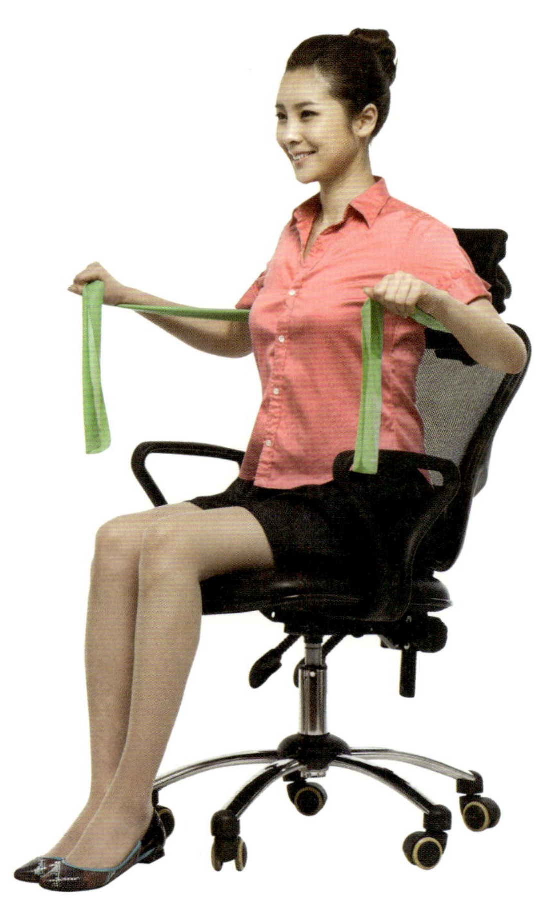 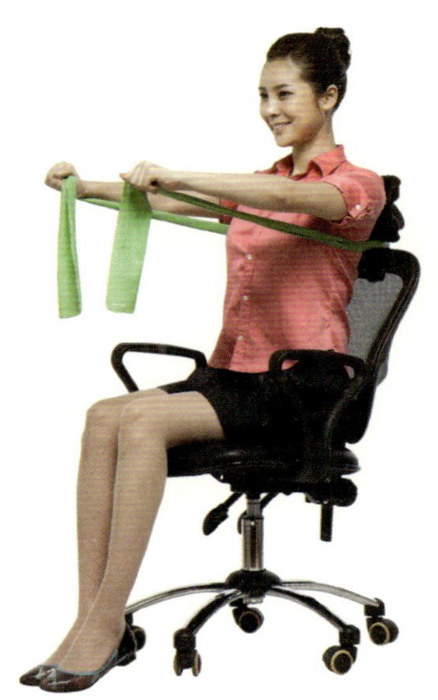

1 의자 뒤로 밴드를 둘러 고정시키고 양손으로 밴드를 잡는다.
팔꿈치가 90도를 유지할 수 있도록 가슴을 열어준다.

2 가슴에 집중하여 힘을 주고
팔을 앞으로 쭉 밀어준다.
이 동작을 15회 반복한다.

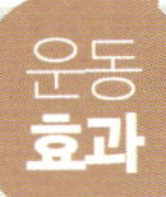 **운동효과** 날개뼈를 모아준 상태에서 가슴을 열어주기 때문에 자세가 예뻐진다.

점심 후
3분

굽어 있는 허리 펴주기

운동부위 등 **난이도** 중

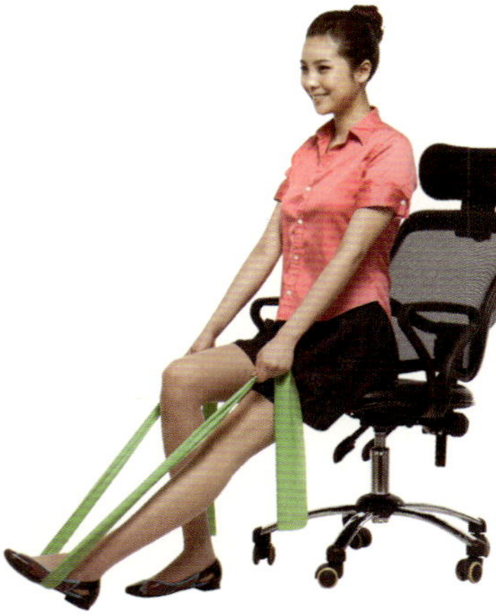

1 한쪽 다리를 쭉 뻗은 다음 밴드 중앙을 발에 걸고
탄성을 맞춰 양손으로 밴드를 잡는다.

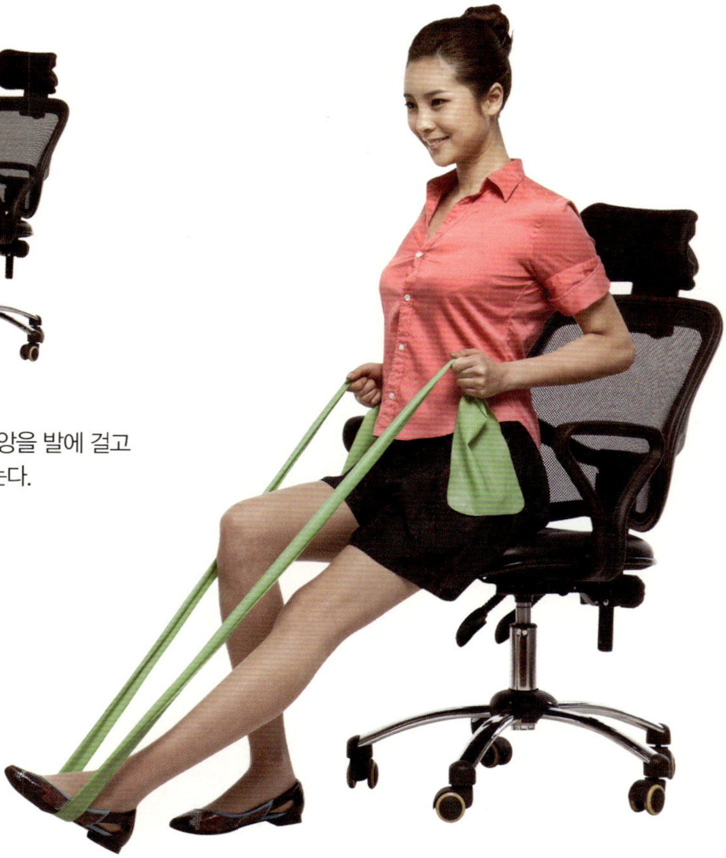

2 팔꿈치가 옆구리를 스쳐 지나가도록
등에 집중하여 힘껏 당겨준다.
다리를 바꿔 같은 동작을 15회씩 반복한다.

운동 효과

등 안쪽의 날개뼈 주변근들을 자극시켜서 가슴을 열어준다.
한 손보다 두 손일 때 조금 더 강하게 자극할 수 있다.

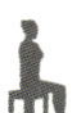

날씬한 허리라인 만들기

운동부위 등, 다리 뒤쪽   **난이도** 중

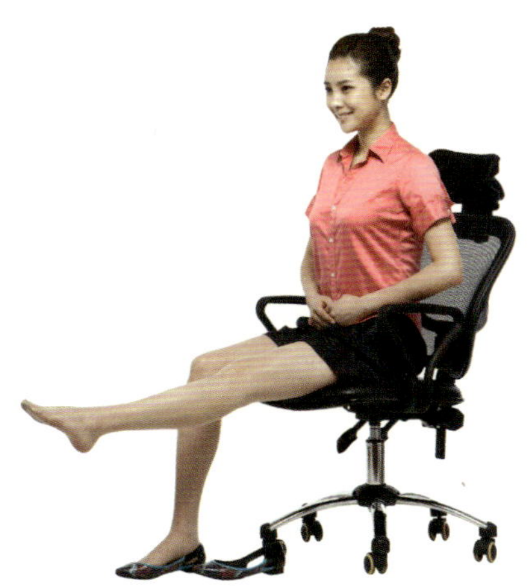

1 한쪽 다리를 들어
앞으로 곧게 뻗어준다.

Point
팔에 힘을 최대한 빼주어
등이 스트레칭될 수 있도록 한다.

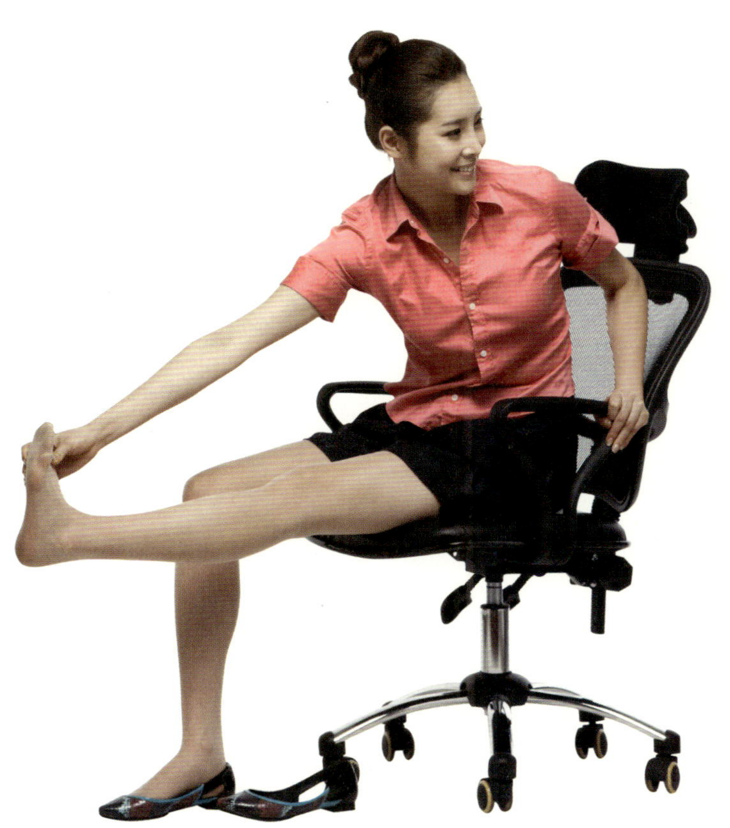

2 뻗은 발을 반대쪽 손으로 잡아 팔에서 등 날개 부분이
늘어나도록 자세를 유지한 채 10초간 버틴다.
다리와 손을 바꿔 같은 동작을 15회씩 반복한다.

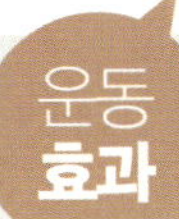
운동
효과   다리 뒤쪽과 등 스트레칭으로 운동 후 회복과 유연성에 도움을 준다.

어깨 힘 기르기

운동부위 어깨 전반　**난이도** 중

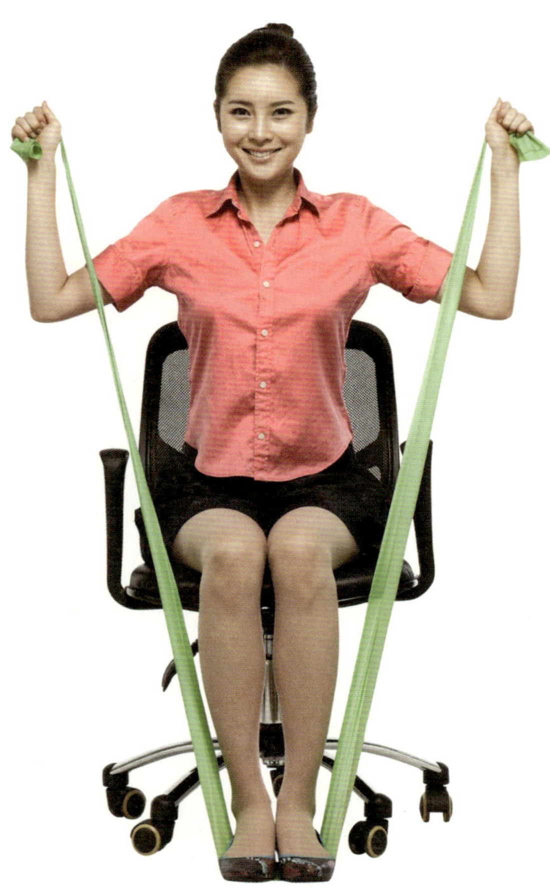

1 밴드 중앙을 양발로 밟고
양손으로 밴드 끝을 잡는다.

Point

어깨보다 팔꿈치가 뒤로 나가지 않게
팔꿈치를 앞으로 내밀어준다.

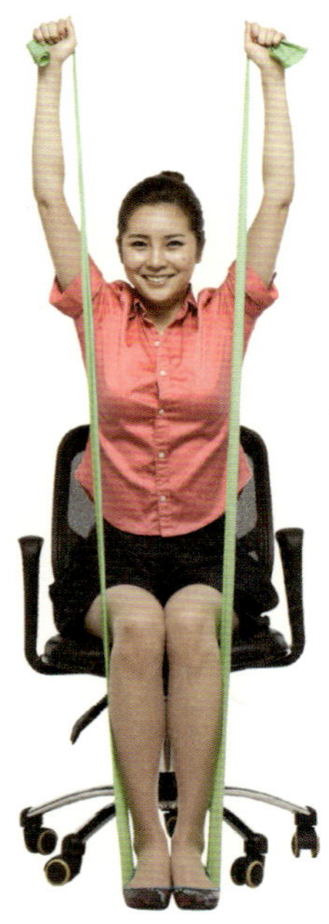

2 호흡을 내쉬며 팔을 위로 쭉 뻗어준다.
이 동작을 15회 반복한다.

운동효과 어깨 근력 강화에 탁월한 운동으로 어깨관절을 감싸주는 근육에 자극을 주어
어깨 전반의 근력과 근지구력을 길러준다.

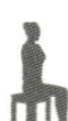

탄력 있는 팔뚝 만들기

운동부위 팔 뒤쪽   **난이도** 중

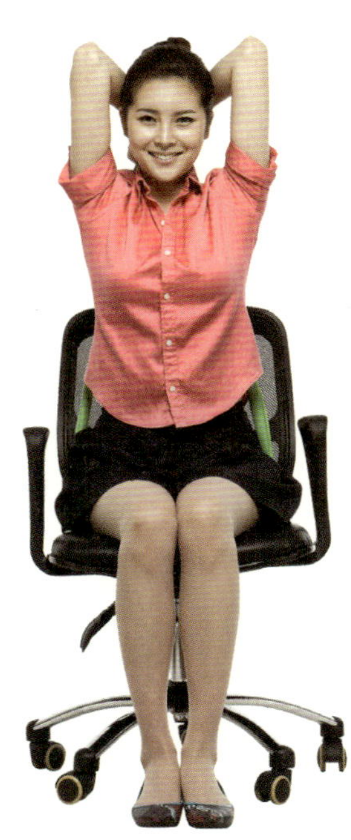

1 밴드 중앙을 엉덩이 아래에 깔고 앉고
팔을 뒤쪽으로 돌려 양손으로 밴드를 잡는다.

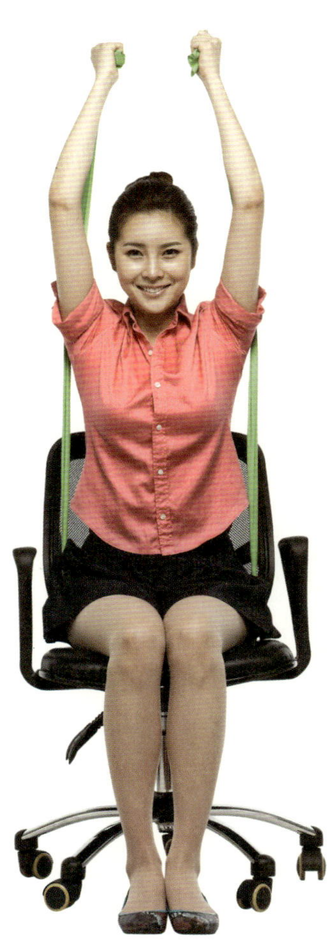

2 팔 뒤쪽의 힘으로 팔을 펴서 올린다.
이 동작을 15회 반복한다.

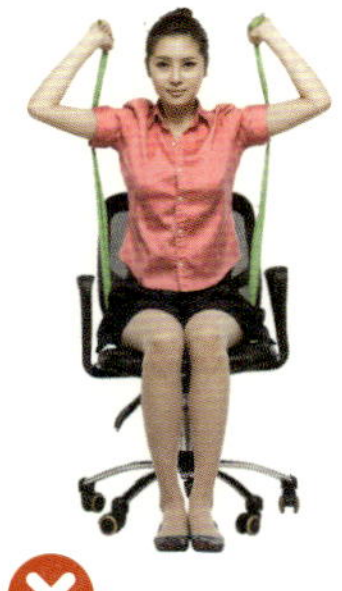

❌ 팔이 귀에서 떨어지지
않도록 한다.
들어올렸을 때 팔이
벌어지지 않도록 주의한다.

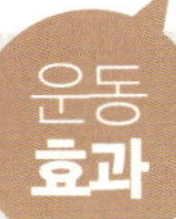

**운동
효과** 팔 뒤쪽의 탄력 없는 부위를 강화시켜 볼륨감과 탄력감을 동시에 준다.

날씬한 팔뚝 만들기

운동부위 팔 뒤쪽　　**난이도** 중

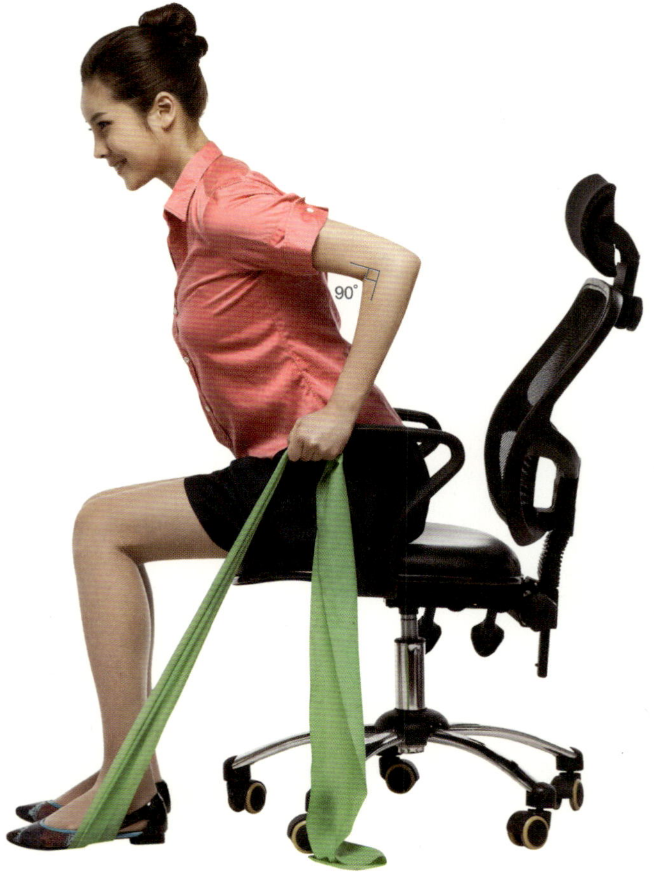

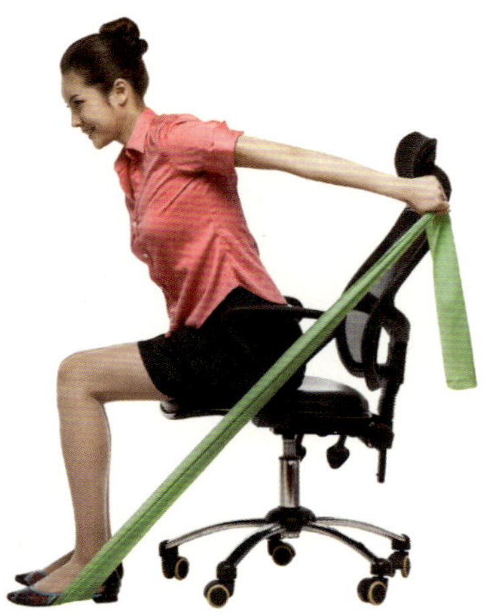

Point

뒤로 당겨 올릴 때는 팔을 쫙 편다.

1 양발로 밴드 중앙을 밟아 고정시키고
팔꿈치 각도는 90도를 유지한 채
한 손으로 밴드 한쪽을 잡는다.

2 팔 뒷부분의 힘으로 밴드를 뒤로 당겨 올린다.
팔을 바꿔 같은 동작을 15회씩 반복한다.

**운동
효과**　한 팔씩 집중적으로 팔 뒤쪽의 처진 부분의 근육을 자극시켜 탄력을 불어넣어준다.

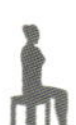

보기 싫은 팔뚝살 없애기

운동부위 팔 앞쪽　　**난이도** 하

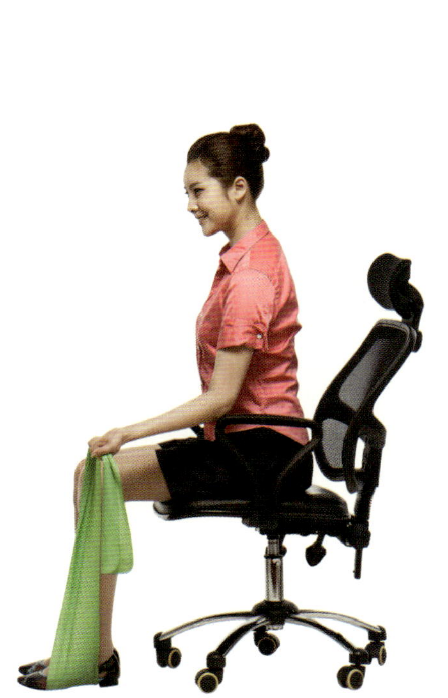

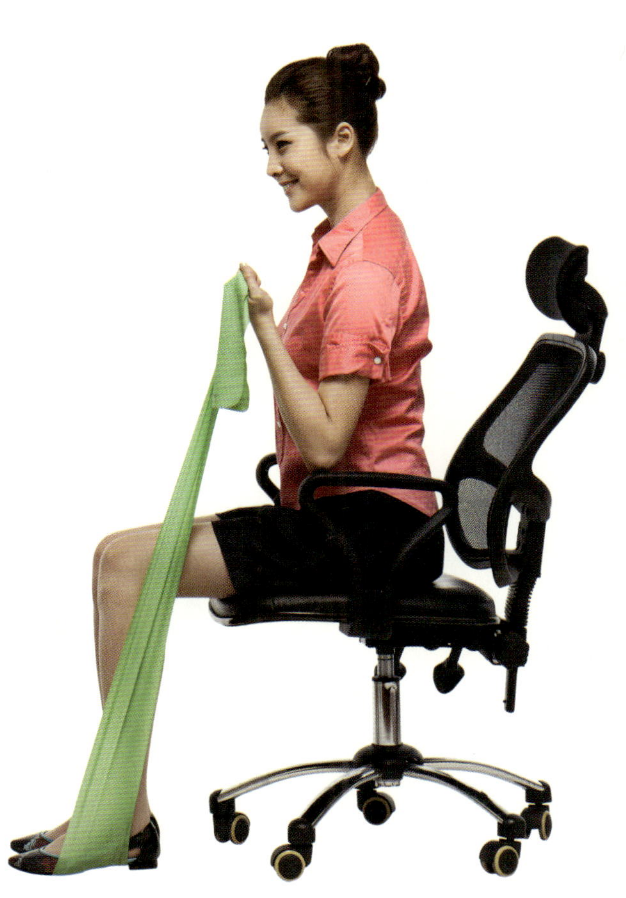

1 양발로 밴드 중앙을 밟아 고정시키고 팔꿈치를 의자 손잡이에 댄 다음 한 손으로 밴드 한쪽을 잡는다.

2 팔 앞쪽의 힘으로 밴드를 위로 당겨 올린다. 팔을 바꿔 같은 동작을 15회씩 반복한다.

운동 효과 한쪽씩 팔꿈치를 고정시킨 상태에서 하는 동작으로 팔 앞쪽 근육을 섬세하게 자극시켜줄 수 있다.

퇴근 전 5분

하체 근력 키워주기

운동부위 허벅지 앞쪽, 엉덩이 **난이도** 상

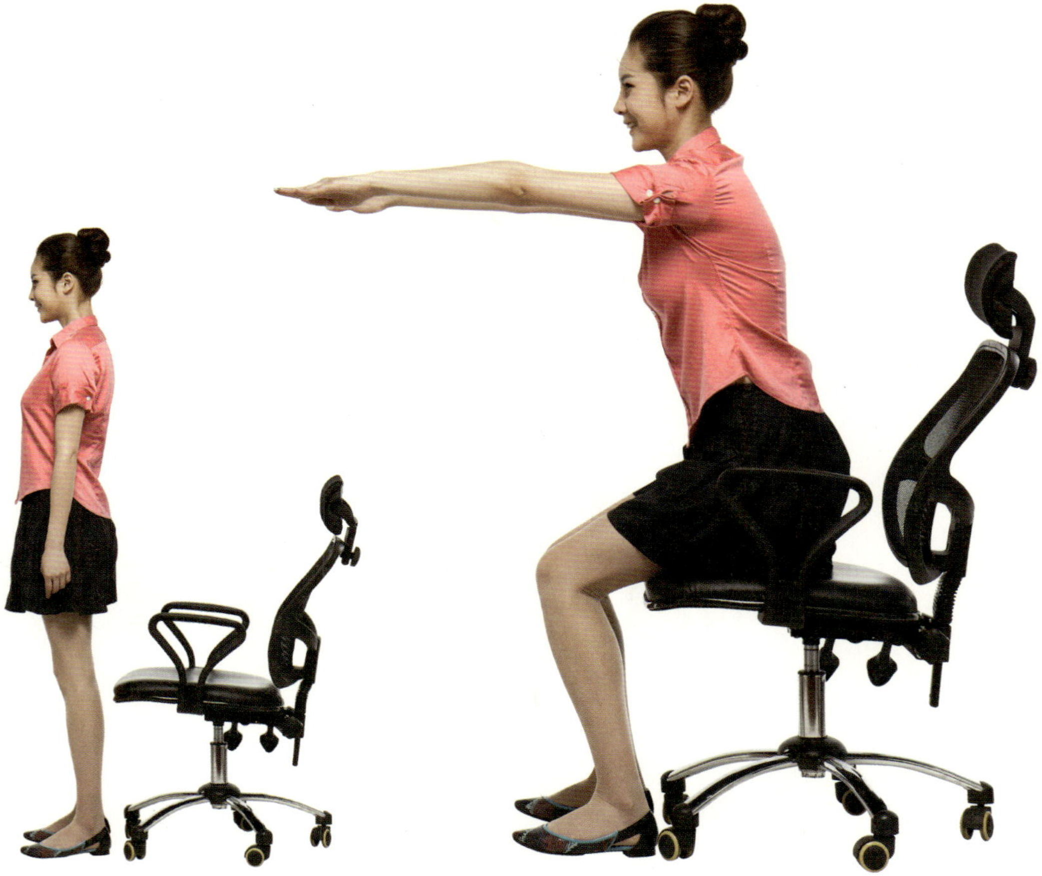

1 양발을 적당한 넓이로 벌리고 바른 자세로 선다.

2 양팔은 앞으로 뻗고 엉덩이는 뒤로 빼
의자에 앉는다는 느낌으로
허벅지 앞쪽에 힘을 주며 천천히 내려간다.
이 동작을 15회 반복한다.

운동 효과 하체 앞부분 전반의 근력과 근지구력을 길러준다.

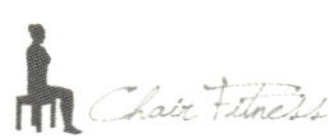

탄력 있는 허벅지 만들기

운동부위 다리 앞쪽, 뒤쪽, 허리   **난이도** 상

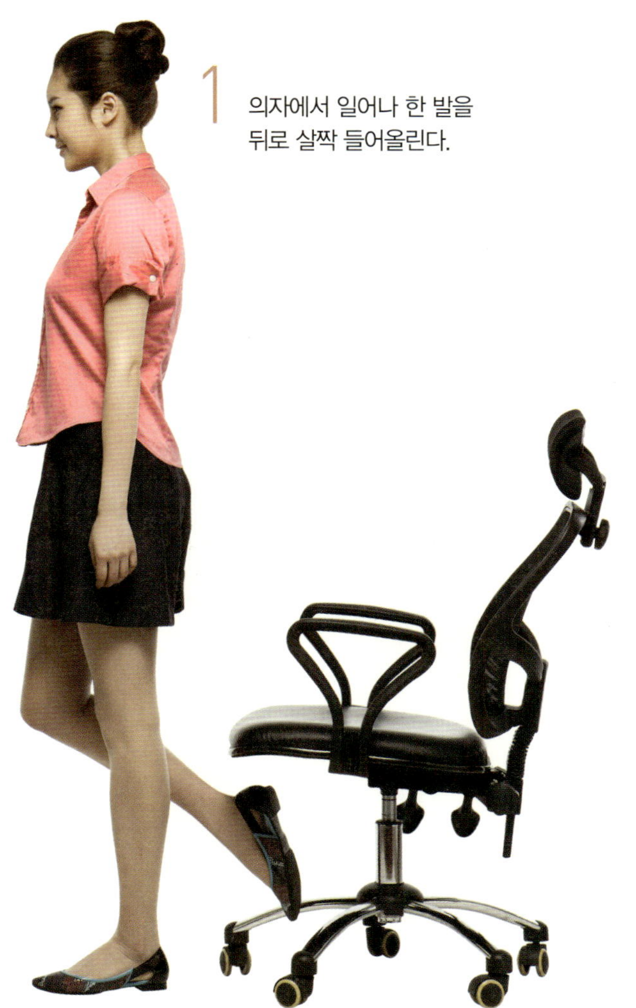

1 의자에서 일어나 한 발을
뒤로 살짝 들어올린다.

Point
허리는 일자를 유지한다.

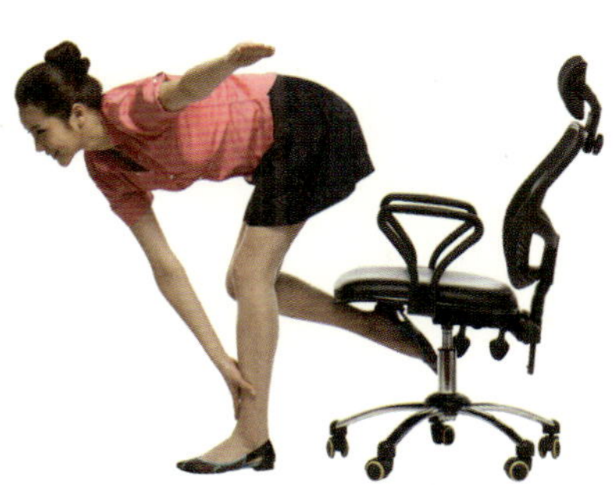

2 몸을 지탱하는 다리쪽 팔은
옆으로 크게 벌려 중심을 잡고,
반대쪽 팔은 내려 버티는
발의 발목을 잡는다.
다리와 손을 바꿔
같은 동작을 15회씩 반복한다.

**운동
효과** 강도 있고 집중도를 요하는 운동으로 허벅지 뒤쪽의 근지구력과 균형감각을 키워준다.

허벅지 근력 키워주기

운동부위 허벅지 뒤쪽　　**난이도** 중

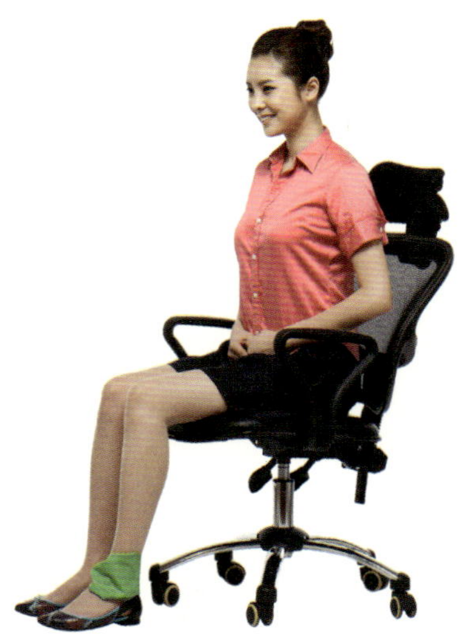

1 한쪽 발목을 밴드로 묶고 다른 발로는
밴드의 남은 부분을 밟는다.

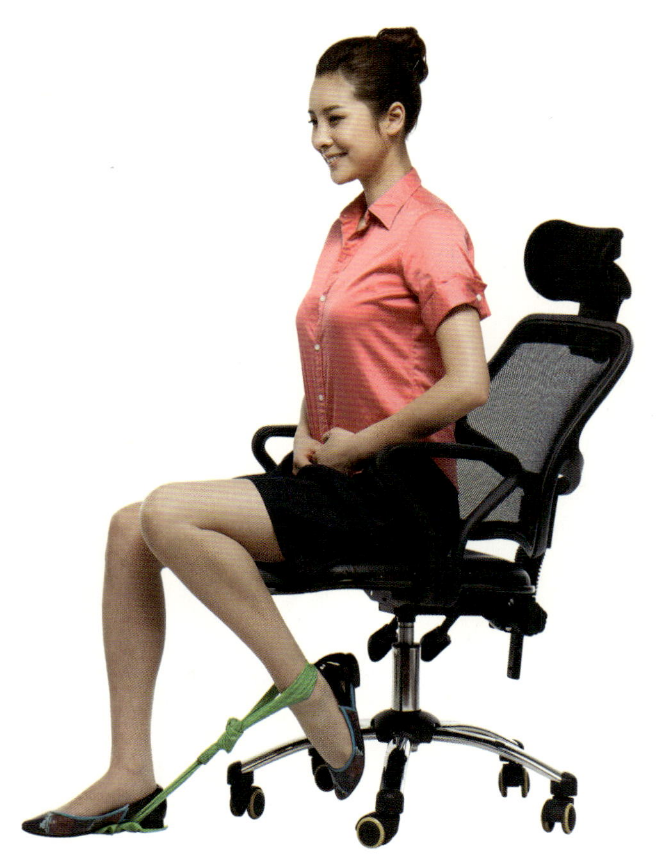

2 허벅지 뒤쪽에 힘을 주어 밴드로 묶은 발을
뒤로 당긴 상태에서 2~3초 버텨준다.
다리를 바꿔 같은 동작을 15회씩 반복한다.

**운동
효과**　하체 뒷부분 전반의 근력과 근지구력을 키워준다.

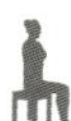

탄력 있는 엉덩이 만들기

운동부위 다리 뒤쪽, 엉덩이에서 무릎 뒤쪽　　**난이도** 상

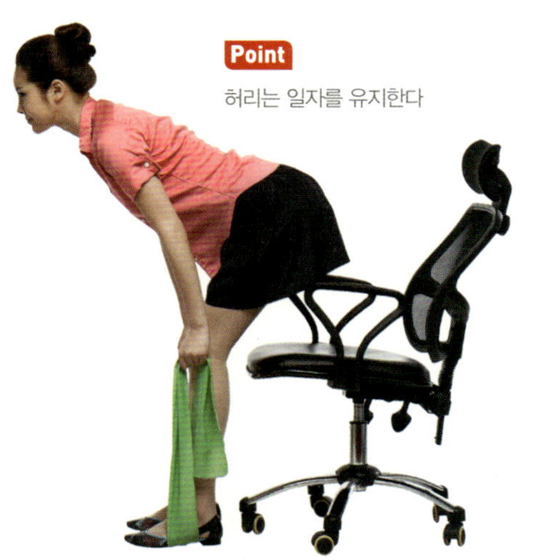

1　양발로 밴드 중앙을 밟고
양손으로 밴드를 잡는다.

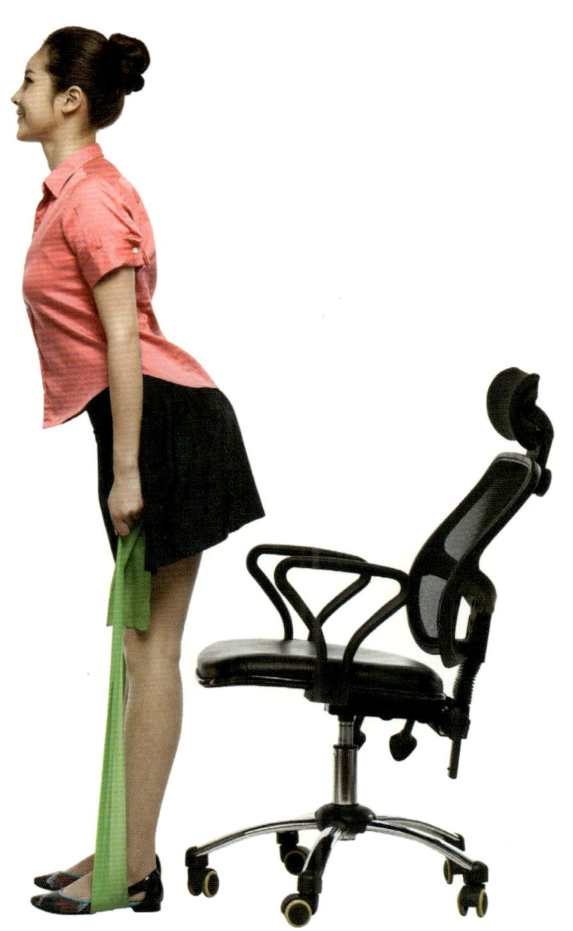

2　밴드의 탄성에 맞춰 허리를 곧게 편다.
이 동작을 15회 반복한다.

운동 효과　허벅지 뒤쪽에서부터 엉덩이까지 강하게 자극시켜 허벅지 뒤쪽의 근육을 강화시켜준다.

퇴근 전 5분

허벅지라인 만들기

운동부위 허벅지 앞쪽 **난이도** 하

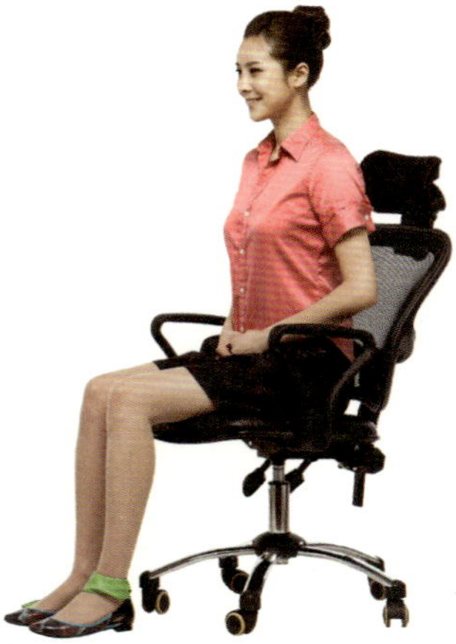

1 한쪽 발목은 밴드로 묶고 다른 발은 남은 밴드를 밟은 다음 두 발을 앞으로 가지런히 모아준다.

Point
밟고 하는 게 힘들다면
양쪽 발목을 밴드로 묶고 해도 된다.

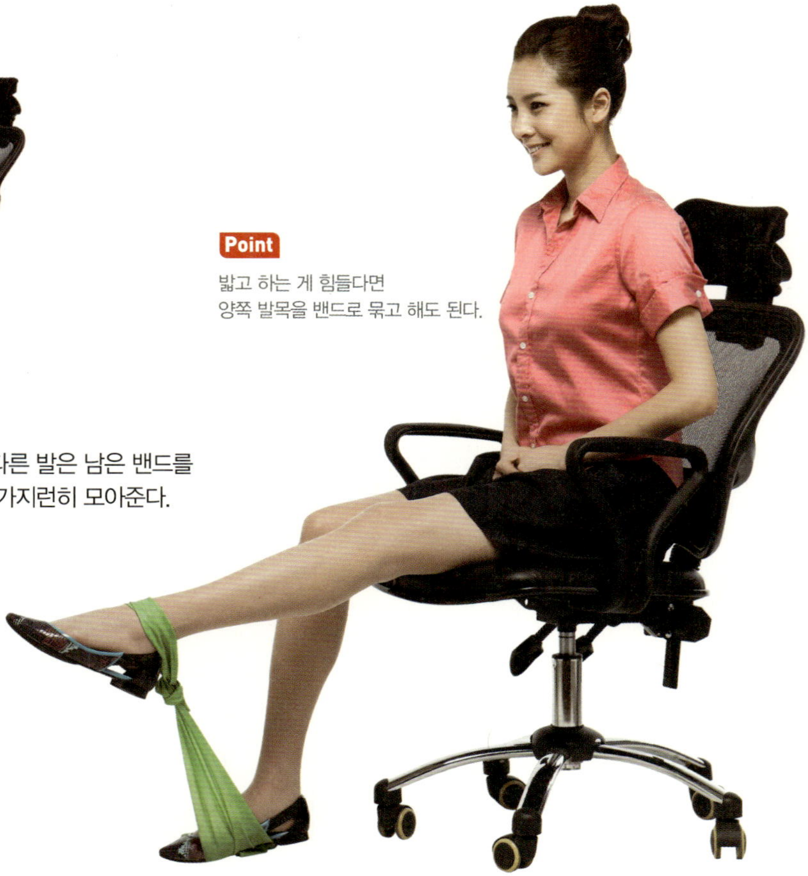

2 허벅지 앞쪽에 힘을 주어
밴드로 묶은 발을 앞으로 들어준다.
다리를 바꿔 같은 동작을 15회씩 반복한다.

운동 효과 허벅지 앞쪽 부위에 탄력을 넣어 볼륨감 있는 라인을 살려준다.

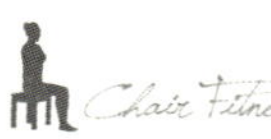

군살 없는 허벅지 만들기

운동부위 허벅지 옆쪽, 골반　　**난이도** 상

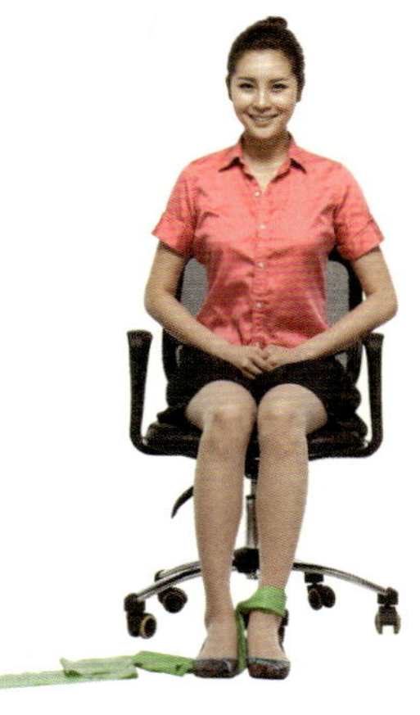

1 한쪽 발목을 밴드로 묶고
다른 발로는
남은 부분을 밟는다.

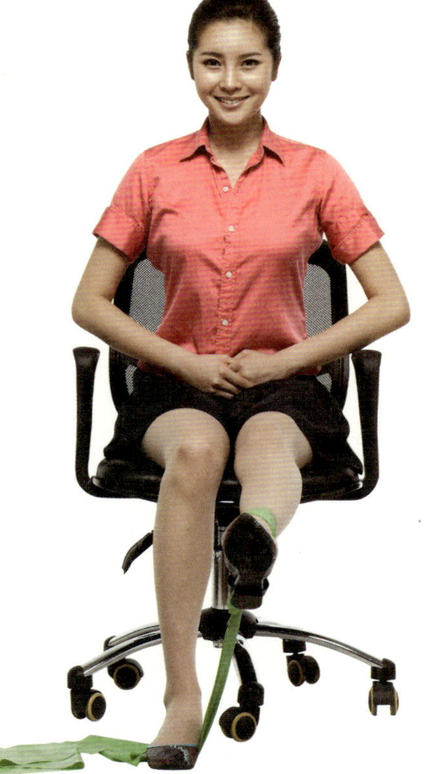

2 밴드로 묶은 다리를
앞으로 쭉 펴 들어올린다.

3 그 상태로 옆으로 빼고
다시 위로 올려준다.
다리를 바꿔 같은
동작을 15회씩 반복한다.

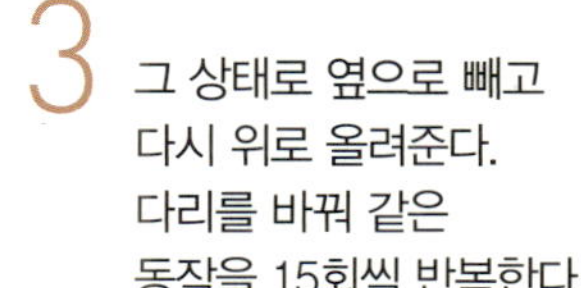

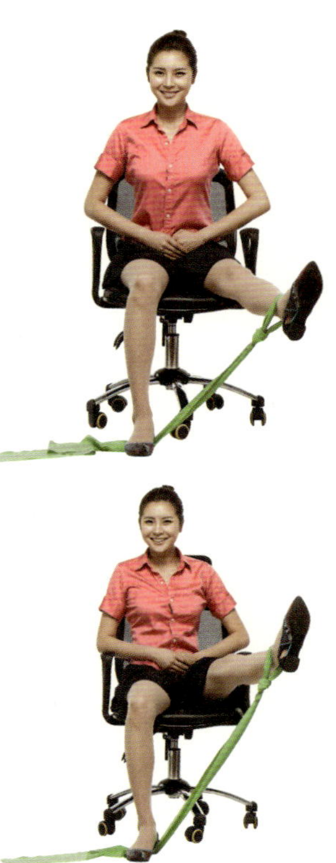

운동 효과　하체 옆라인과 골반 전체의 근력운동으로 복부까지 힘이 들어가서 코어 전체를 탄탄히 잡아준다.

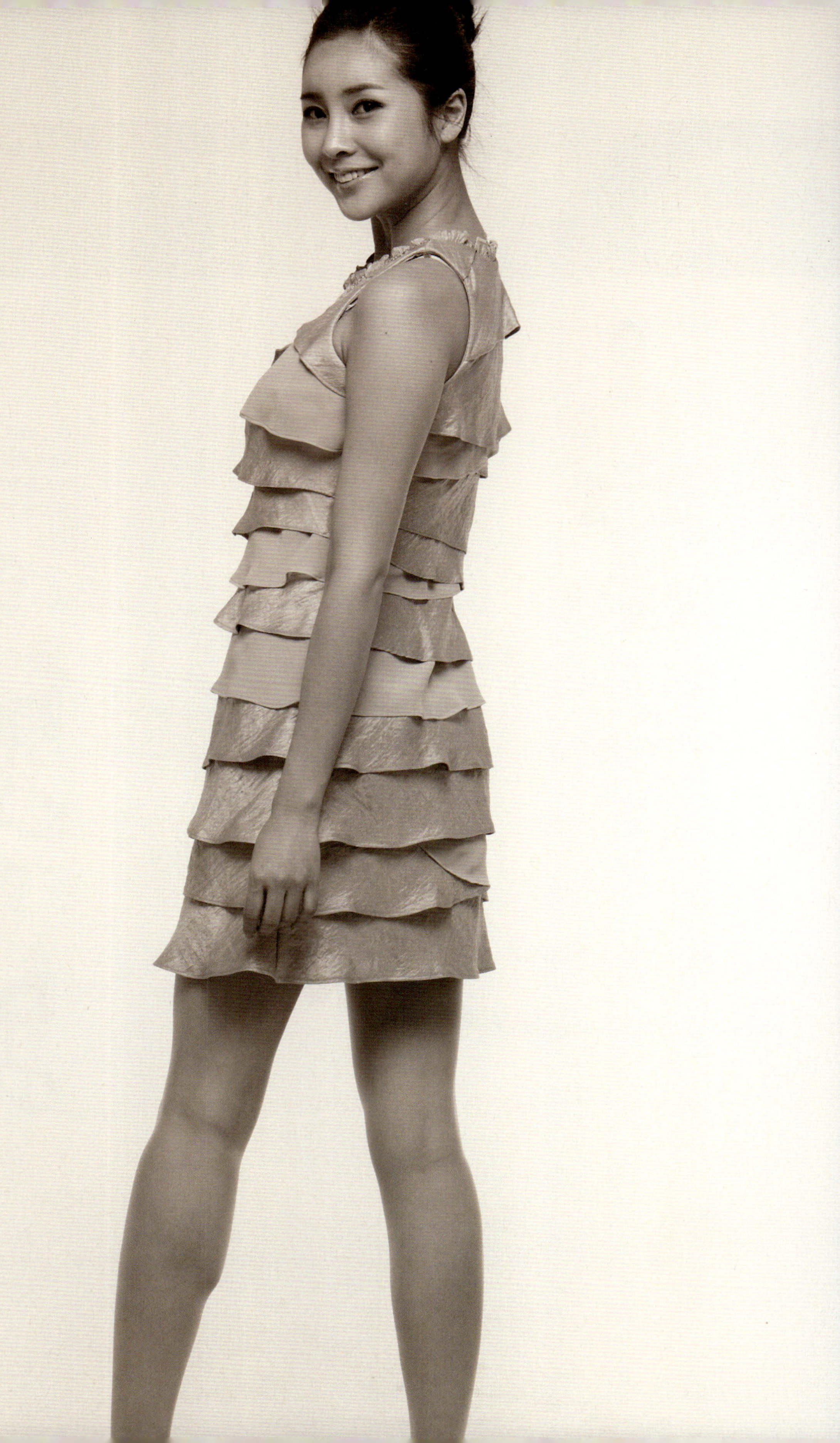

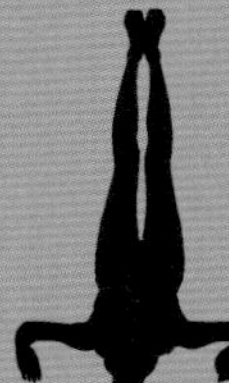

Chapter

3

월요병 퇴치!
알찬 주말 보내기 플랜

WEEK END

집에서 할 수 있는 스트레칭!
하우스 짐, 100% 활용하기

거실 스트레칭

오랫동안 한 자세를 유지하거나 바르지 못한 자세를 취하면서
신체 밸런스가 깨지는 것을 예방하기 위한 거실 스트레칭

침실 스트레칭

주말이면 지친 내 몸은 자꾸만 눕고 싶어지면서 퍼지기 때문에
몸에 살짝 긴장을 주어 신체 리듬이 원활할 수 있도록 몸을
깨워주는 침실 스트레칭

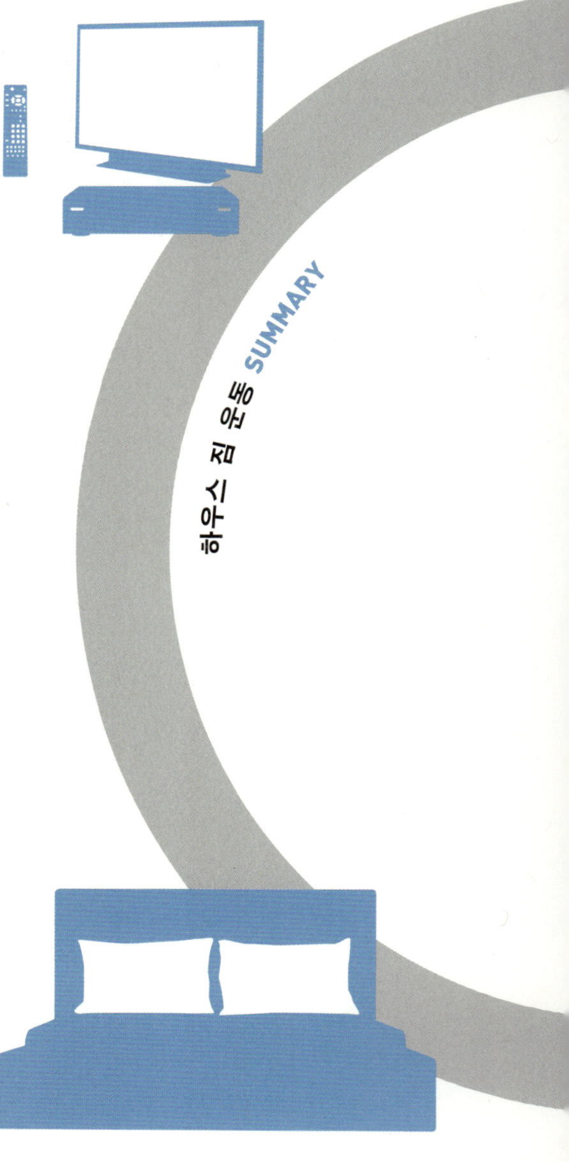

활동량 Zero! 칼로리 소모 Zero! 시간 활용 Zero! 두뇌운동 Zero! 주말이면 불규칙해지는 라이프 습관은 컨디션을 Zero-Base로 만들어버린다. 제로 컨디션에 활력을 불어넣기 위한 알찬 주말 보내기 플랜은 '집'이라는 제한된 공간 안에서 최대한의 움직임을 유도한다. 일상에서도 집을 피트니스 센터처럼. 집 안의 모든 생활용품을 운동기구처럼 활용할 수 있다면 주말이 더이상 무기력하게 느껴지지 않을 것이다. 칼로리 소모를 극대화할 수 있는 하우스 짐. 100% 활용하는 방법을 생활화해보자.

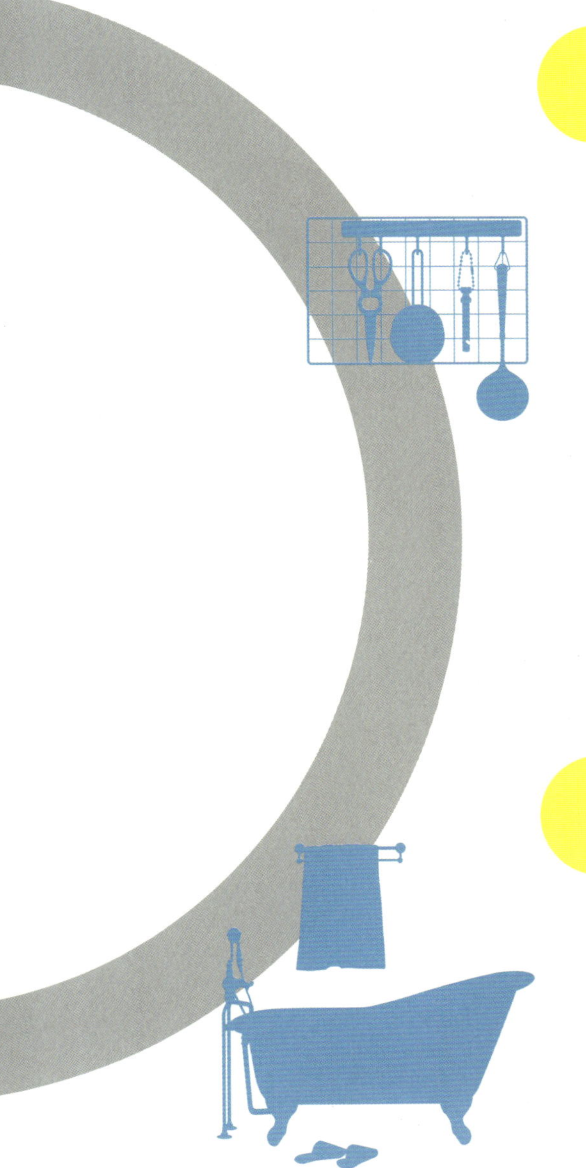

부엌 스트레칭

평소보다 활동량이 적은 주말, 그래도 식욕만큼은 강한 여성들은 부엌을 들락거리는 일만큼은 소홀히 할 수 없으니, 잠시 일어나는 순간만이라도 짧게 할 수 있는 강도 있는 부엌 스트레칭

욕실 스트레칭

화장실은 집 안에서 가장 심신을 릴렉스하게 만드는 공간이다. 용변 보기, 이 닦기, 반신욕하기 등 화장실에서 일어날 수 있는 모든 상황에 신체 회복을 돕는 스트레칭

SATUR day

달콤한 토요일 !
스트레칭으로 건강한 휴식을 만끽하자

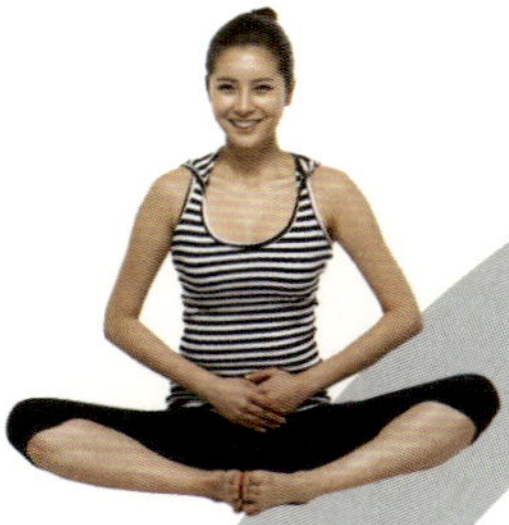

거실 스트레칭

- 튼튼한 골반 만들기
- 곧은 허리 만들기
- 유연한 몸 만들기
- 허리라인 잡아주기

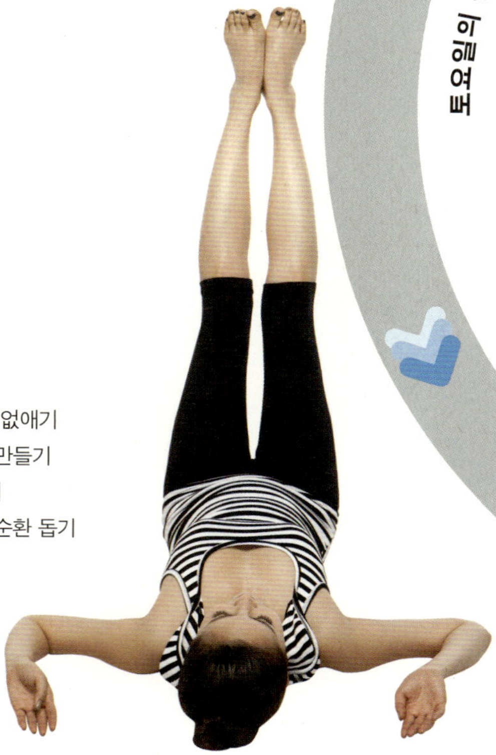

침실 스트레칭

- 복부 옆 군살 없애기
- 유연한 허리 만들기
- S라인 만들기
- 몸 전체 혈액순환 돕기

토요일의 여유를 즐기자 SUMMARY

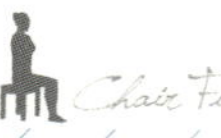

하루 밤을 자고 나도 꿈같은 휴일이 하루 더 남아 있으니, 세상을 다 얻은 것같이 행복한 날이 바로 토요일이
다. 그러나 밀린 집안일에 겹겹이 잡힌 약속을 소화하자면 토요일을 제대로 쉬지 못하게 되니 '월화수목금금
금' 같이 일의 연장 같은 기분을 떨치기 힘들 것이다. 토요일은 휴식을 취하되 가벼운 홈 스트레칭을 통해 리
듬은 유지하는 컨디셔닝 트레이닝을 해보자. 밤새 밀린 드라마를 보기 위해 TV 삼매경에 빠져 있어도 가볍게
몸을 움직여 최소한의 활동량을 유지해준다면 일요일 아침이 더욱 상쾌할 것이다.

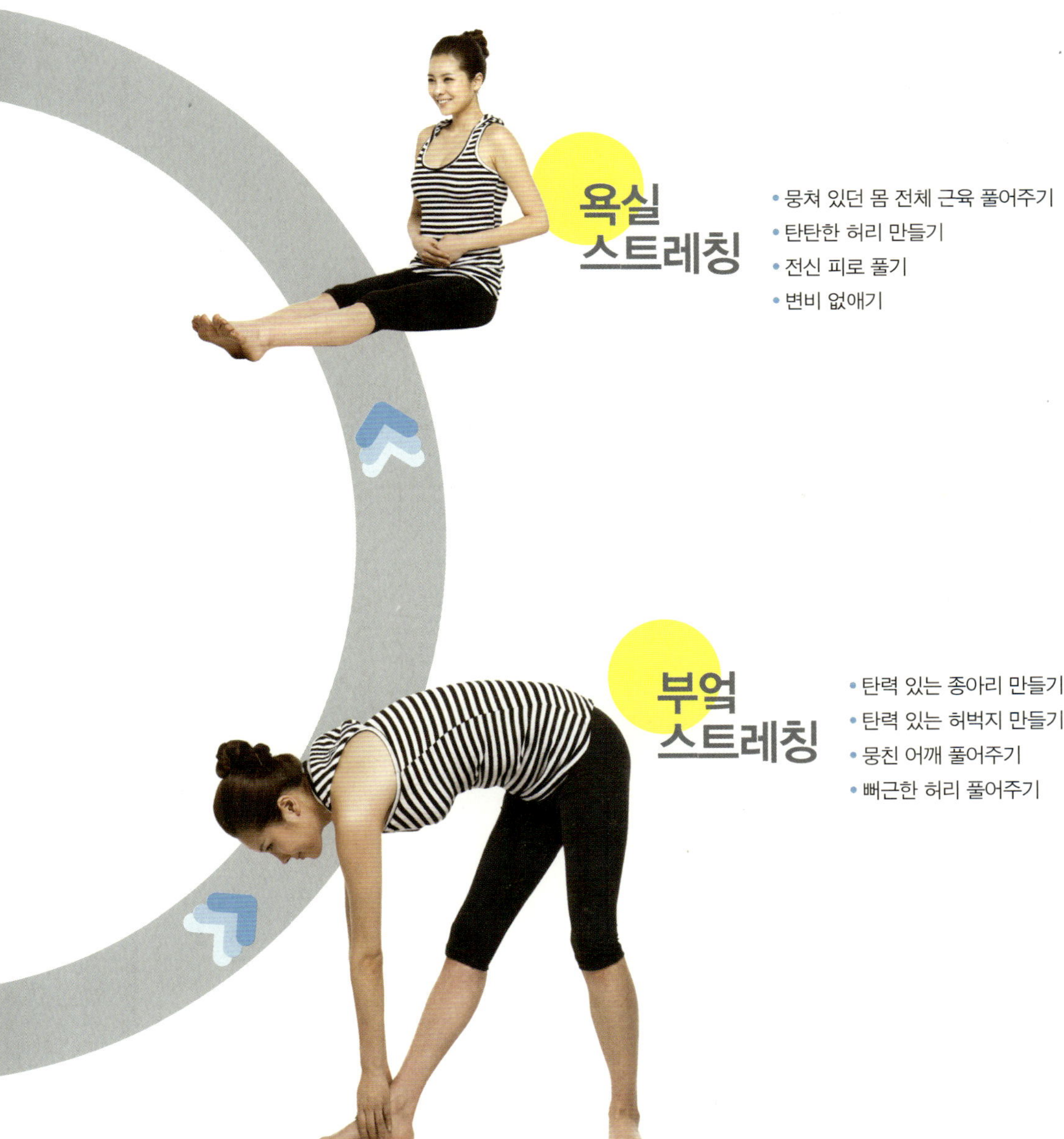

욕실 스트레칭

- 뭉쳐 있던 몸 전체 근육 풀어주기
- 탄탄한 허리 만들기
- 전신 피로 풀기
- 변비 없애기

부엌 스트레칭

- 탄력 있는 종아리 만들기
- 탄력 있는 허벅지 만들기
- 뭉친 어깨 풀어주기
- 뻐근한 허리 풀어주기

튼튼한 골반 만들기

운동부위 골반 안쪽   **난이도** 중

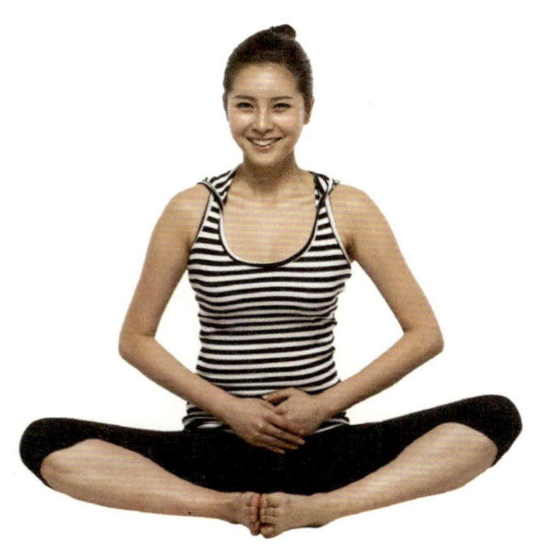

1 발바닥을 마주 대고 앉는다.

Point

발바닥이 몸에서 너무 멀어지면
근육 긴장감이 떨어져 운동 효과가 적다.

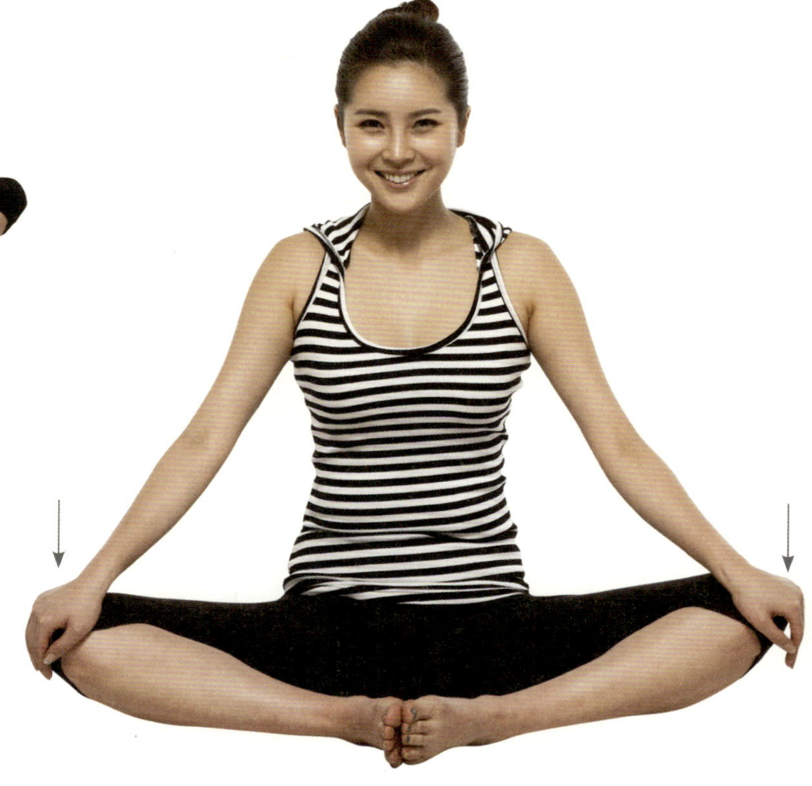

2 양손으로 두 무릎을 10초간 지그시 눌러준다.

운동 효과 골반 안쪽을 늘려 가동범위를 넓혀준다.

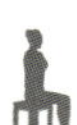

곧은 허리 만들기

운동부위 다리 뒤쪽, 허리　　**난이도** 중

Point

물건을 집어 들 때나 상체를 숙일 때마다
이 자세를 응용한다.

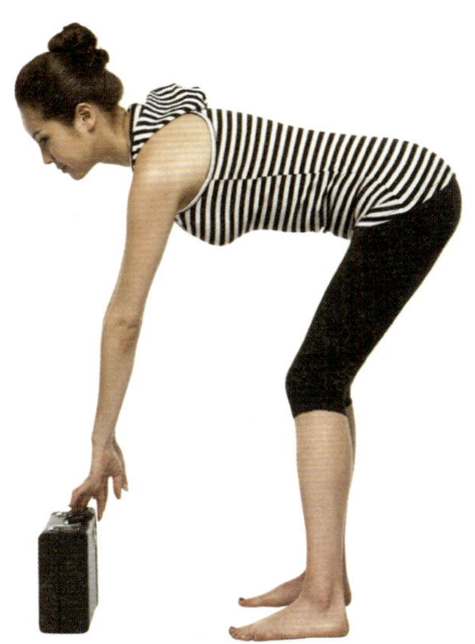

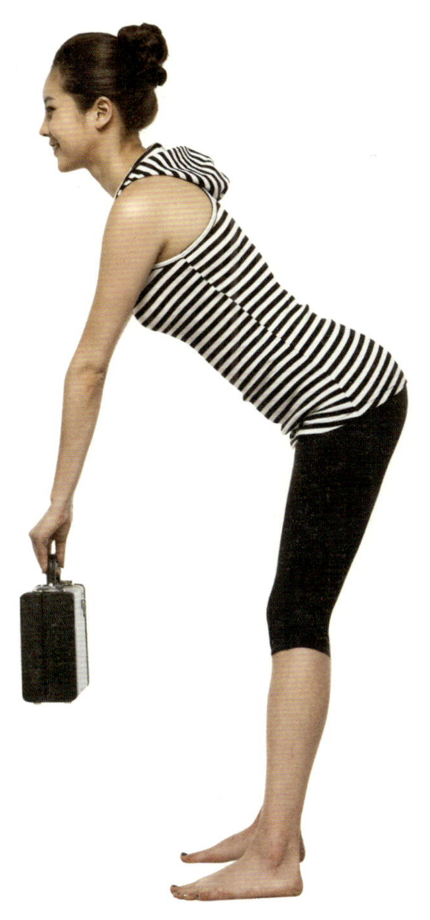

1 허리는 구부리지 말고
무릎만 굽혀 물건을 잡는다.

2 허리가 동그랗게 말리지 않도록 주의하며
허리를 곧게 펴서 상체를 올린다.

운동효과 허리 부상을 방지해주고 허리 근육이 곧게 서게 해준다.

유연한 몸 만들기

운동부위 다리 안쪽, 허리 옆쪽 **난이도** 중

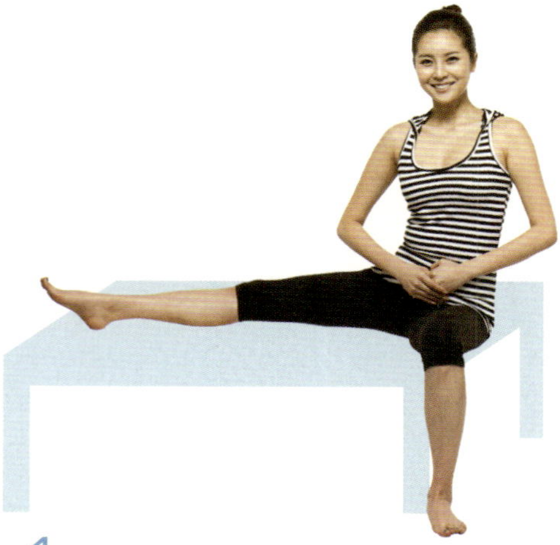

1 정면을 보며 앉은 상태에서 한쪽 다리를 옆으로 뻗는다.

Point
거실 소파나 식탁 의자에 앉았을 때 한다.

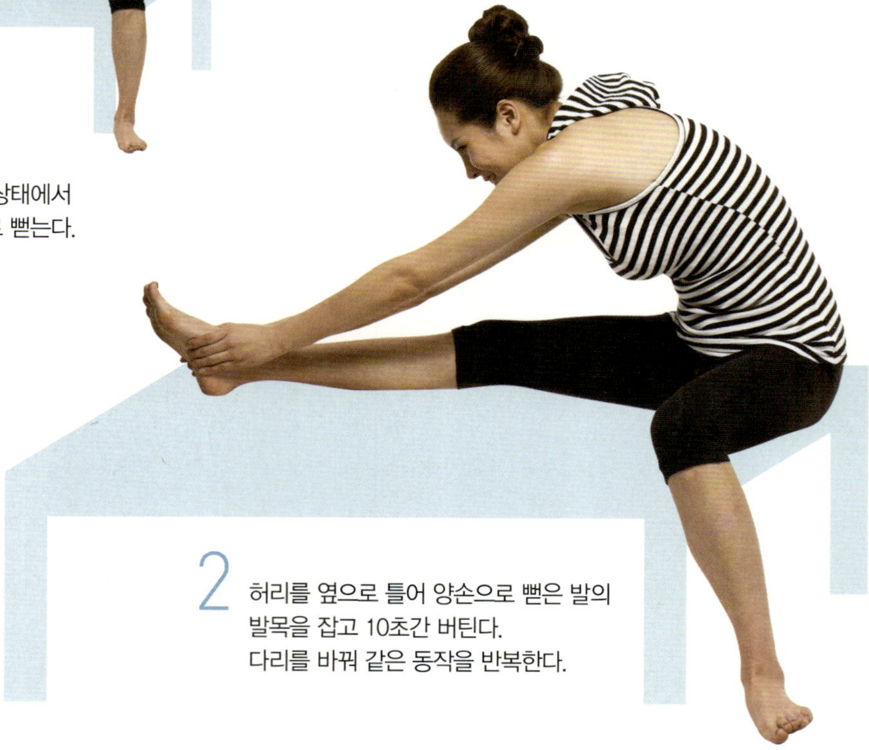

2 허리를 옆으로 틀어 양손으로 뻗은 발의 발목을 잡고 10초간 버틴다. 다리를 바꿔 같은 동작을 반복한다.

운동 효과 다리 안쪽과 허리 옆쪽의 스트레스를 덜어주고 가동범위를 넓혀준다.

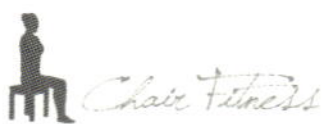

허리 라인 잡아주기

운동부위 허리 옆쪽　　**난이도** 중

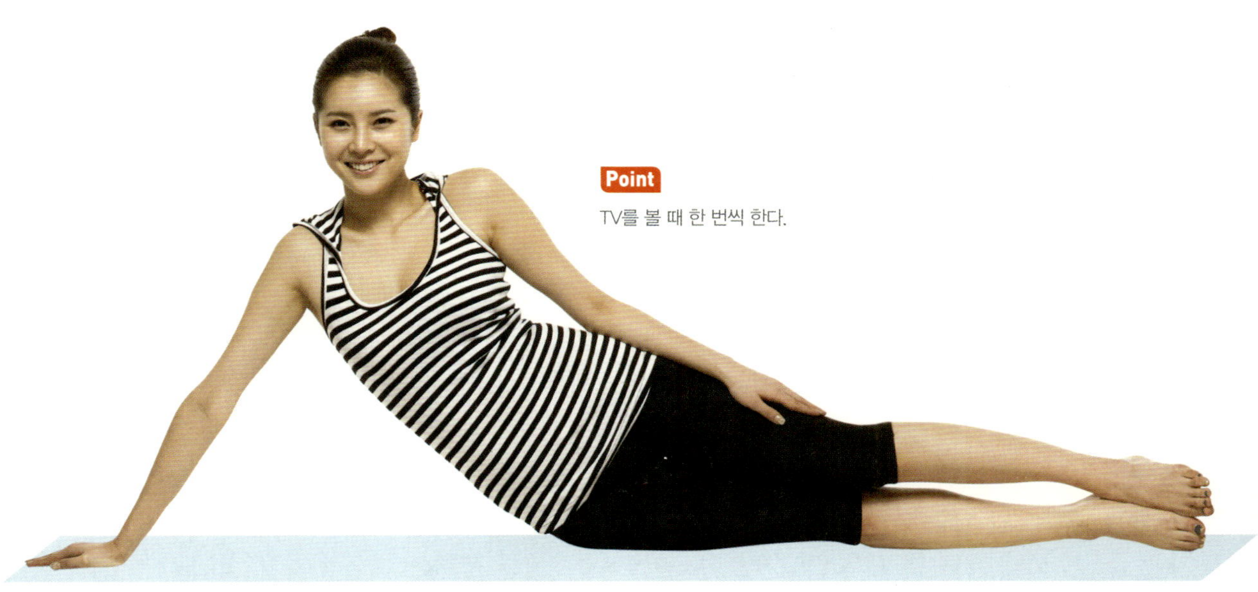

1 몸을 옆으로 눕히고 팔을 곧게 뻗어
상체를 들어올린다.

2 그 상태를 최대한 유지하여
허리 옆 부위를 10초간 늘려준다.
방향을 바꿔 같은 동작을 반복한다.

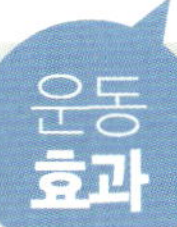

운동
효과　허리 옆쪽을 늘려주고 복부 스트레스를 풀어준다.

복부 옆 군살 없애기

운동부위 허리 옆쪽　　**난이도** 중

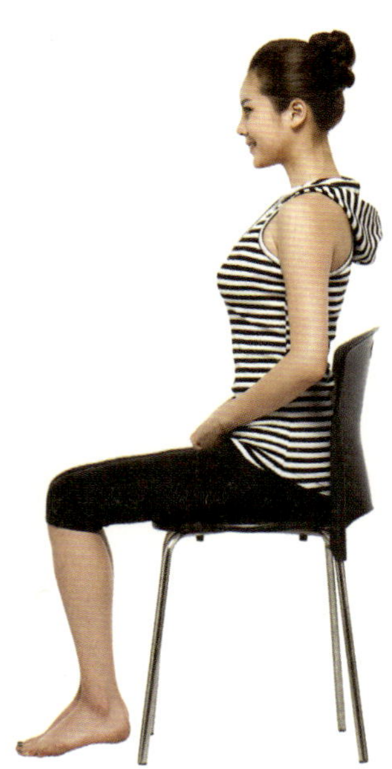

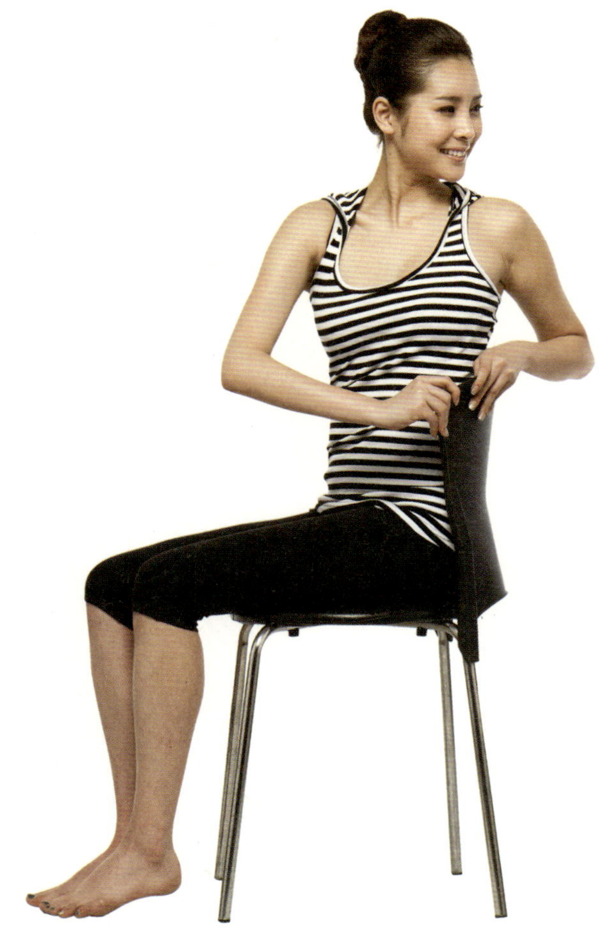

1 의자에 똑바로 앉는다.

Point

화장대나 책상 의자에 앉아서 한다.

2 그 상태에서 허리를 틀어
등받이를 양손으로 잡고 10초간 버틴다.
반대쪽도 반복한다.

운동 효과　혈액순환을 돕고 허리 옆쪽의 스트레스를 풀어준다.

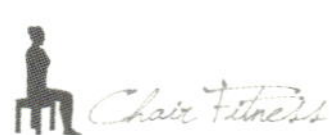

유연한 허리 만들기

운동부위 허리, 복부   **난이도** 상

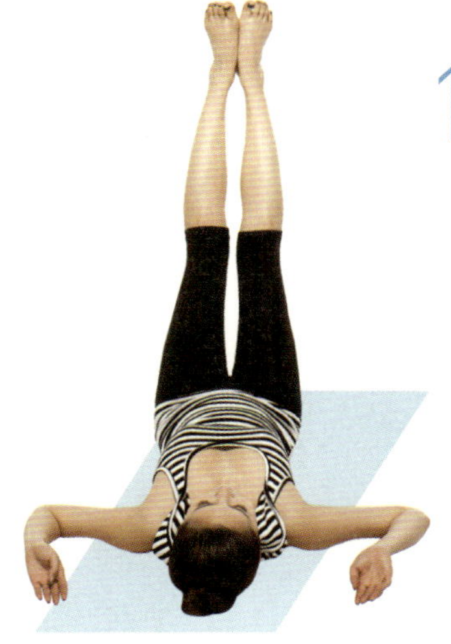

1 누워서 다리를 모아 90도 각도로 들어올린다.

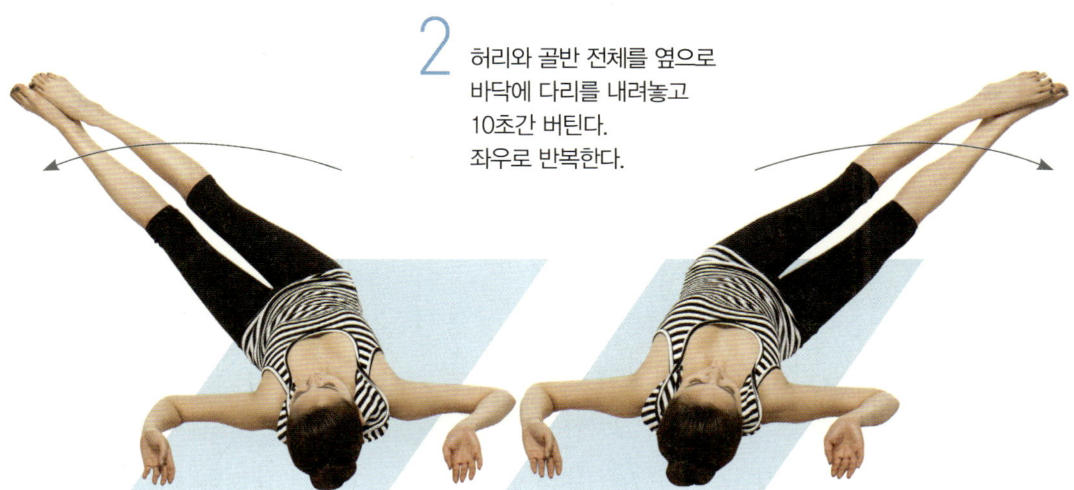

2 허리와 골반 전체를 옆으로
바닥에 다리를 내려놓고
10초간 버틴다.
좌우로 반복한다.

운동 효과   골반과 코어 전체가 스트레칭되어 허리의 스트레스를 풀어준다.

S라인 만들기

운동부위 복부 옆쪽   **난이도** 중

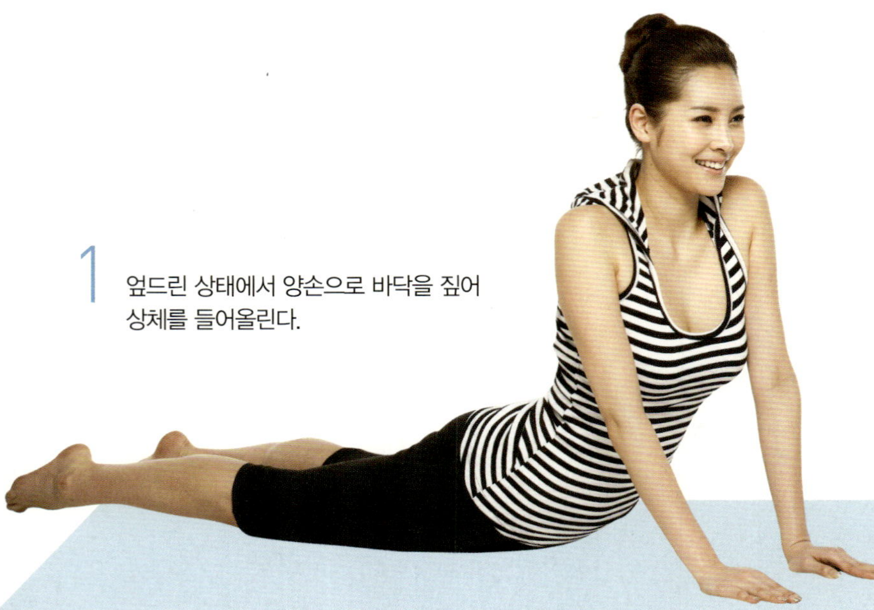

1 엎드린 상태에서 양손으로 바닥을 짚어 상체를 들어올린다.

2 한 손씩 번갈아가며 뒤쪽 위로 올려 가슴을 열어준다.

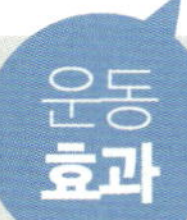

운동효과 복부 옆쪽과 가슴을 열어주어 복부와 가슴의 가동범위를 넓혀준다.

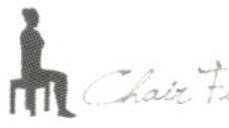

몸 전체 혈액순환 돕기

운동부위 가슴, 등허리   **난이도** 중

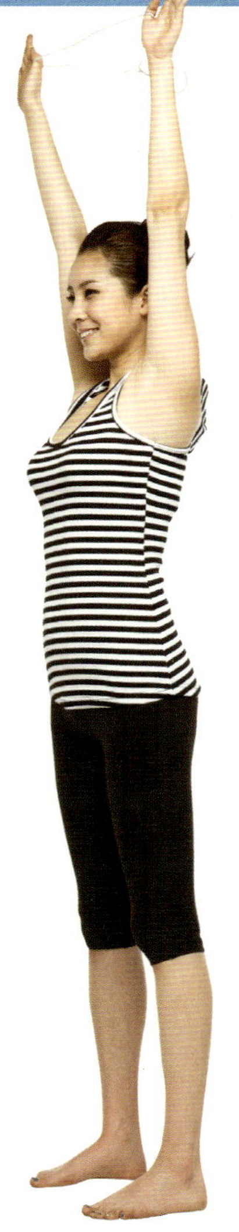

Point

수건을 사용해도 좋다.

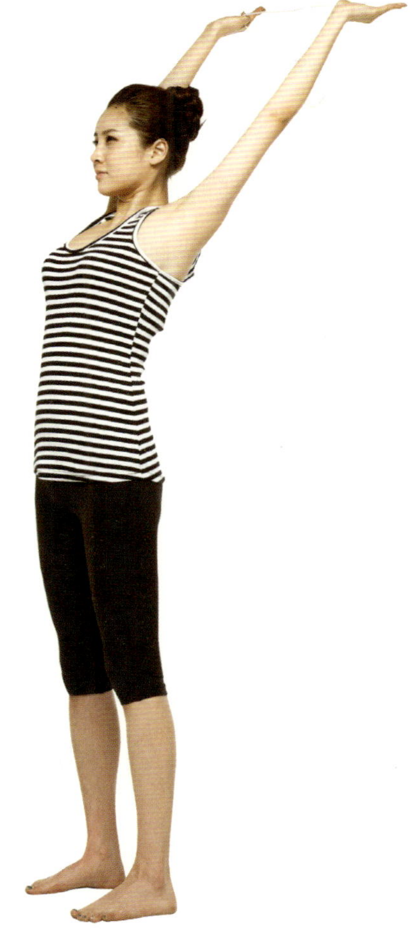

1 옷걸이를 손에 걸고 팔을 쭉 뻗고 선다.

2 그 상태로 상체를 뒤로 최대한 젖혀 가슴과 복부를 뒤쪽으로 열어준다.

운동효과 가슴과 복부를 늘려주고 혈액순환을 돕는다.

탄력 있는 종아리 만들기

운동부위 종아리　　**난이도** 하

1 발 앞부분으로 두꺼운 잡지책을
밟고 뒤꿈치로 선다

2 다리를 편 상태에서 10초간 버틴다.

Point
설거지나 다른 주방 일을 할 때,
서서 일할 때 하면 좋다.

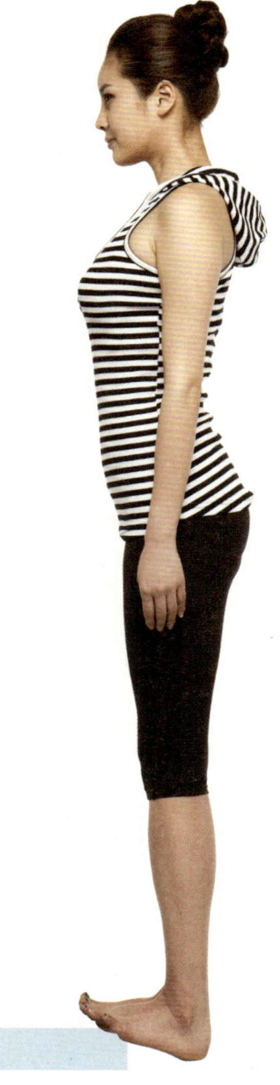

**운동
효과** 종아리를 이완시켜서 부종 완화와 혈액순환에 도움을 준다.

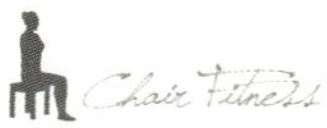

부엌 스트레칭

탄력 있는 허벅지 만들기

운동부위 다리 뒤쪽 **난이도** 중

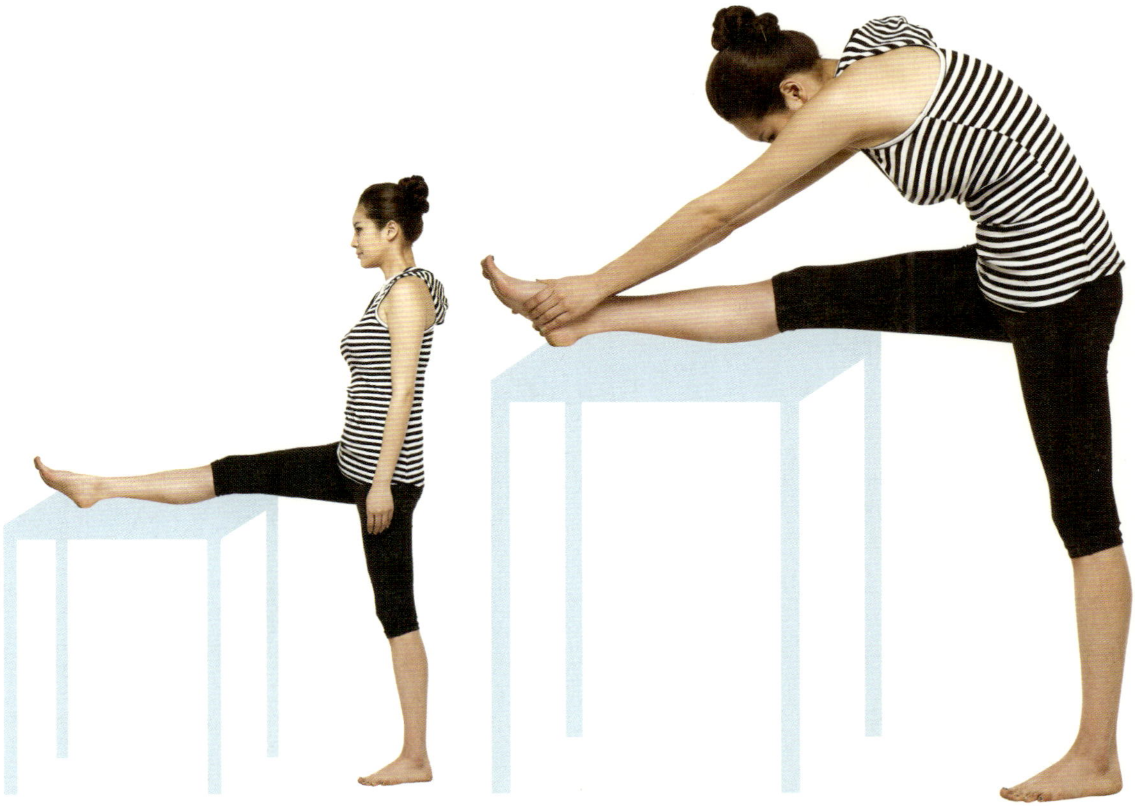

1 테이블에 한쪽 다리를 올리고 선다.

2 최대 가동범위만큼 상체를 숙여 10초간 버틴다. 다리를 바꿔 같은 동작을 반복한다.

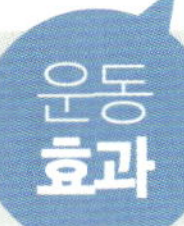

운동 효과 다리 뒤쪽과 허리를 늘려주어 몸 뒤쪽의 가동범위를 넓혀준다.

뭉친 어깨 풀어주기

운동부위 어깨　　**난이도** 하

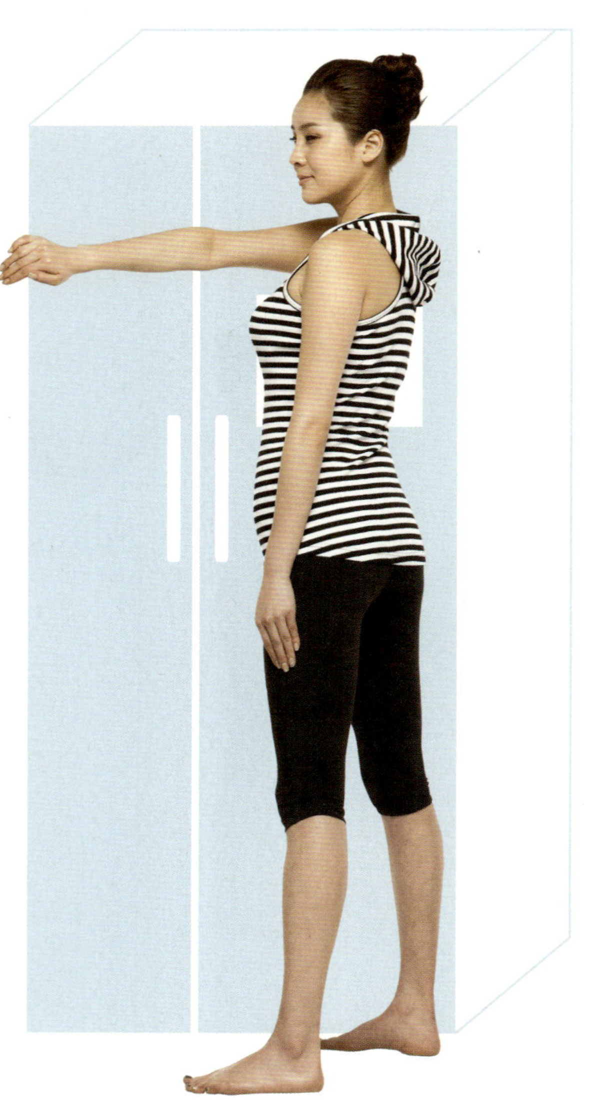

1 손으로 냉장고의 모서리를 잡고 선다.
그 상태에서 어깨를 틀어
근육을 10초간 늘려준다.

Point

냉장고 문을 여닫을 때마다 한다.

운동 효과 어깨 근육을 늘려주어 어깨뭉침과 스트레스를 풀어준다.

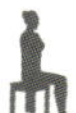

뻐근한 허리 풀어주기

운동부위 하체 뒤쪽, 허리　　**난이도** 중

1 다리는 어깨너비보다 넓게 벌리고 한쪽 무릎은 펴고
편 다리쪽으로 살짝 구부린 상태에서 허리를 숙인다.
양손으로 한쪽 발목씩 잡고 10초간 버틴다.

Point
허리가 뻐근할 때 해주면 좋다.

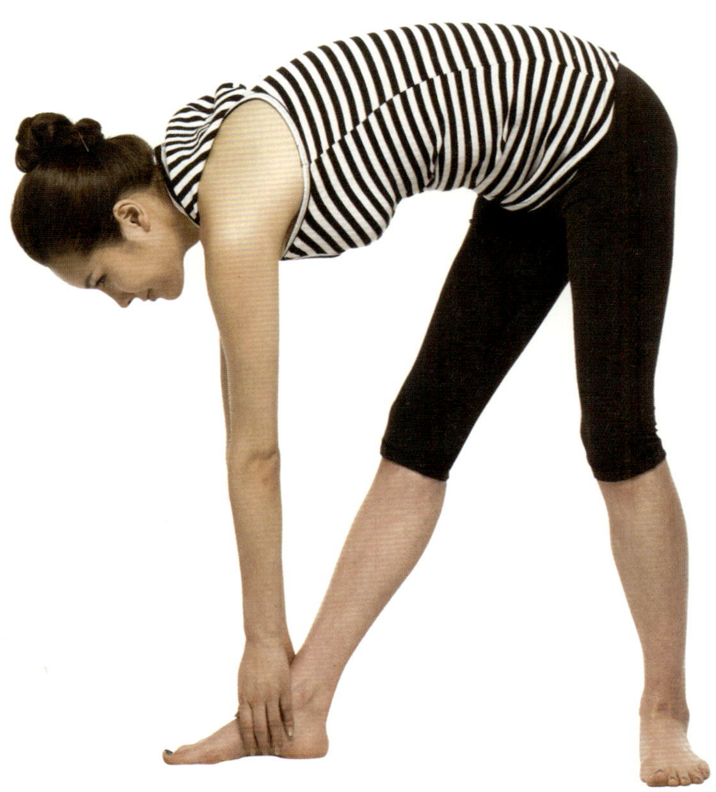

운동 효과 오래 서 있거나 상체를 숙이고 있을 때 받는 허리와 다리의 스트레스를 풀어준다.

욕실 스트레칭

뭉쳐 있던 몸 전체 근육 풀어주기

운동부위 허리, 다리 뒤쪽 **난이도** 하

Point
반신욕을 할 때 하면 좋다.

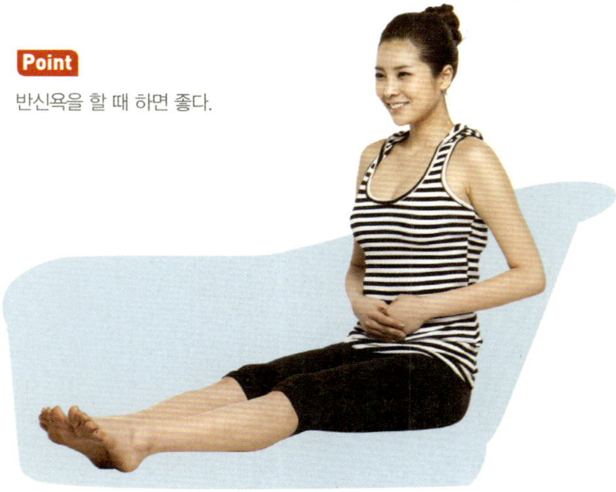

1 욕조에 다리를 곧게 펴고 앉는다.

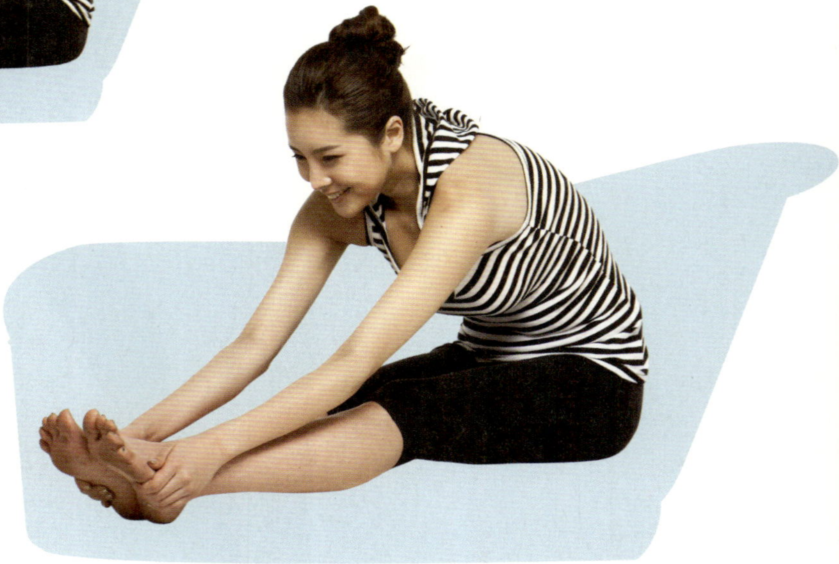

2 허리를 숙여 양손으로 발목을 잡고 그 상태로 10초간 버틴다.

운동 효과 몸 전체를 늘려주고 가동범위를 넓혀주어 혈액순환을 돕는다.

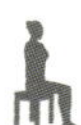

욕실 스트레칭

탄탄한 허리 만들기

운동부위 허리　**난이도** 중

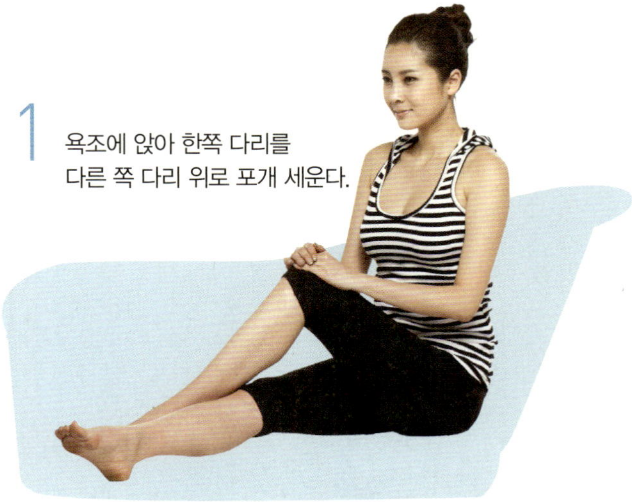

1 욕조에 앉아 한쪽 다리를 다른 쪽 다리 위로 포개 세운다.

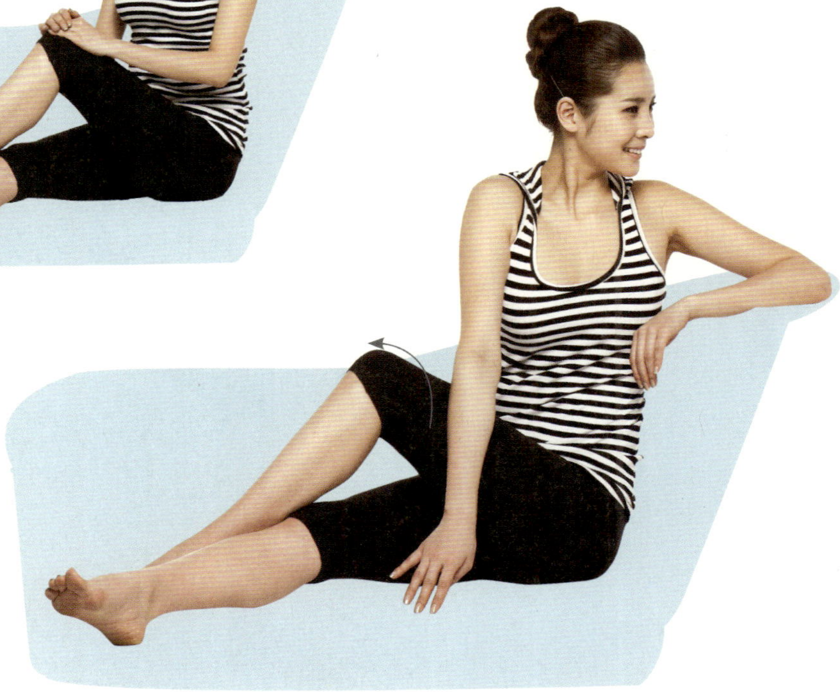

2 포갠 다리의 반대쪽 팔 팔꿈치로 허벅지를 밀어주고 허리는 최대한 틀어준 채로 10초간 버틴다. 방향을 바꿔 같은 동작을 반복한다.

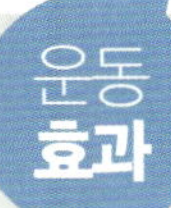

운동 효과 허리와 골반을 열어주어 가동범위를 넓혀주고 허리의 스트레스를 풀어준다.

전신 피로 풀기

운동부위 다리 안쪽, 허리, 골반　**난이도** 상

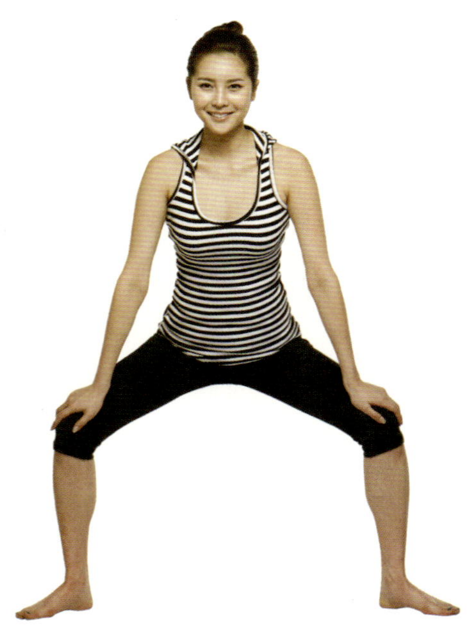

1 다리를 넓게 벌리고 손은 벌어진 양 무릎을 잡고 선다.

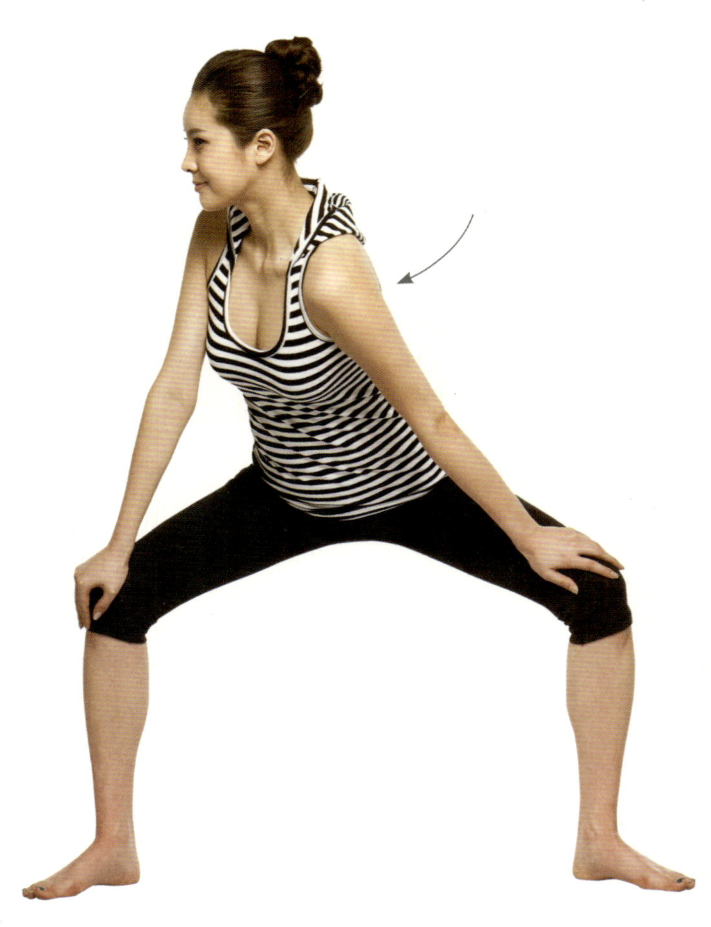

2 어깨를 한쪽씩 안쪽으로 내밀고 10초간 버틴다.

운동효과 다리 안쪽과 허리 골반을 열어주어 혈액순환과 피로 회복을 돕는다.

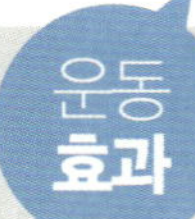
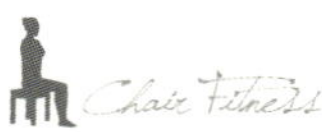

변비 없애기

운동부위 복부 앞쪽, 옆쪽   **난이도** 중

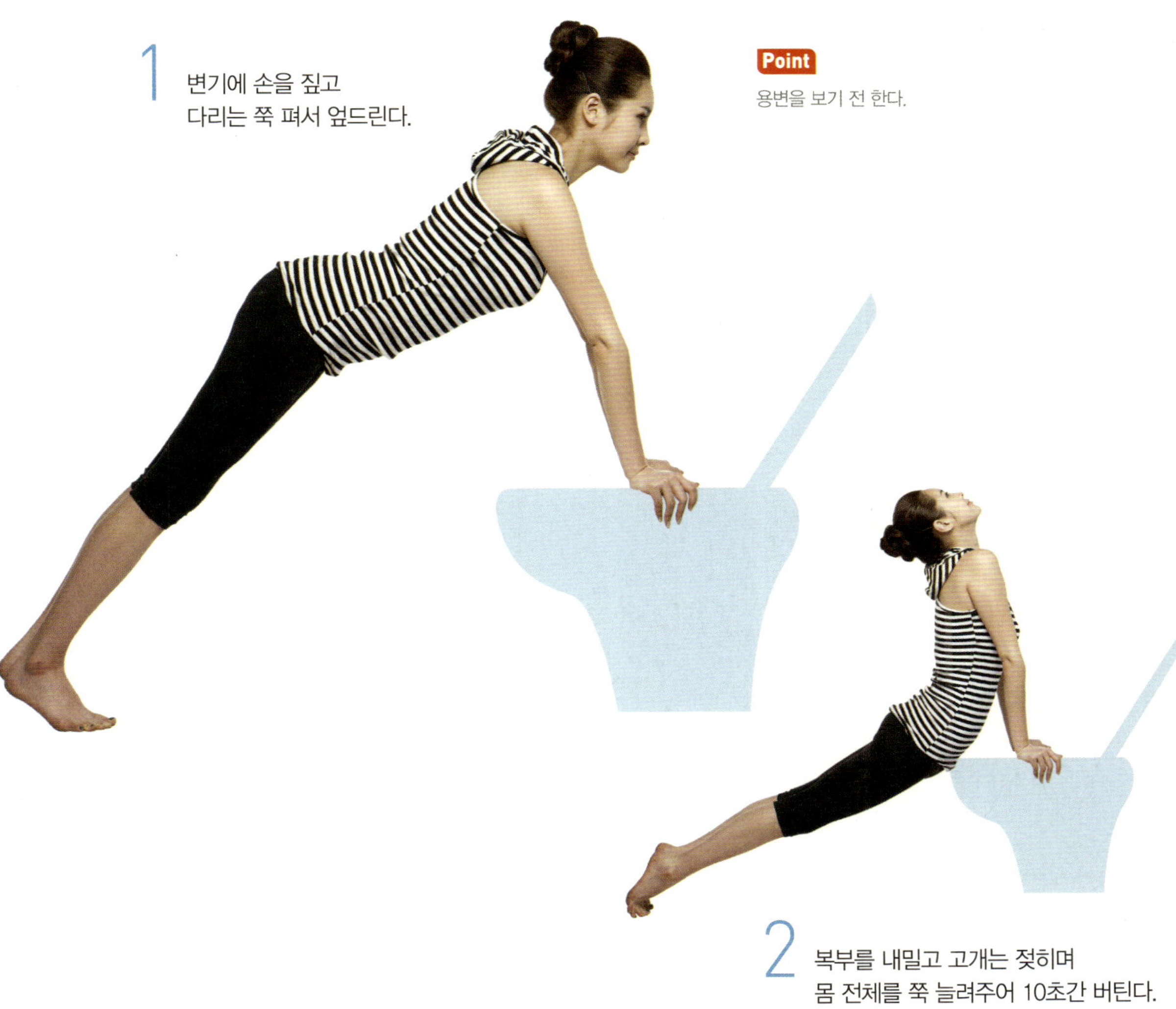

1 변기에 손을 짚고
다리는 쭉 펴서 엎드린다.

Point
용변을 보기 전 한다.

2 복부를 내밀고 고개는 젖히며
몸 전체를 쭉 늘려주어 10초간 버틴다.

운동효과 복부근육을 늘려주어 장 활동을 순간 활발히 해주어 용변을 보는 데 도움을 준다.

나른한 일요일!
월요일을 위해 심신을 무장하자

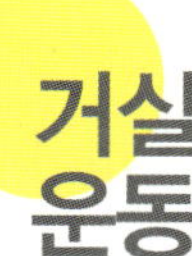

**거실
운동**

- 탄탄한 골반 만들기
- 탄력 있는 팔뚝 만들기
- 볼륨감 있는 가슴 만들기
- 날씬한 복부 만들기

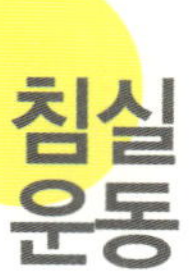

**침실
운동**

- 치골 미인되기
- 아름다운 바디라인 만들기
- 하체라인 만들기
- 탄력 있는 복부 만들기

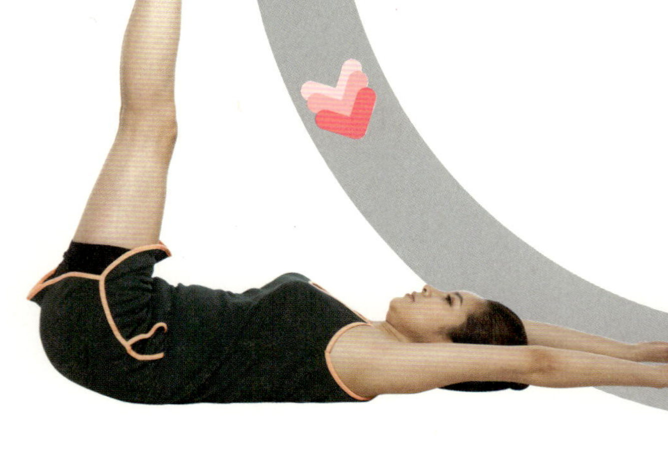

아침에 눈뜨자마자 월요일 출근 걱정부터 떠오르니, 일요일은 쉬어도 쉬는 것 같지 않게 한쪽 마음이 무겁기 마련이다. 토요일 과도한 음식물 섭취와 움직임이 없어 둔한 몸 상태가 일요일까지 계속된다면 연쇄적으로 월요일의 피곤함을 불러오는 주요 원인이 될 것이다. 일요일은 보다 강도 있는 운동으로 다가올 '월화수목금' 요일에 대비할 필요가 있다. 적당한 운동을 통해 꾸준히 긴장을 주어 탄력 있는 몸상태를 만들어주자.

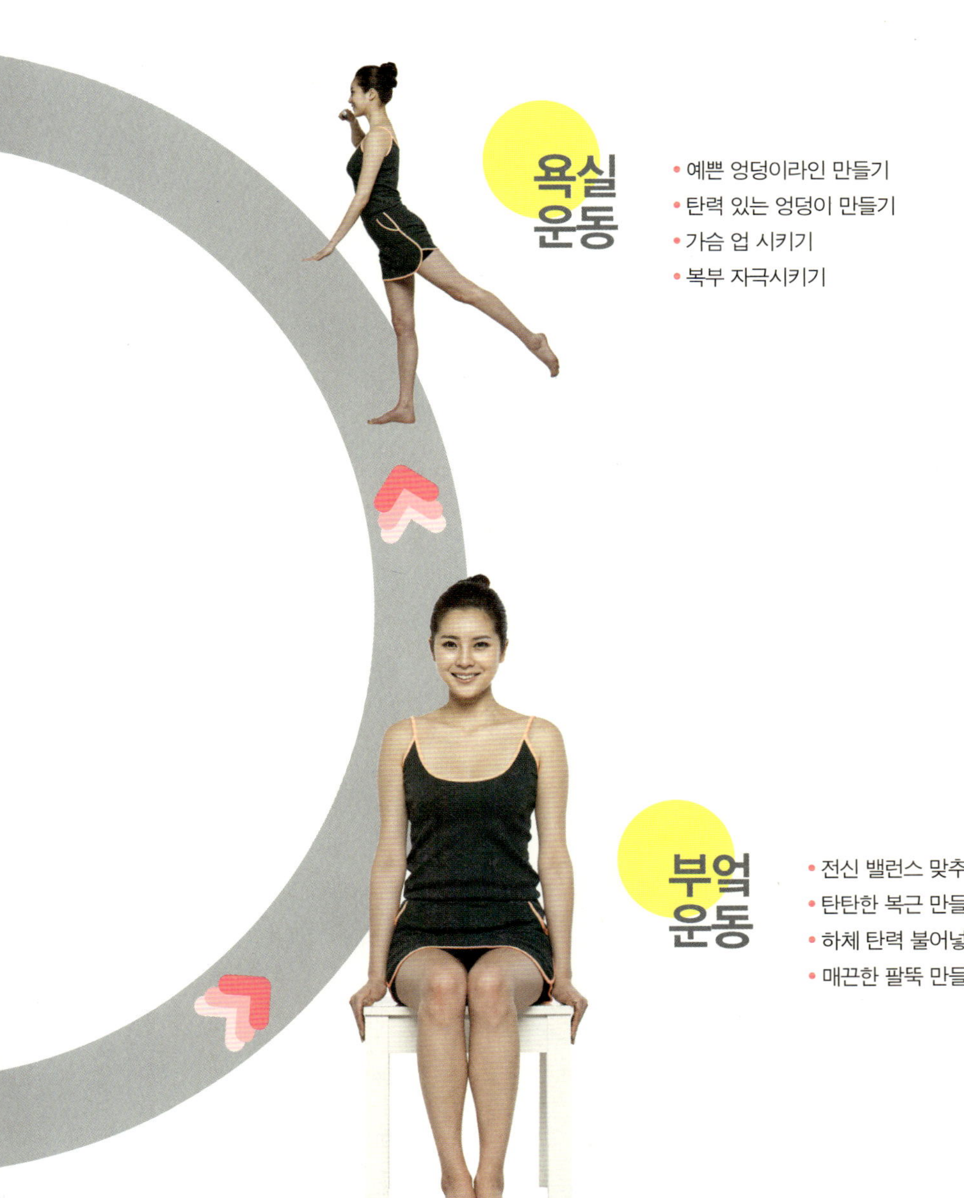

탄탄한 골반 만들기

운동부위 허리 옆쪽, 다리 안쪽, 바깥쪽　**난이도** 상

1 옆으로 누운 상태에서 팔꿈치로 체중을 지탱해 상체를 들어올린다.
위쪽 다리는 접어 다른 다리 앞쪽으로 편하게 내려놓는다.

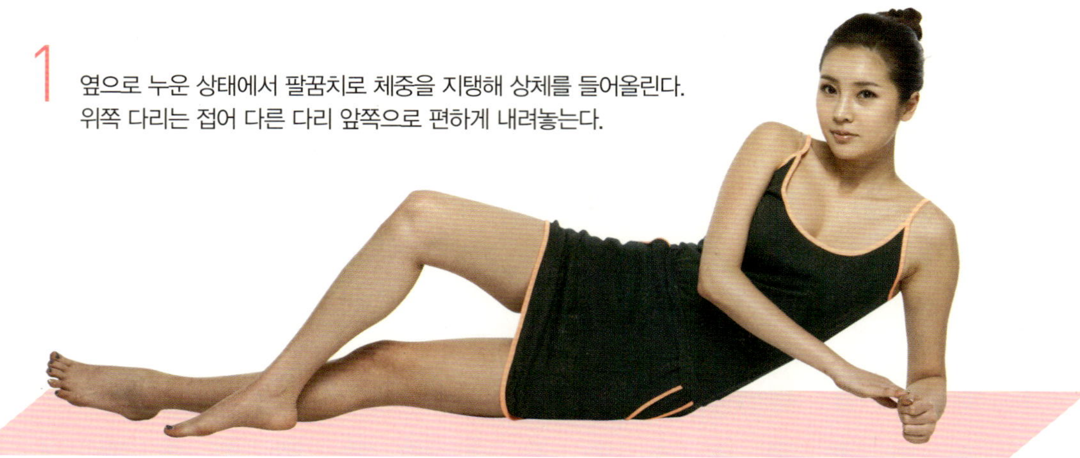

2 그 상태에서 아래쪽 다리를 올린 채로 10초간 버틴다.
다리를 바꿔 같은 동작을 반복한다.

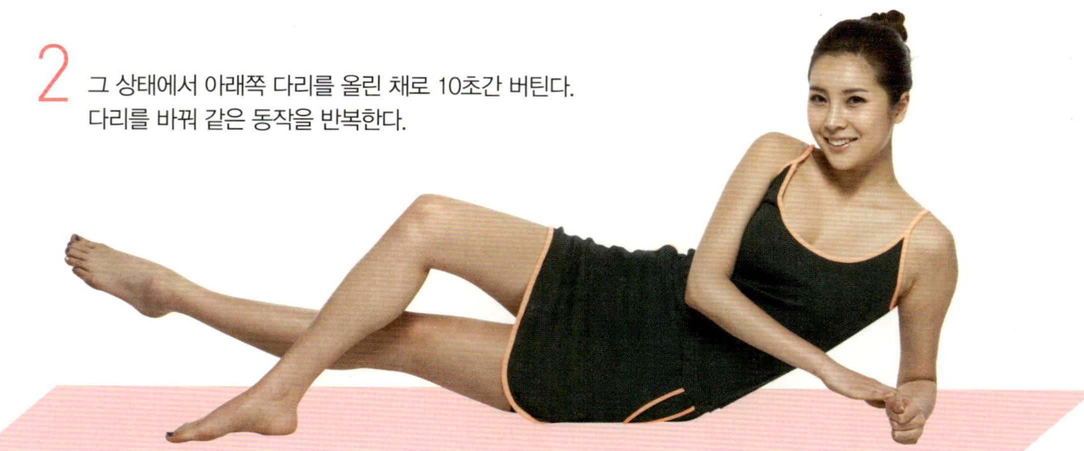

운동 효과　다리 안쪽과 복부, 등, 골반 주변을 탄탄하게 한다.

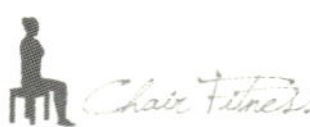

탄력 있는 팔뚝 만들기

운동부위 팔 뒤쪽　　**난이도** 중

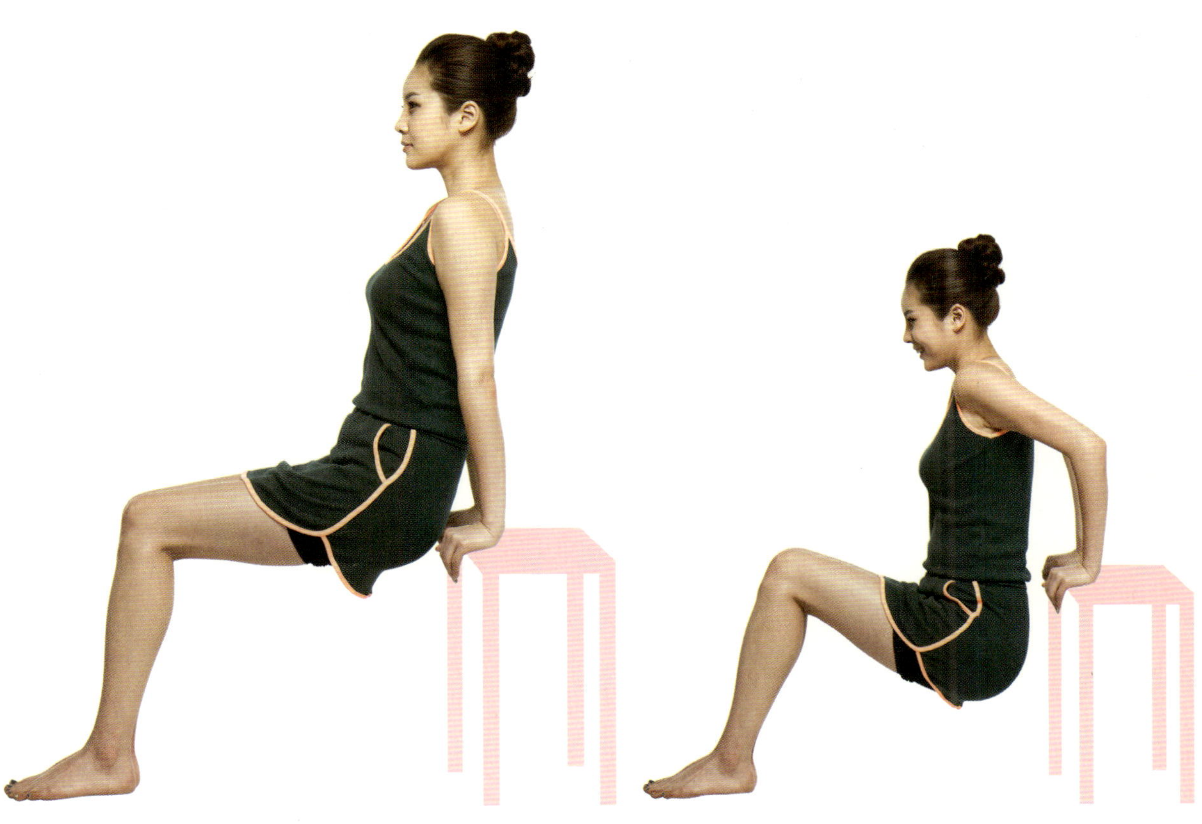

1 소파 또는 의자 끝에 손을 대고
허공에 앉는 듯한 자세를 취한다.

2 팔을 구부려 엉덩이를 천천히 내려주고
다시 펴서 돌아오기를 15회 반복한다.

운동 효과　팔 뒤쪽을 자극하여 탄력 있는 라인을 만들어준다.

볼륨감 있는 가슴 만들기

운동부위 가슴, 팔 뒤쪽 **난이도** 상

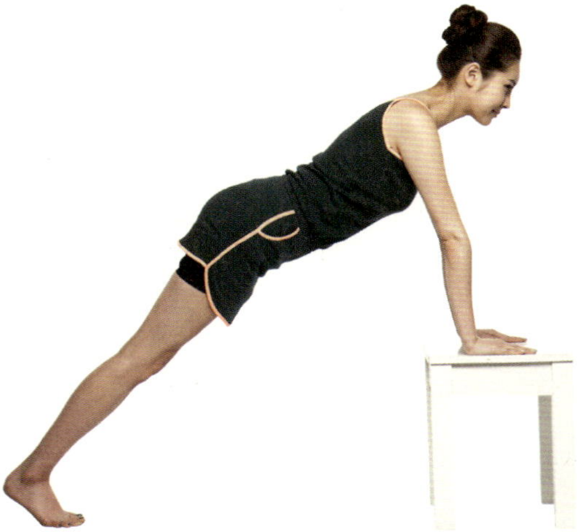

1 팔을 어깨너비로 벌려
소파 또는 테이블을 짚는다.

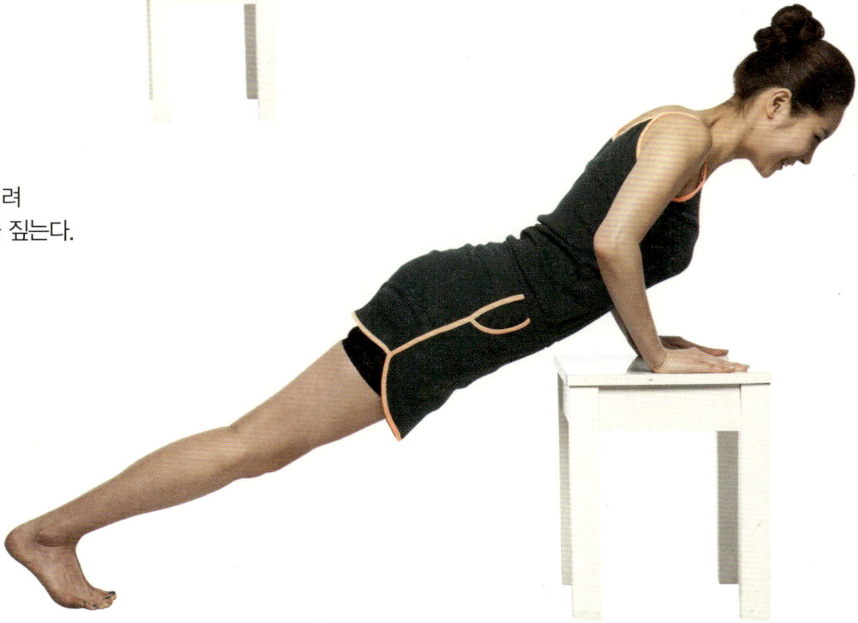

2 천천히 팔을 구부려 팔굽혀펴기를 한다.
이 동작을 15회 반복한다.

운동 효과 가슴라인을 잡아주고 팔 뒤쪽을 탄탄하게 해준다.

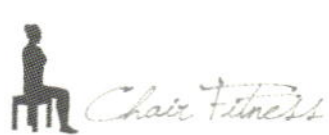

날씬한 복부 만들기

운동부위 복부, 허리 옆쪽　**난이도** 상

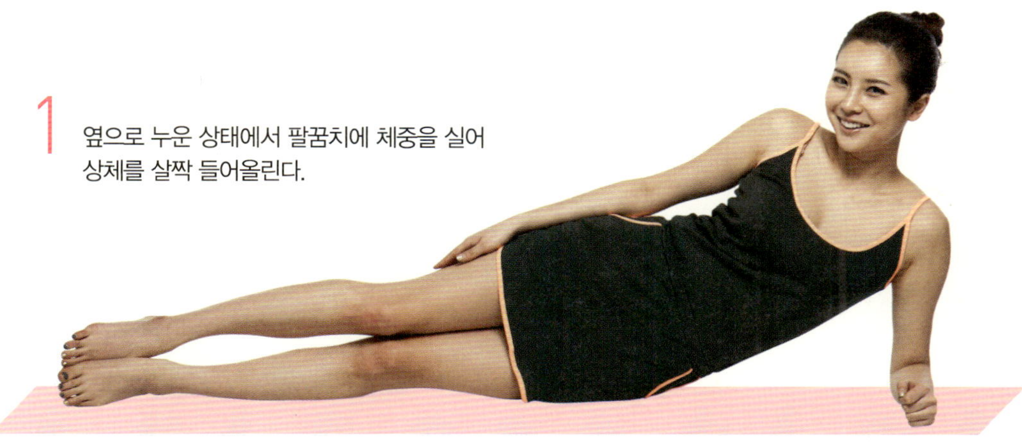

1 옆으로 누운 상태에서 팔꿈치에 체중을 실어
상체를 살짝 들어올린다.

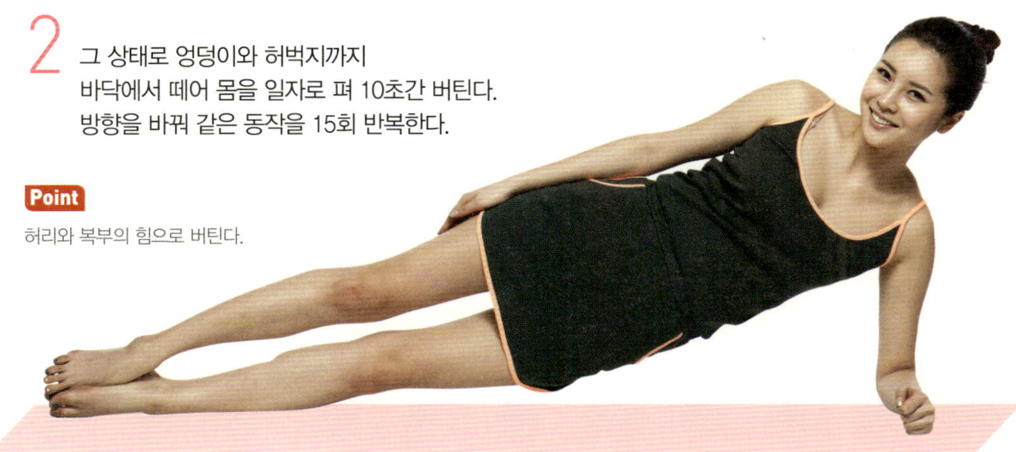

2 그 상태로 엉덩이와 허벅지까지
바닥에서 떼어 몸을 일자로 펴 10초간 버틴다.
방향을 바꿔 같은 동작을 15회 반복한다.

Point
허리와 복부의 힘으로 버틴다.

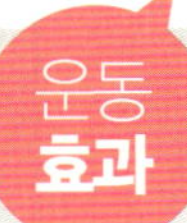

운동
효과　허리 옆쪽과 복부를 강하게 자극하여 라인을 잡아준다.

치골 미인되기

운동부위 복부   **난이도** 상

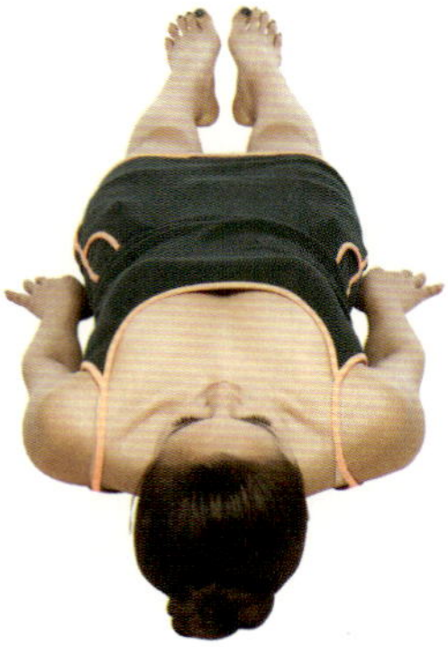

1 똑바로 눕는다.

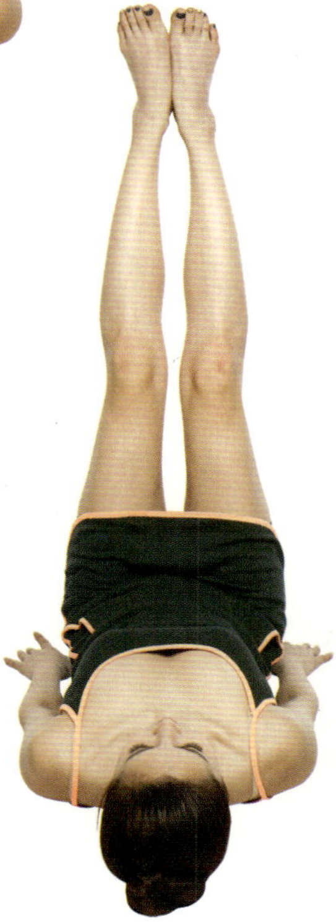

2 다리를 모아 90도로 곧게 세워준다.

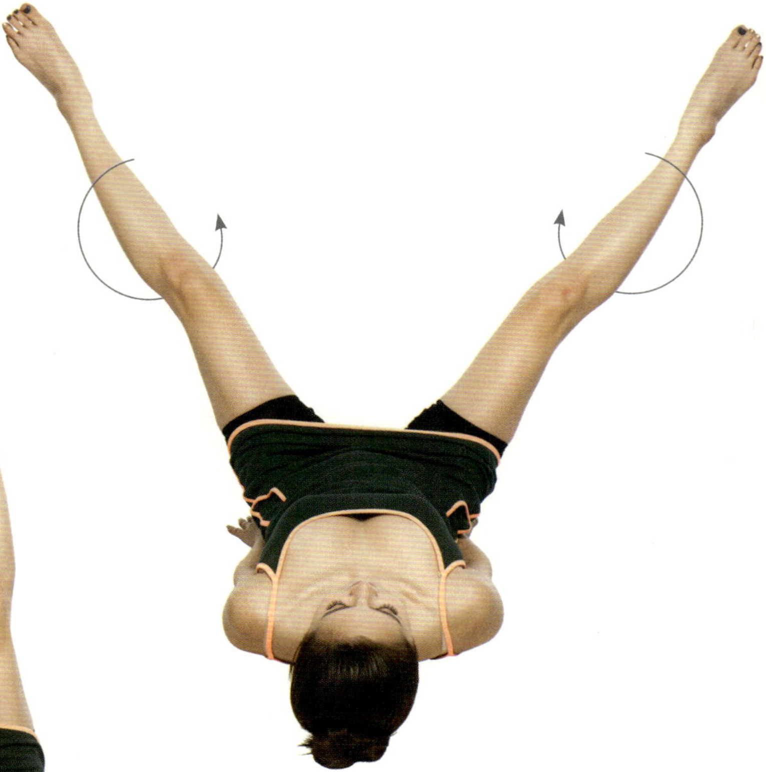

3 양발로 크게 원을 그리며
1번 자세까지 천천히 버티며 내린다.

**운동
효과** 복부와 하체가 만나는 일명 치골 부위의 라인을 예쁘게 해준다.

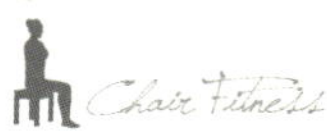

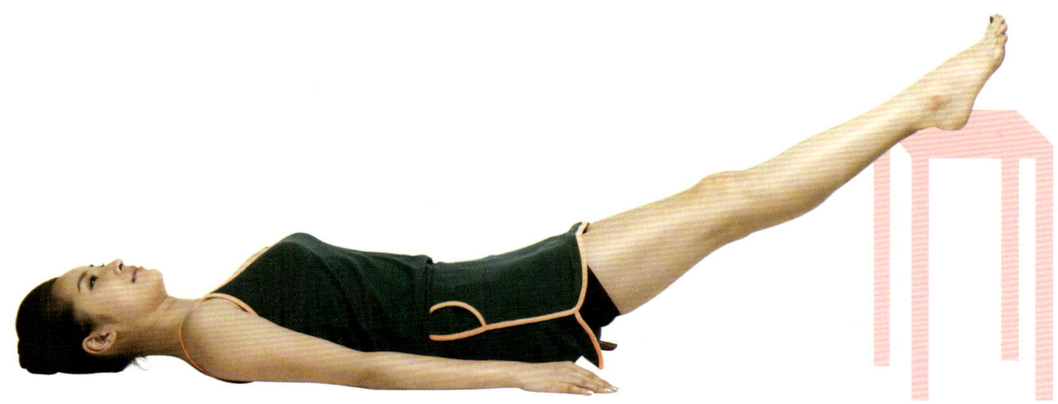

1 바닥에 누워 다리를
곧게 펴서 침대에 발만 올린다.

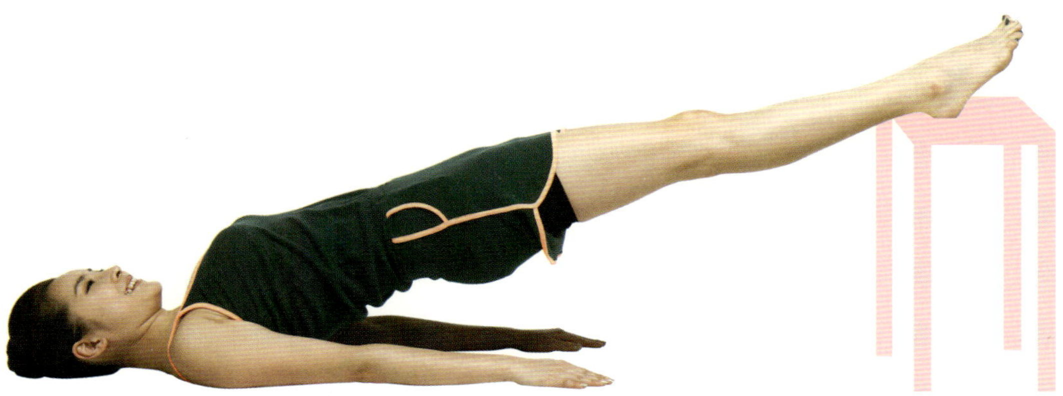

2 손바닥은 바닥으로 향하게 두어 체중을
지탱하도록 하고 천천히 몸을 들어올려
일자로 만든 뒤 10초간 버틴다.

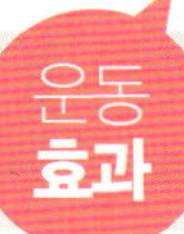

운동효과   허리와 엉덩이를 자극하여 몸통라인을 예쁘게 해준다.

하체라인 만들기

운동부위 하체, 골반   **난이도** 상

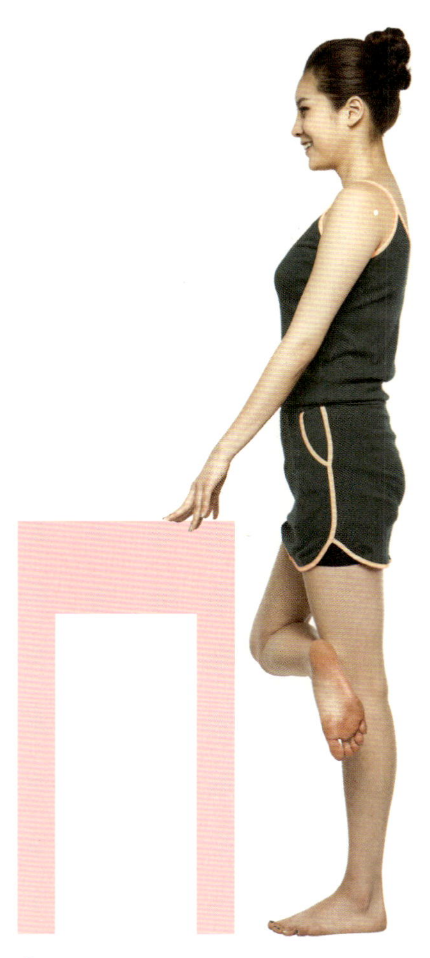

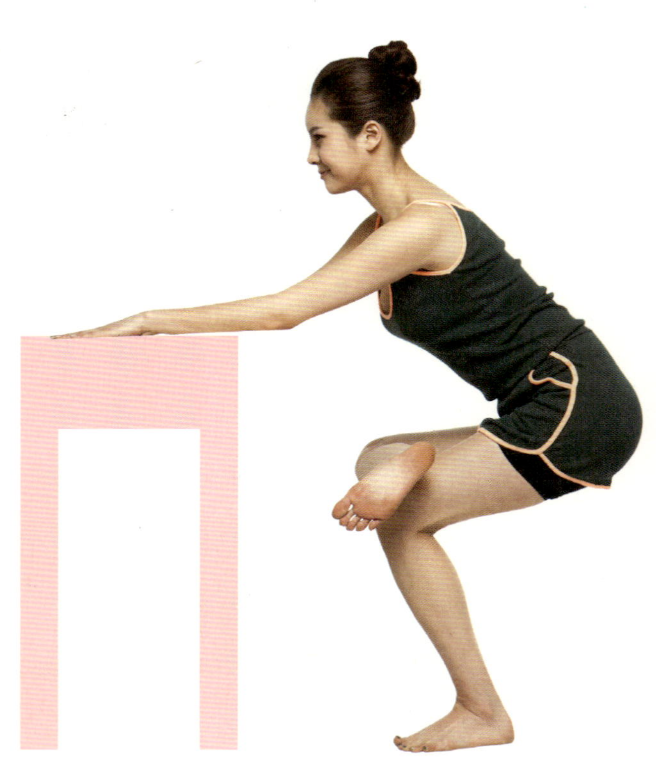

1 양손으로 책상이나 화장대를 짚고 선다.
한쪽 다리를 다른 쪽 다리 무릎까지 올린다.

2 천천히 엉덩이를 뒤로 빼고 앉았다 일어난다.
다리를 바꿔 같은 동작을 15회씩 반복한다.

운동 효과 골반과 한쪽 다리에 체중이 집중되어 강한 자극을 주므로
골반과 하체가 만나는 부위의 라인을 잡아준다.

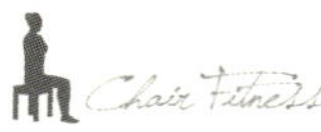

탄력 있는 복부 만들기

운동부위 복부   **난이도** 상

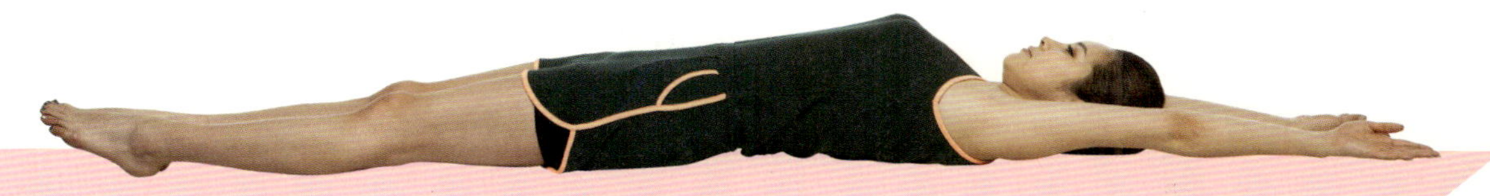

1 똑바로 누워 만세 자세를 취한다.

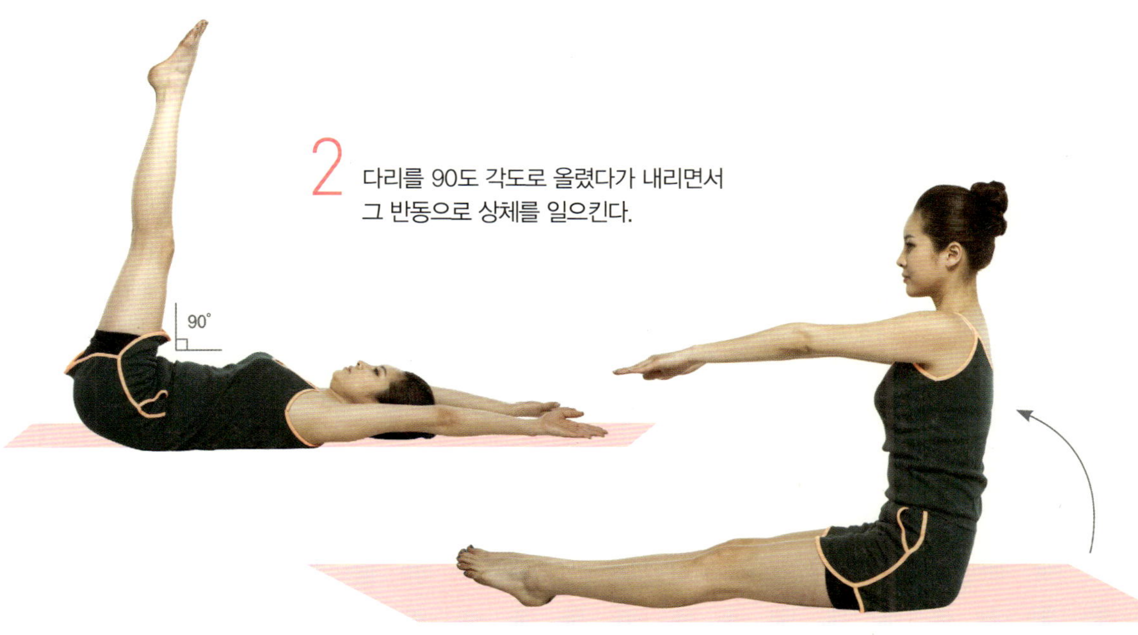

2 다리를 90도 각도로 올렸다가 내리면서
그 반동으로 상체를 일으킨다.

운동효과 복부의 긴장감을 유지시켜준다.

전신 밸런스 맞추기

운동부위 전신　**난이도** 상

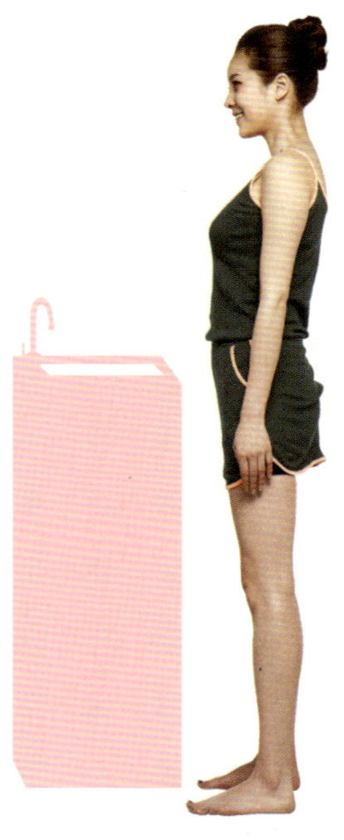

1 싱크대 앞에
똑바로 선다.

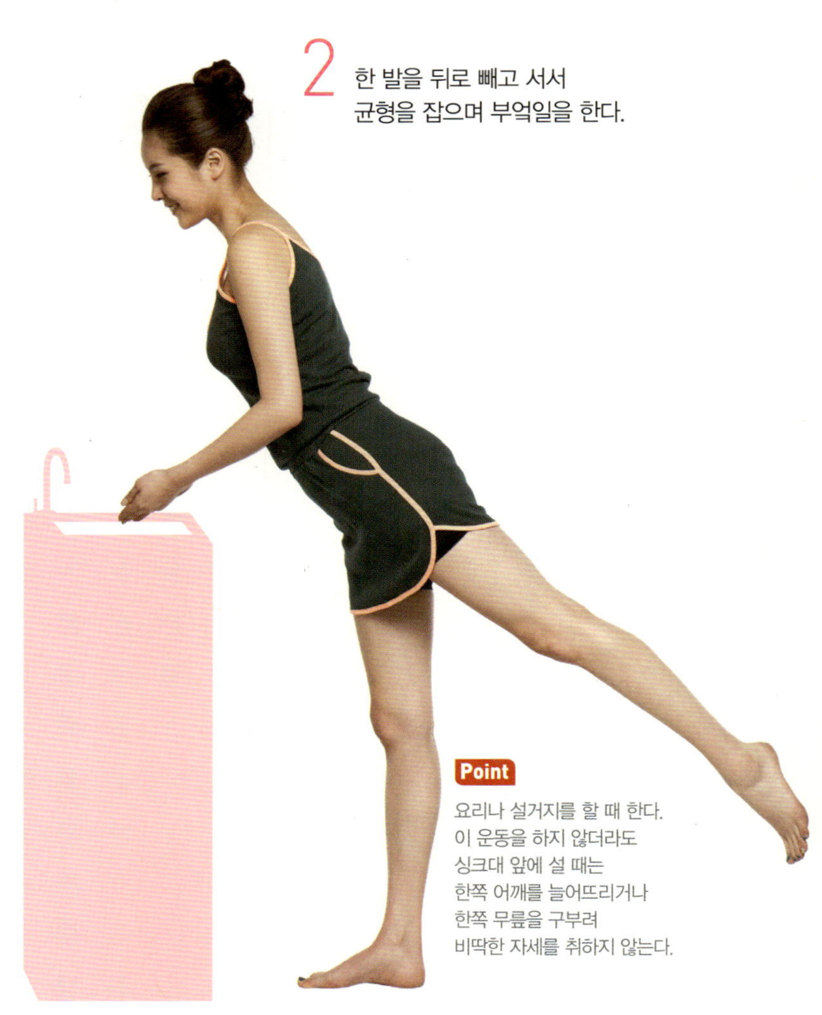

2 한 발을 뒤로 빼고 서서
균형을 잡으며 부엌일을 한다.

Point

요리나 설거지를 할 때 한다.
이 운동을 하지 않더라도
싱크대 앞에 설 때는
한쪽 어깨를 늘어뜨리거나
한쪽 무릎을 구부려
비딱한 자세를 취하지 않는다.

**운동
효과**　굳이 다른 운동을 하지 않아도 한 발로 서서 버티는 것만으로 전신의 잔근육을 자극하여 라인을 잡아준다.

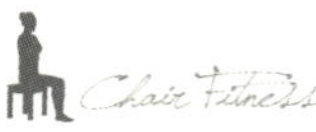

탄탄한 복근 만들기

운동부위 복부   **난이도** 중

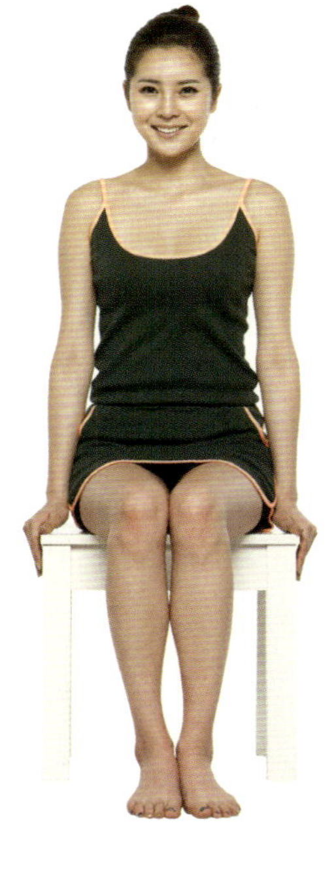

1 의자에 바르게 앉고
양손은 의자를 잡는다.

Point

식탁에 앉았을 때 한다.

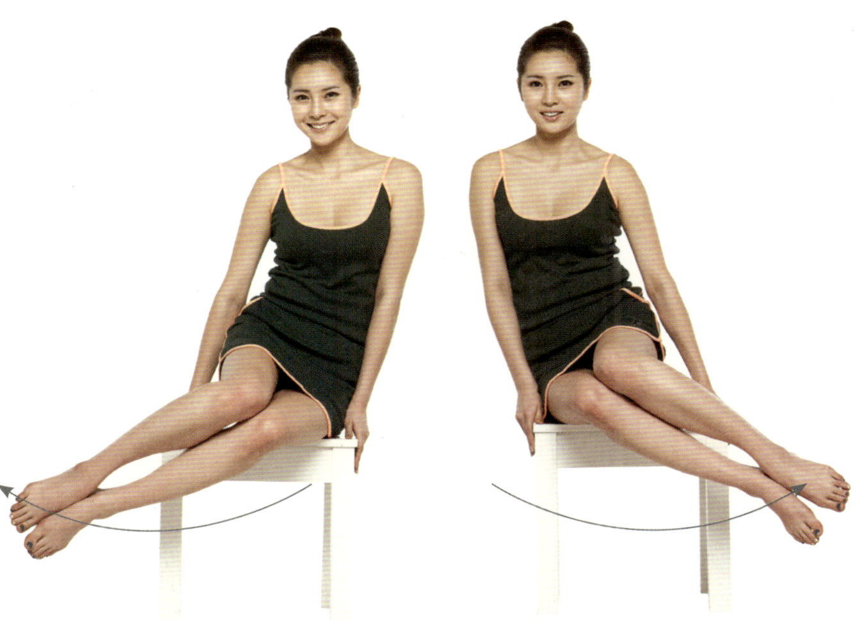

2 다리를 좌우로 틀어 올려 복부를 자극시킨다.
이 동작을 15회 반복한다.

운동 효과 식사 전 복근을 자극시키면 위를 압박해 폭식을 막아준다.

하체 탄력 불어넣기

운동부위 하체   **난이도** 중

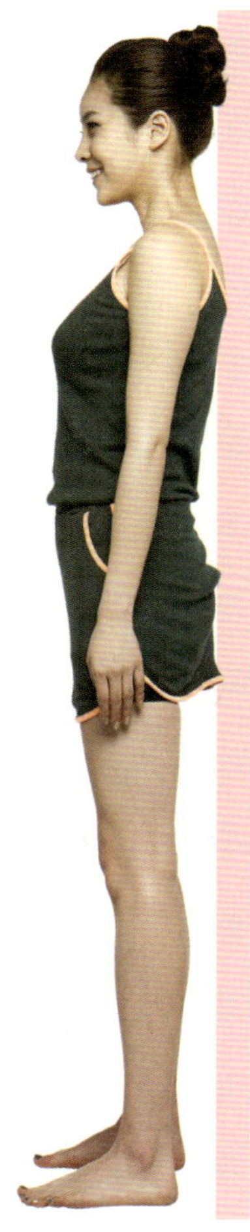

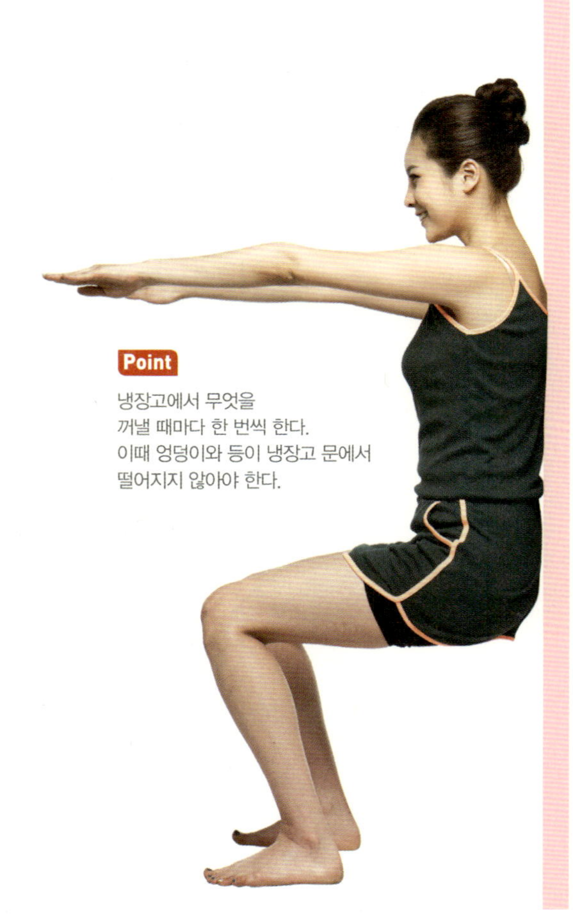

Point

냉장고에서 무엇을
꺼낼 때마다 한 번씩 한다.
이때 엉덩이와 등이 냉장고 문에서
떨어지지 않아야 한다.

1 벽 또는 냉장고에 등을 기대고 선다.

2 그 자세에서 미끄러지듯
앉았다 일어나기를 15회 반복한다.

운동 효과 하체를 자극하여 탄력을 불어넣는다.

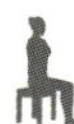

매끈한 팔뚝 만들기

운동부위 팔 앞쪽, 뒤쪽　　**난이도** 중

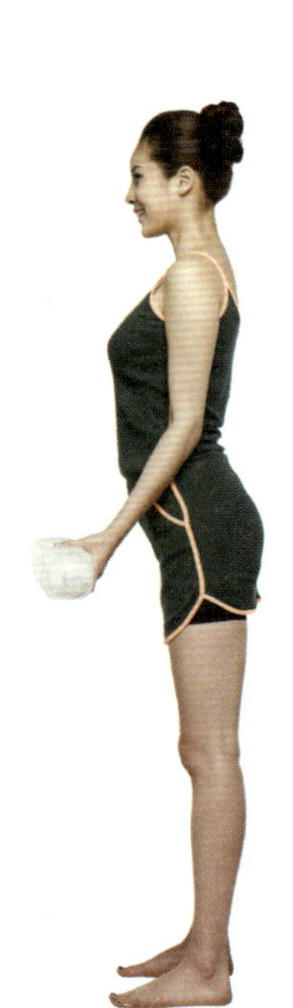

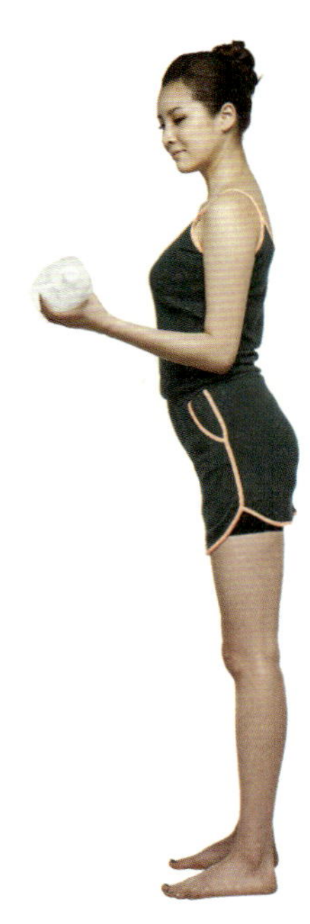

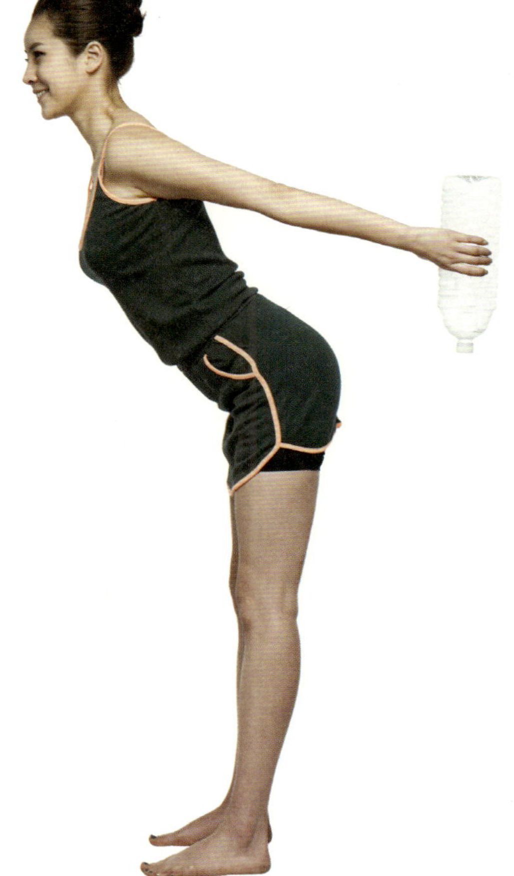

1 생수병을 한 손으로 잡는다.　　**2** 앞으로 올려준다.　　**3** 팔꿈치를 뒤로 빼서 뒤쪽으로 팔을 쭉 펴준다. 손을 바꿔 같은 동작을 반복한다.

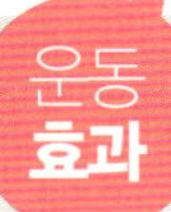
운동 효과 팔 앞쪽과 뒤쪽의 라인을 잡아준다.

예쁜 엉덩이라인 만들기

운동부위 하체, 허리, 골반　　**난이도** 중

1 칫솔을 잡지 않은 손으로
세면대를 짚고 선다.

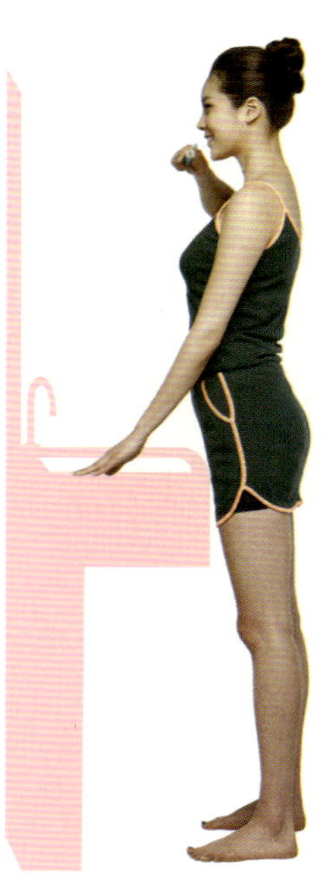

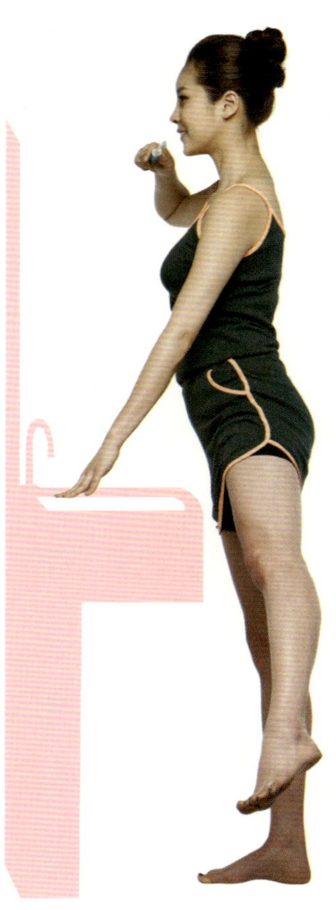

2 한 다리씩 옆으로 한 번 차고
뒤로 한 번 찬다.
다리를 바꿔 같은 동작을 반복한다.

Point

세면대에서 이를 닦을 때마다
한 번씩 한다.

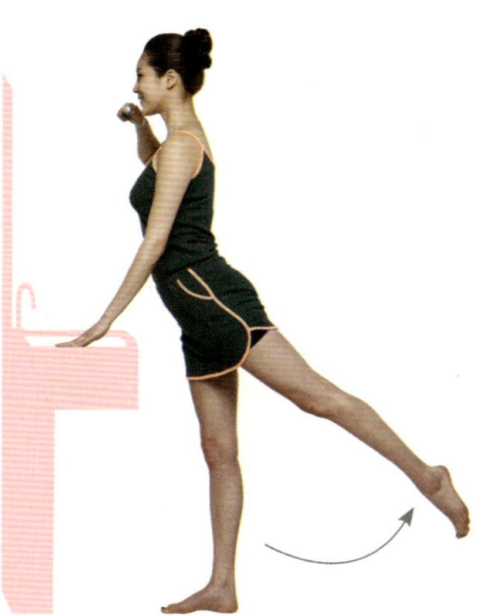

**운동
효과**　골반과 엉덩이라인을 예쁘게 잡아준다.

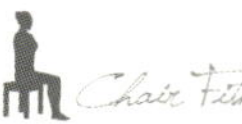

탄력 있는 엉덩이 만들기

운동부위 하체, 허리　　**난이도** 상

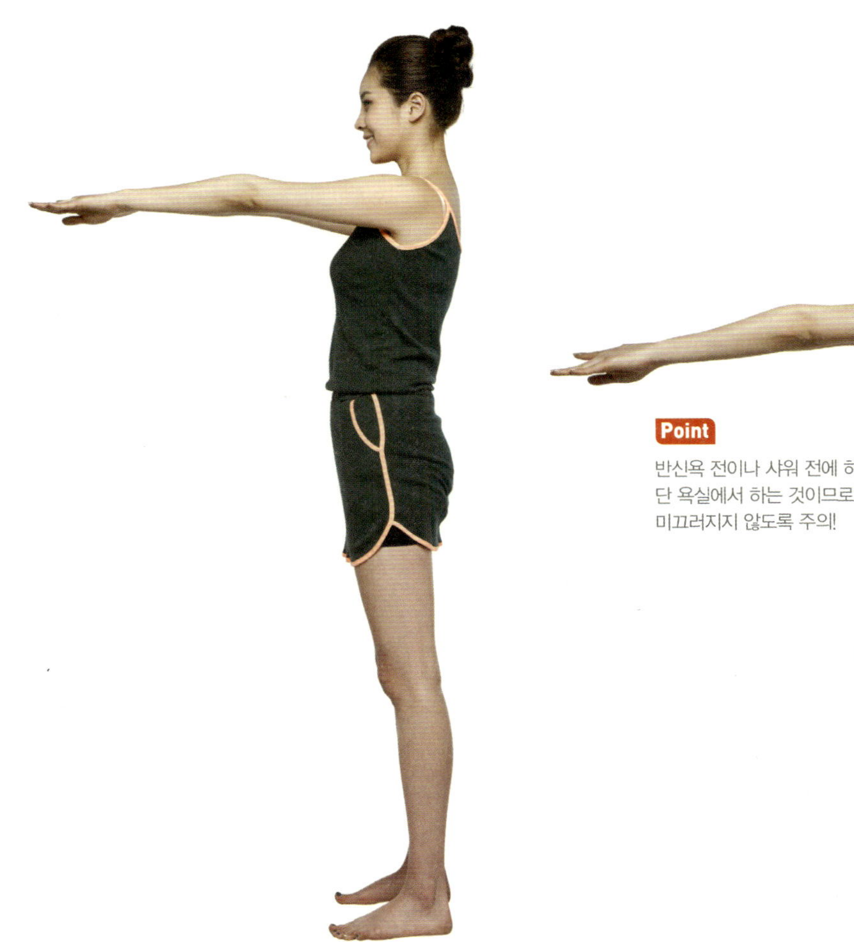

Point

반신욕 전이나 샤워 전에 하면 좋다.
단 욕실에서 하는 것이므로
미끄러지지 않도록 주의!

1 똑바로 서서 팔을 앞으로 모아 쭉 뻗는다.

2 엉덩이를 뒤로 빼고 무릎을 구부린다.
허리는 곧게 세우고 10초간 버틴다.

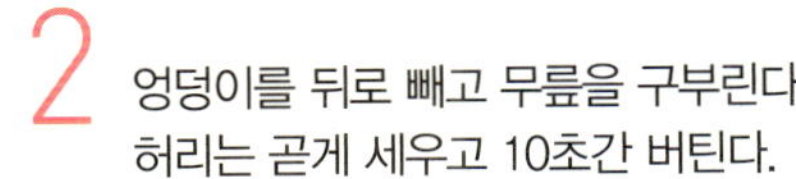

**운동
효과**　엉덩이와 허리를 자극하여 탄력을 준다.

욕실 운동

가슴 업 시키기

운동부위 가슴 **난이도** 하

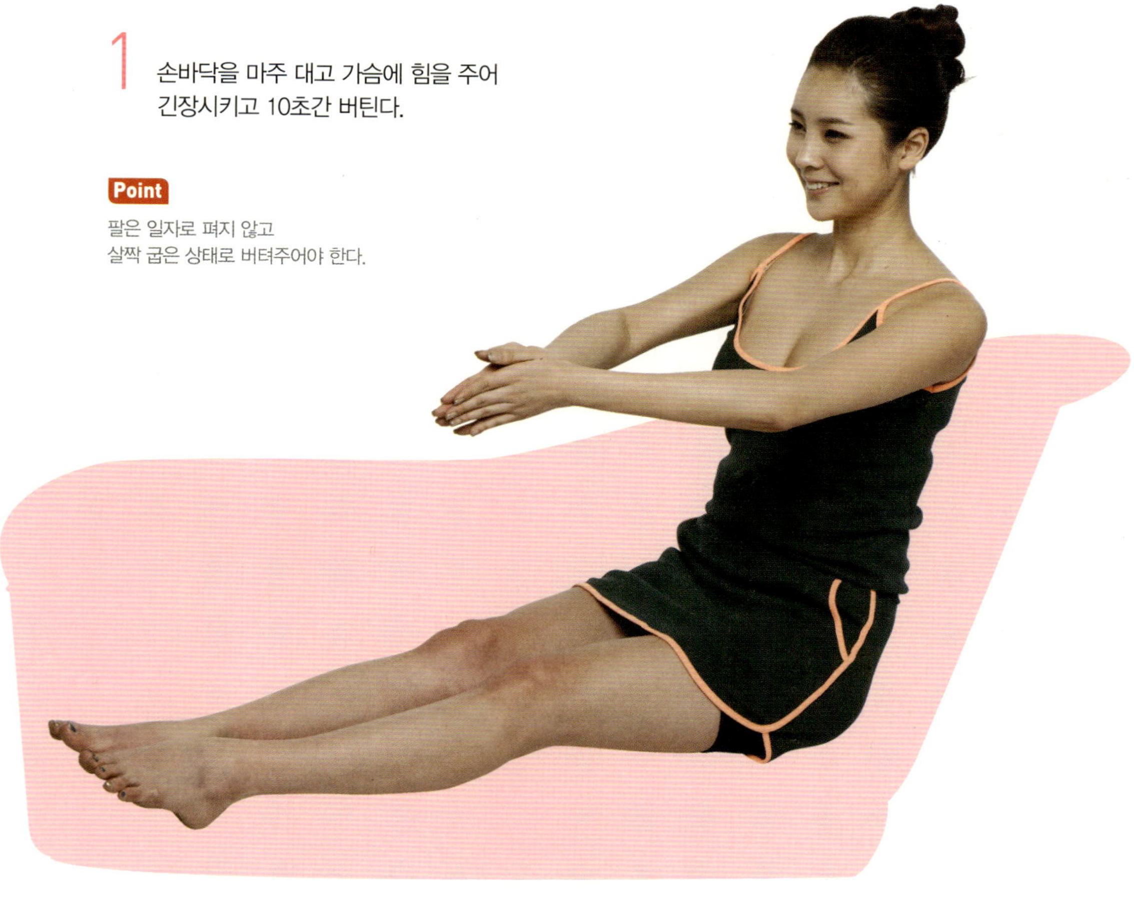

1 손바닥을 마주 대고 가슴에 힘을 주어 긴장시키고 10초간 버틴다.

Point

팔은 일자로 펴지 않고
살짝 굽은 상태로 버텨주어야 한다.

운동 효과 가슴에 탄력을 넣어준다.

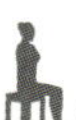

복부 자극시키기

운동부위 복부 　 **난이도** 상

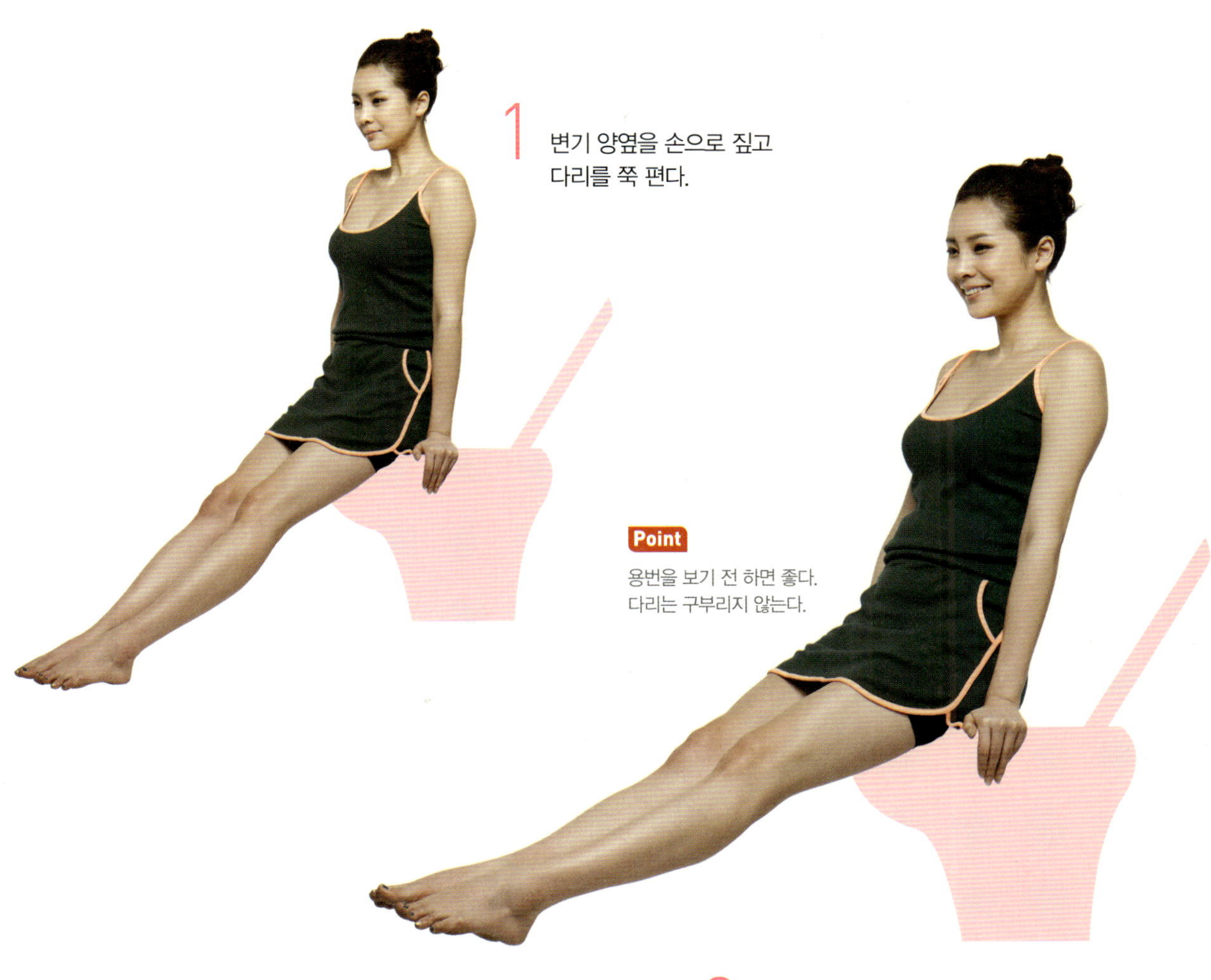

운동 효과 　 적당한 복부운동은 장을 자극하여 원활한 용변에 도움을 준다.

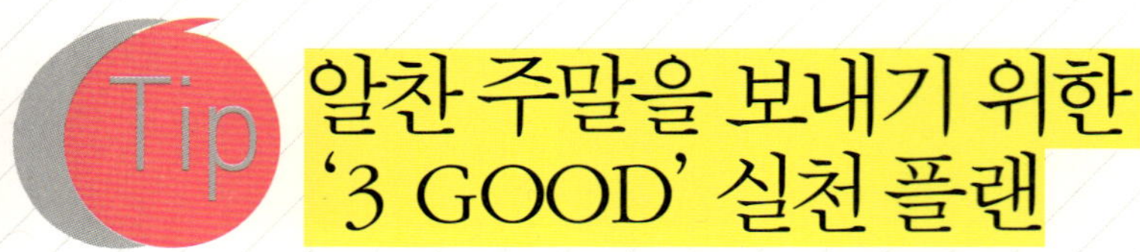

GOOD SLEEP

숙면은 보약

- 과도한 카페인 섭취는 금물.
- 잡생각은 금지. 마음을 편안하게 갖는 것이 중요하다.
- 수면 시 빛에 노출은 자제. 수면 사이클을 조절해주는 멜라토닌 호르몬은 빛이 있으면 호르몬 분비를 잠시 중단시켜 숙면을 방해한다.
- 향이 강한 바디용품은 사용 금지. 강한 향을 내뿜는 바디용품에 첨가되어 있는 화학물질이 뇌를 자극하여 수면을 방해하므로 자기 전 사용은 자제한다.

낮잠은 사절

30분 이상 낮잠은 금물. 낮잠을 오래 자면 수면 호르몬인 멜라토닌이 소모되어 분비가 적어지기 때문에 밤에 잠을 이루기 힘들다.

폭풍 수면은 금물

규칙적인 수면시간 유지. 폭풍 수면은 신체리듬을 깨 다음날 일어나기 힘들게 만든다.

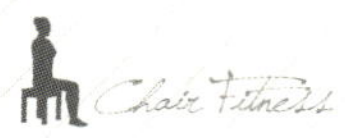

GOOD EAT

- 폭식은 몸을 망치는 지름길. 과다 섭취는 체중 증가는 물론 위를 늘려놓고 내장에 지방이 끼는 것은 기본이요, 지속될 경우 우울증, 불안감 같은 정신적 장애를 동반하기 때문에 절제가 필요하다.
- 조금씩 여러 번 나누어 먹는 습관을 들인다. 우리 몸에는 포만감을 느끼게 하는 랩틴과 폭식을 유발하는 그렐린이라는 호르몬이 있다. 공복감이 길어지면 폭식을 유발하고 복부에 지방 축적을 돕는 그렐린 호르몬의 수치가 높아지기 때문에 조금씩 자주 먹는 것이 좋다.

- 지방 함유량을 최소화할 수 있는 고단백 저칼로리 식단으로 단백질=육류라고 생각하는 것이 일반적이지만 지나치게 육류만 섭취하면 변비와 같은 장 질환을 유발할 수도 있고 단백질 대사과정에서 발생하는 질소 노폐물이 많아져 신장에 문제가 생긴다. 육류의 독소를 제거해줄 수 있는 야채도 함께 섭취하자. 돼지고기보다는 소고기, 닭가슴살, 흰살 생선류가 좋다.
- 여성의 경우 육류 단백질보다 부족한 단백질을 콩과 두부로 보충하는 것도 좋은 방법이다. 그러나 대두 단백질은 부분적 완전 단백질 식품이기 때문에 어디까지나 보충제라는 것을 명심하고 동물성과 식물성 모두를 골고루 섭취하는 것이 좋다.

주중에 쌓인 피로감을 털어버리는 데 가장 좋은 것은 비타민! 당근, 브로콜리, 토마토, 버섯, 키위같이 비타민 함량이 높은 음식을 충분히 섭취하자.

GOOD WORKOUT

코어 스트레칭은 필수

장시간 좌식생활을 하는 직장인에게 허리, 복부, 등, 골반 등 코어 주변은 굉장히 취약한 부위이다. 코

어 주변의 근육을 늘려 주중 업무에 시달렸던 신체 컨디션을 회복해보자.

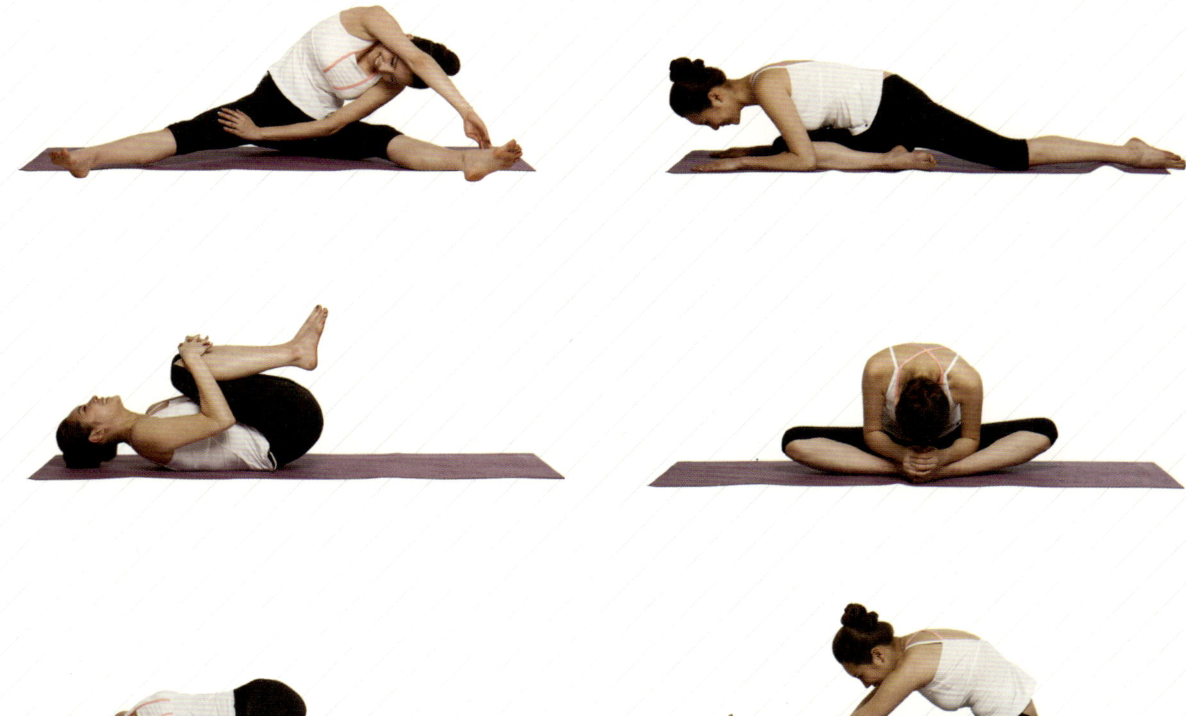

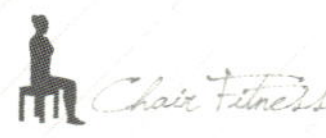

음식물 과다 섭취에도 먹은 만큼 에너지 소비를 못하는 것이 주말의 가장 취약점이다. 활발한 에너지 소비를 위해 필요한 것이 바로 유산소운동. 굳이 동네 한 바퀴를 걷거나 뛰지 않아도 집에서 할 수 있는 유산소운동을 통해 움직임을 최대화해보자.

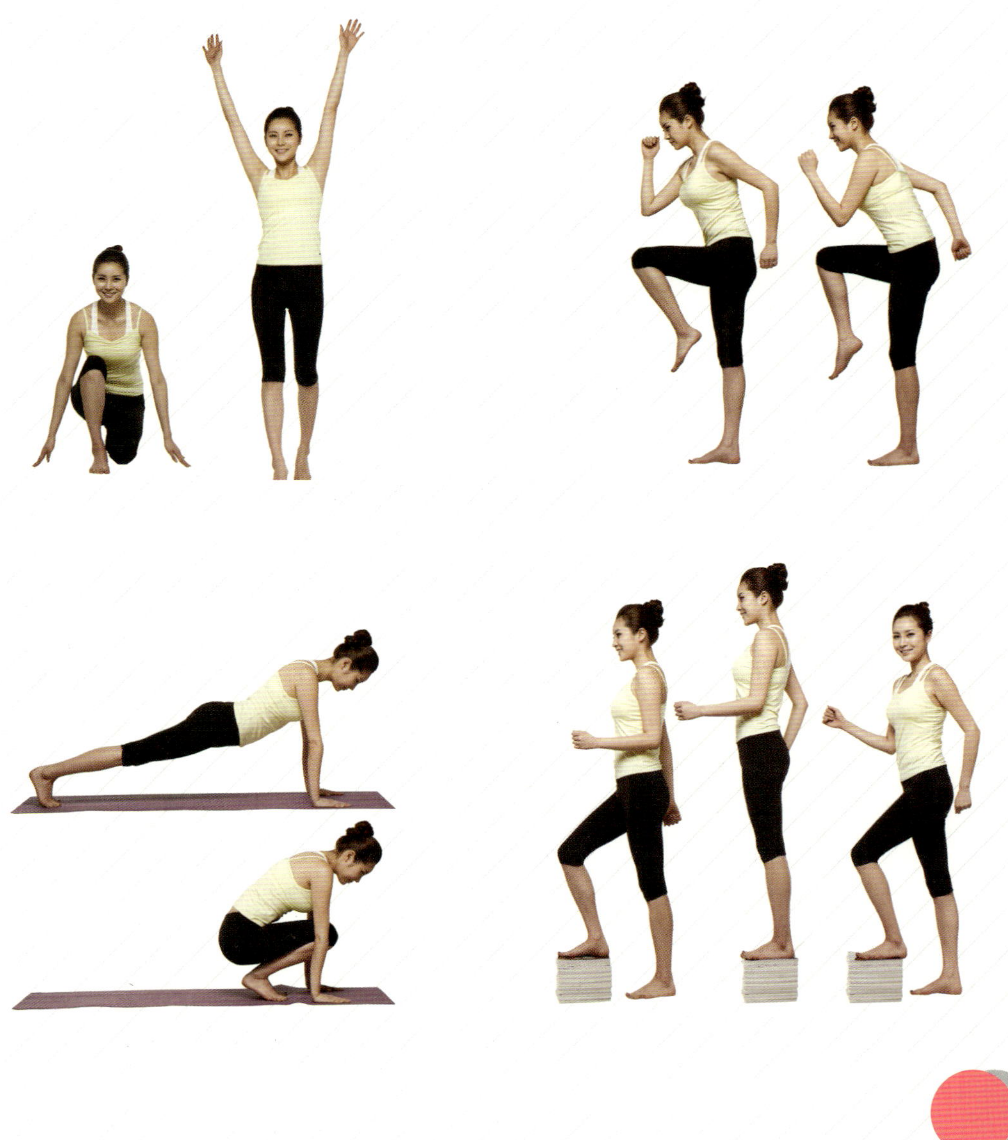

● **도움 주신 분들** 에스쿠도 : 헤어 디자이너 강가영, 메이크업 아티스트 리우

하루 15분 초간단 체어 피트니스
날씬한 그녀들의 오피스 스트레칭

1판 1쇄 인쇄 2012년 5월 10일
1판 1쇄 발행 2012년 5월 15일

지은이 조성준·최윤희
펴낸이 고영수

편집이사 조병철 | **기획편집** 장선희, 양춘미
경영기획 고병욱 | **외서기획** 주민숙 | **제작** 김기창
총무 문준기 노재경 조은진 | **관리** 주동은 조재언 김유기

펴낸곳 청림Life | **출판등록** 제2010-000315호

주소 135-816 서울시 강남구 도산대로 남25길 11번지(논현동 63)
     413-756 경기도 파주시 교하읍 문발리 파주출판도시 518-6번지 청림아트스페이스
전화 02)546-4341 | **팩스** 02)546-8053
홈페이지 www.chungrim.com | **이메일** life@chungrim.com
블로그 cr_life.blog.me | **페이스북** www.facebook.com/chungrimlife | **트위터** @chungrimlife

ⓒ 조성준·최윤희, 2012

감수 김민기(반포자이 한의원 원장) | **교열** 심은정 | **일러스트** 윤윤경 | **디자인** [★]규 | **포토** 필립(SEVEN POINT) | **모델** 허효진

ISBN 978-89-97195-12-1 13690